国家古籍出版

专项经费资助项目

100 种珍本古医籍校注集成

古今名医汇粹

清·罗美撰
伊广谦　张慧芳　校注

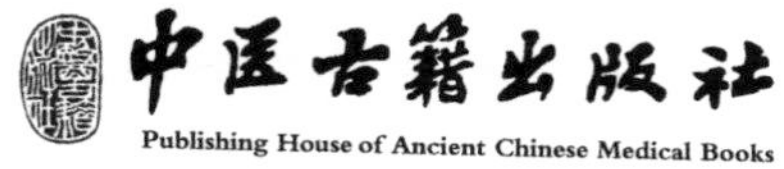

图书在版编目（CIP）数据

古今名医汇粹/（清）罗美撰；伊广谦，张慧芳校注．—北京：中医古籍出版社，2018.12

（100种珍本古医籍校注集成）

ISBN 978－7－5152－1470－2

Ⅰ. 古… Ⅱ. ①罗… ②伊… ③张… Ⅲ. ①中医临床－经验－中国－古代 Ⅳ. ①R249.1

中国版本图书馆CIP数据核字（2017）第086632号

100种珍本古医籍校注集成

古今名医汇粹

清·罗美撰

伊广谦　张慧芳　校注

责任编辑　郑　蓉
封面设计　韩博玥
出版发行　中医古籍出版社
社　　址　北京东直门内南小街16号（100700）
电　　话　010－64089446（总编室）010－64002949（发行部）
网　　址　www.zhongyiguji.com.cn
印　　刷　北京博图彩色印刷有限公司
开　　本　850mm×1168mm　1/32
印　　张　13.75
字　　数　268千字
版　　次　2018年12月第1版　2018年12月第1次印刷
书　　号　ISBN 978－7－5152－1470－2
定　　价　48.00元

《100种珍本古医籍校注集成》专家委员会

《100种珍本古医籍校注集成》编委会

序　一

中医药是中华民族的瑰宝，在我国各族人民长期的生产生活实践和与疾病作斗争中逐步形成并不断丰富发展，为中华民族的繁衍昌盛做出了重要贡献。作为中国特色医药卫生体系的重要组成部分，至今仍在维护人民健康中发挥着独特作用。中医药天地一体、天人合一、天地人和、和而不同的思想基础，整体观、系统论、辨证论治的指导原则，以人为本、大医精诚的核心价值，不仅贯穿于中医药对生命、健康和疾病的认知理论和防病治病、养生康复的临床实践，而且深刻地体现了中华民族的认知方式、价值取向和审美情趣，具有超前性和先进性。随着健康观念变化和医学模式转变，中医药越来越显示出其宝贵价值、独特优势和旺盛的生命力。

中医药古籍作为保存和传播中医药宝贵遗产的知识载体，记载了几千年来医药学家防病治病的临床经验、方药研究成果和医学理论体系，是不可再生的珍贵资源，是中医药学继承、发展、创新的源泉，具有重要的历史、文化和科学价值。但是由于种种原因，中医药古籍的保护、整理与利用状况令人担忧。这些珍贵的典籍有的流失海外，国内已不存；有的尘封闭锁，不为人所知所用；有的由于多年的自然侵蚀和保管条件缺乏而面临绝本的危险。抢救和保护好这些珍贵的历史文化遗产已刻不容缓。

国家十分重视中医药古籍的保护、整理和利用。《国务院关于扶持和促进中医药事业发展的若干意见》明确指出，要做好中医药继承工作，开展中医药古籍普查登记，建立综合信息数据库和珍贵古籍名录，加强整理、出版、研究和利用，为做好中医药古籍保护、整理和利用工作指明了方向。近年来，国家中医药管理局系统组织开展了中医药古籍文献整理研究。中国中医科学院在抢救珍贵的中医药孤本、善本古籍方面开展了大量工作，中医古籍出版社先后影印出版了大型系列古籍丛书、珍本医书、经典名著等，在中医古籍整理研究及出版方面积累了丰富的经验。此次，中医古籍出版社确立“100 种珍本古医籍整理出版”项目，组织全国权威的中医药文献专家，成立专门的选编工作委员会，多方面充分论证，重点筛选出学术价值、文献价值、版本价值较高的100 种亟待抢救的濒危版本进行校勘整理和出版，对于保护中医药古籍，传承祖先医学财富，更好地为中医药临床、科研、教学服务，弘扬中医药文化都具有十分重要的意义。衷心希望中国中医科学院、中医古籍出版社以整理研究高水平、出版质量高标准的要求把这套中医药古籍整理出版好，使之发挥应有的作用。也衷心希望有更多的专家学者能参与到中医药古籍的保护、整理和利用工作中来，共同为推进中医药继承与创新而努力。

中华人民共和国卫生部副部长
国家中医药管理局局长
中华中医药学会会长
王国强

2010 年 1 月 6 日

序　二

中医药学以临床疗效为基础，在累代实践、认识的观察链条中凝结着珍贵的生命科学知识。这些知识记载在中医药古籍文献中，如震惊世界科技界并获 1992 年中国十大科技成就奖之一的青蒿素就是受距今 1600 多年前晋代医家葛洪《肘后备急方》中记载启示研制成功的。因此可以说，中医药学的创新离不开古医籍文献。换句话说，中医药古籍文献是中医药学发展的源头活水。要想很好地发掘利用中医古文献，其前提就是对其进行整理研究。然而，大量古医籍未得到应有的整理和出版，中医古籍中蕴藏的丰富知识财富未得到充分的研究与利用，极大地影响了中医学的继承发展以及特色优势的保持与发挥。为使珍贵中医典籍保存下来，以广流传，服务于中医临床、科研及教学，中医古籍的整理、研究及出版具有非常意义。

《国务院关于扶持和促进中医药事业发展的若干意见》指出，中医药（民族医药）是我国各族人民在几千年生产生活实践和与疾病作斗争中逐步形成并不断丰富发展的医学科学，为中华民族繁衍昌盛做出了重要贡献，对世界文明进步产生了积极影响。新中国成立特别是改革开放以来，党中央、国务院高度重视中医药工作，中医药事业取得了显著成就。但也要清醒地看到，当前中医药事业发展还面临不少问题，不能适应人民群众日益增长的健康需求。意见明确提出："做好中医药继承工作。开展中医药古籍普查登记，建立综合信息数据库和珍贵古籍名录，加强整理、出版、研究和利用。"

中医古籍出版社承担的"100种珍本古医籍整理出版项目"，是集信息收集、文献调查、鉴别研究、编辑出版等多方面工作为一体的系统工程，是中医药继承工作的具体实施。其主要内容是经全国权威的中医文献研究专家充分论证，重点筛选出学术价值、文献价值、版本价值较高的100种亟待抢救的濒危版本、珍稀版本中医古籍以及中医古籍中未经近现代整理排印的有价值的，或者有过流传但未经整理或现在已难以买到的本子，进行研究整理，编成中医古籍丛书或集成，进而出版，使古籍既得到保护、保存，又使其发挥作用。该项目可实现3项功能，即抢救濒危中医古籍，实现文献价值；挖掘中医古籍中的沉寂信息，盘活中医药文献资料，并使其展现时代风貌，实现学术价值；最充分地发挥中医药古代文献中所蕴含的能量，为中医临床、科研及教学服务，实现实用价值。

当前，中医药事业正处在战略发展机遇期，愿"100种珍本古医籍整理出版项目"顺利进行，为推动中医药事业持续健康发展、弘扬中华文化作出应有的贡献。

中国中医科学院首席研究员 曹洪欣

2011年3月6日

校注说明

《古今名医汇粹》八卷，系清代著名医家罗美撰。罗美，字澹生，别字东逸，新安（今安徽徽州地区）人，长期客寓虞山（今江苏常熟）。为清康熙间（1662－1722）名儒，而兼岐黄之术，晚年以医药济人。罗氏学贯经史，精研医学，明究《易》理，且旁及古文学。著述颇多，除《古今名医汇粹》，尚有《古今名医方论》四卷，集前人效方及自订方一百三十余首，方末附明清诸家名医有关方论；《内经博议》四卷，分天道、人道、脉法、针刺、病能、述病六部，阐释《内经》精义。

《古今名医汇粹》成书于清康熙十四年（1675 年）。原与《古今名医方论》合为一编，凡十二卷，名曰《古今明医经论证治汇粹》。因卷帙较多，"剞劂费繁"，乃析出方论部分四卷先予刊行，名《古今名医方论》。刊行后，曾风靡一时，并多次刊刻，后由吴谦增删，收入《医宗金鉴》。而《古今名医汇粹》一书，直到嘉庆六年（1801 年），始由徐文明商之陶氏柏筠堂，镌板刊行，得以流传。此时上距作者成书已有 126 年之久。

《古今名医汇粹》系撷选上自汉代，下迄元明清初历代名医的医论和辨证治验的精华，分类汇编而成。全书八卷，分为论集、脉要集、病能（态）集三大部分。

本书广搜博采，撷精选粹，故后世评价很高。如《珍藏医书类目》云：“（本书）于论病辨证，皆撷历代名医之精华，汇粹一编，简明切当，实为后学之津梁。”也诚如本书跋文所说的，本书“汇集前贤精蕴，纯一而不流于诡异，非手眼俱到者，采取曷能尽善焉”。更为可贵的是，从学术观点来说，罗东逸本是宗尚薛己、张景岳的温补学说，但他不存门户之见，颇多采录提倡寒凉滋阴说的刘河间、朱丹溪等人的论述。对于那些确有独到之见的医家，虽然其声名不甚显赫，仍予以应有的重视，如何柏斋、赵羽皇、王仲旸、韩飞霞、徐叔拱等人的卓识创见，即因本书而得以保存和传布。总之，择善而从，“截长补短，核实循名，不相诋诽，无分门户”（《古今名医汇粹方论合刊》钱荣光序）的编选方针，正是作为“选家”的罗东逸的高明之处。

《古今名医汇粹》现存以下六种版本。

一、嘉庆本：清嘉庆六年（1801 年）五柳居刻本。即徐文明于“嘉庆己未年（1799 年）仲春商之于陶氏柏筠堂，镌板流通”者。

二、道光本：清道光三年（1823 年）嘉兴盛新甫刻本。盛序称：“世无刊本，抄录相沿，亥豕鲁鱼，阅者攒眉，苕溪友人出所藏善本，校订精详，亟付剞劂，以广其传。”盖盛氏未见嘉庆刻本。

三、清刻本：刻年不详。

四、石印合刊本：1924 年大成书局石印，为《古今名医汇粹》与《古今名医方论》合刊本，名《古今名医汇粹方论合刊》。内容较以上诸刻本有增删。简称

“合刊本”。

五、清抄本：中国中医研究院收藏有清抄本，据称为“清康熙抄本”。经考察，似难遽定，姑称“清抄本”。凡十二卷，前八卷为《古今名医汇粹》，后四卷为《古今名医方论》，故实为两书合抄本。

六、节抄本：四卷。内容大体与原书卷一、三、四、五同，而卷一颇多增删，而卷三、四、五，无大更动。

以上诸本，以道光本、清抄本为佳，故取道光本为底本，清抄本以及嘉庆本、合刊本为校本，因本书系丛录诸书，故又取所引诸书校勘。诸书皆采善本，此不一一赘列版本。又罗氏在摘录诸书时，曾对部分内容进行改写，对罗氏改动之处，凡属《内经》《伤寒论》及其他著作重要之处，均加校注说明。

限于水平，校注中不当之处，敬祈指正。

校注者

自　　序①

自昔彼美云遐，良觏难再，士生其间，动成慨往，无扣角短骭之谣，有带月归锄之兴。是以陆沉之志，思侣长沮；麋鹿之情，实甘丰草。微吟午夜，耿怀人至曙星；䵷梦北窗，享羲皇于肱半。虽或果哉，终斯已矣。无如大壑沦漂，蓬茨渊浸，三时或馁，九稔恒饥，则又去而逃死，悬壶给食。于是始为医学，搜时传之秘简，阅指掌之授书。见其类证为编，括方以口，尘轩岐于度坫，霾长沙以云雾，转益膏肓，徒增横夭。仲景不云乎，人禀五常，以有五藏，经络府俞，阴阳会通，玄冥幽微，变化难极，自非才高妙识，岂能探其理致。今之学医，不思识字，讨论经旨，以演其所知。而乃面墙窥管，费人试方，老者不愧，少而不知，痛心哉！不揣不敏，每循斯事，思欲究开阖之玄枢，抉参同于符易。日与同志数公，旁搜远绍，始自汉代，下迄元明，无下百家，要归一辙，作用底蕴，颇能灿然，因集为《古今明医经论证治汇粹》一十二卷。《方论》在其末编，今令

---

① 本序原收在本书作者罗美所撰《古今名医方论》，因《古今名医汇粹》与《古今名医方论》原为一书，本序又述及两书成书原委，足资参考，故取之以附卷首。

先出，请正同学。以诸医方所集，要约简明，皆曰用常行，昭昭耳目，用之恒常而易忽，体之证治而或非，虽人人拈来，事事当用，将以为耳前之嚆矢，眸畔之电光。野人搜集，聊涧芹之一献云耳。其于漏卮无当，固稿项黄馘之所因，然而无足道也。因序。

时康熙乙卯七月既望

新安罗美书于虞山麓之古怀堂

徐　　序[1]

夫医道一业，非好学深思、潜心博览者不能究其精微，入乎堂奥也。如《素问》《灵枢》诸经，医学之圣者也。由是以来，代有名贤，著述不啻千百万种。然其间或泥于古法而不能融，或执乎己见而不师古，且或病者有四方风土之不一，四时令序之不同，禀质有厚薄之不齐，故业是医者，曷可不穷究其法，研求其理哉。本朝康熙乙卯年间，有新安罗东美先生，当代之名贤也，著作颇多，惜乎不能概行于世，流传者惟有《古今名医方论》四卷、《古今名医汇粹》八卷。其《方论》四卷，久已登之梨栗，嘉惠后学矣。而《汇粹》八卷抄本，系文之祖遗，家传珍秘。是书本乎《灵》《素》二经，证以病情而汇集之也。此乃先生苦心评定者，又慈溪柯韵伯先生所参订，可谓济世之梁筏，医学之精髓也。思夫学问乃天下公共之事，岂可私乎一己而秘之于家者也。用是，于嘉庆己未年仲春商之于陶氏柏筠堂，镌板流通，以公同好，庶几习是业者得以究其精微，相期进乎堂奥也云。

嘉庆六年岁次辛酉中和节

吴郡龙章徐文明谨识

---

① 本序标题原无，为保持体例一致加。

盛　序[①]

夫天地生人，古今寿夭不齐，其故何也？淳漓一变，修短殊途矣。言仁术者，辑医药之书以救夭枉，莫不首称《素》《难》，次述汉、唐，爰及历代名贤之说，摭拾成帙，为后学之津梁，其功岂不伟哉！然而方宜有不同，老壮之非一，山居与城市异治，膏粱与藜藿分途，气运之变迁，时代之降升，人生气交之中，其禀赋厚薄，疢疾疢浅深，与气机相流转，未易明也。至如张子和专工吐下，非不名家；刘守真以暑火立论，动辄芩连；李杲出而阐发脾胃，参芪是赖；朱丹溪惟事清凉，不离知柏。此四贤者，皆足以起沉疴而安衽席，岂有意于立异鸣高哉？因时宜制异，济世之心切，不期然而然者也，今之人执古法以施治，将以生人者杀人于反掌，翻疑古人之不足法，岂其然欤？前人有拆旧料盖新房之喻，绳尺不越，轩槛殊观焉。运用在一心，临证如临敌，选药如选将，求其至当而后已。新安罗东逸，辑有《名医汇粹》，至当之书也。咀啜近代之精华，不言轩岐而经旨悉具；《金匮》《千金》之方，虽篇目不列，而治法无遗，信可谓医学之金针，迷途之宝筏矣。世无刊

① 本序标题原无，为保持体例一致加。

本，抄录相沿，亥豕鲁鱼，阅者攒眉。苕溪友人出所藏善本，校订精详，亟付剞劂，以广其传，未必非济世之一助云。

道光三年岁次癸未正月
嘉兴盛新甫撰

重刊名医汇粹序①

新安罗东逸先生辑《名医汇粹》一书，向未刊行，仅传抄本。自道光癸未，嘉兴盛新甫先生出苕溪友人所藏善本，梓于衙署，相传乃广。阅时未久，版毁于咸丰兵燹，刊书亦不多覯，良足惜也。不期五十年后，复有医博医张镜祥君持秘传抄本见示。披阅一过，觉所引虽皆近代名言，而实汇通《灵》《素》诸经之微旨，其有裨后学，岂浅尠少哉。然或有议之者曰：上古名贤辈出，以发明圣经为己任者，何止百数十家，如成无己《明理论》、朱肱《活人书》、许叔微《百证歌》、庞安常《总病论》，其最著者也，是辑均未一引及之，犹不免有挂漏之憾，而抑知无遗憾焉。大江南北，向所脍炙人口者，前后千百年间，则有子和张氏、河间刘氏、东垣李氏、丹溪朱氏，世所称四大家者，是书无不及之，其言皆足以贯彻往古，昭示来今，岂必尽录夫百家诸说，历代遗书，方得免挂漏之议乎？况乎医林缺憾，不在截长补短，而在互相诋诽；不在核实循名，而在各分门户。若是辑者，真截长补短，核实循名，不相诋诽，无分门户之书，重付梓民，不亦宜乎。光虽不敏，亦夙知嘉言、路玉、禹载、灵胎、韵伯诸公之立论，独具性

① 此序据《古今名医汇粹方论合刊》收入。

灵；又可[①]、师愚、松园、郊麟、松峰诸子之用方，超越前辈。而究其立论，用方之精要，仍未得于是书范围之外，别出心裁。以故不辞衰朽，敢徇博士重刊之，请重加校正。为志数言，略抒所见，亦借以表是书之颠末云尔。

宣统逊位之六年丁巳秋日
道隐钱荣光性方氏序

---

① 又可：下原有“知”字，据上下文当为衍字，故删。

目　　录

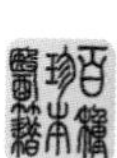

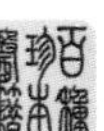

卷之一　论　集

新安罗美东逸父选辑

张景岳大宝论

夫阴阳之体，曰乾与坤；阴阳之用，曰水与火；阴阳之化，曰形与气。以生杀言，则阳生阴杀；以寒热言，则阳热阴寒。若其生化之机[①]，则阳先阴后，阳施阴受。先天因气以化形，阳生阴也；后天因形以化气，阴生阳也。形即精，精即水；神即气，气即火。阴阳二气，最不宜偏，平则气和而生物，偏则气乖而杀物。经曰：阴平阳秘，精神乃治；阴阳离决，精气乃绝。此先王教人察阴阳、保生气也。

夫阳一而阴二，故偶者阴也，后天之形也；奇者阳也，先天之气也。神由气化，而气本于天，所以发生吾身者，即真阳之气也；形以精成，而精生于气，所以成立吾身者，即真阴之气也。《上古天真论》曰：女子二七而天癸至，男子二八而天癸至。非阴生在后而阴成之

① 机：原作“基”，据《类经图翼》卷三大宝论改。

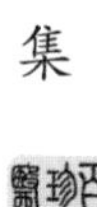

难乎？《阴阳应象大论》曰：人年[①]四十而阴气自半也。非阴衰在前而阴凋之易乎？故人全盛之数，惟二八之后，以至四旬之外，前后止二十余年而形体渐衰矣。

阳道常实，阴道常虚，故丹溪引日月之盈亏，以为阳常有余、阴常不足之论，而立补阴、大补等丸。独惜以黄柏、知母为神丹，致家传户用。殊不知天癸之未至，本由乎气，而阴气[②]之自半，亦由乎气。是形虽在阴，而气则仍从乎阳也。此生死之机，不可不辨。

阳之为义大矣。夫阴以阳为主，所关乎造化之原，而为性命之本者，惟斯而已。姑辨其最要者，一曰形气，二曰寒热，三曰水火。

夫形气者，阳化气，阴成形，是形本属阴，而凡通体之温者，阳气也；一生之活者，阳气也；五官五藏之神明不测者，阳气也。及其灵觉尽灭，身冷如冰，形固存而气则去，此以阳脱在前，而留阴在后，非阴多于阳乎？是形气阴阳之辨也。

寒热者，春夏之暖为阳，秋冬之冷为阴。当长夏之暑，草木昆虫，咸苦煎炙，然愈热[③]愈繁，不热则不盛。至一夕风霜，即僵枯遍野，是热能生物，寒无生意，热

---

① 年：原作“生”，据《素问·阴阳应象大论》改。

② 气：原作“阴”，据《素问·阴阳应象大论》《类经图翼》卷三大宝论及本书清抄本改。

③ 热：原作“炙”，据《类经图翼》卷三大宝论及本书清抄本改。

无伤而寒可畏，非寒强于热乎？此寒热阴阳之辨也。

水火者，造化之权，其象有四：日为太阳，火为少阳，水为太阴，月为少阴。此四象之真形也。阳中无太阴，阴中无太阳，此阴阳之专主也。日丽乎天，此阳之阳也，非太阳乎？月之在天，阳中之阴也，非少阴乎？水行于地，阴之阴也，非太阴乎？火之在地，阴中之阳也，非少阳乎？此等大义，丹溪所未知，故引日月盈亏，以证阴阳虚实。况夫阴阳之性，太者气刚，故日不可灭，水不可竭，此日为火之本，水为月之根也；少者气柔，故火有时息，月有时缺，此火为日之余，月为水之余也。惟其不灭者，乃为真火；而时作时止，岂即元阳？故惟真阳之火，乃能生物；而燎原之凡火，但能焦物也。夫天一生水，天一者，天之一也，一即阳也，无一则止于六耳。故水之生物者，赖此一也；水之化气者，赖此一也。故春夏之水，土得之而生长；秋冬之水，土得之而不生不长，是水亦死矣。水之所以生，水之所以行，孰非阳所主？此水中有阳，非水即为阳也。

夫阳气不充，则生意不广，而况于无阳乎？故阳惟畏其衰，阴惟畏其盛，非阴能自盛也，阳衰则阴盛矣。

凡万物之生由乎阳，万物之死亦由乎阳。非阳能死物也，阳来则生，阳去则死矣。试以太阳证之：日行南陆，在时为冬，斯时非无日也，第稍远耳，便见严冬难御，万物凋零。然则天地之和，惟此日也；万物之生，惟此日也。设无此日，天地虽大，一寒质耳。人是小乾坤，得阳则生，失阳则死。阳衰者，即亡阳之渐也。圣

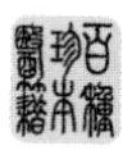

人作《易》，首制一爻，立元阳之祖，明阳德之元亨于坤初六，日履霜坚冰，虑阴气之渐长，防其有妨化育耳。

《内经》曰：凡阴阳之要，阳密乃固。此言阴之所恃，阳为主也。又曰：阳气者若天与日，失其所则折寿而不彰，故天运当以日光明。可见人之大宝，只此一息真阳，孰谓阳常有余，而欲以苦寒之物，伐此阳气。欲保生可如是乎？

客曰：欲固此阳，计将安出？曰：但知根本，此其要也，命门是也。所谓命门者，先天之生我，由此而受；后天之我生，由此而栽也。夫生之门即死之户，人之盛衰安危，皆系于此。以其为生气之源，而气强则强，气衰则病，此虽至阴之地，而实元阳之宅。至夫脾胃，乃后天水谷之本，犹属元阳之子耳。

张景岳真阴论

凡物之死生，本由阳气。顾今人之病阴虚者十常八九，何谓哉？不知此一阴字，正阳气之根也。盖阴不可以无阳，非气无以生形也；阳不可以无阴，非形无以载气也。故物之生也生于阳，物之成也成于阴，此谓元阳元阴，亦日真精真气也。欲知所以死生者，须察乎阳，察阳者，察其衰与不衰；欲知所以存亡者，须察乎阴，察阴者，察其坏与不坏，此保生之要法也。

稽之前辈，殊有不识真阴面目，而立言多矫强者。

自河间主火之说行，而丹溪以寒苦为补阴，举世宗之，莫能禁止。揆厥所由，盖以热证明显，人多易见；寒证隐微，人多不知，而且于虚火实火之间，尤以难辨。亦孰知实热为病者，十中不过三四；虚火为病者，十中常见六七。夫实热者，火之盛，元气本无所伤，故可以苦寒折之。然当热去即止，不可过用，过用则必伤元气。虚火者，真阴之亏也，真阴不足，又岂苦劣难堪之物，所能填补？矧沉寒之性，绝无生意，非惟不能补阴，抑且善败真火。第阴性柔缓，因循玩用，暗损寿元，勿之觉耳。故有老人亦喜凉者，正以元阳本足，故能受寒，非寒凉寿之也。

余请详言真阴之象、真阴之藏、真阴之用、真阴之病、真阴之治，以悉其义。

所谓真阴之象者，阳以阴为根也。经曰：五脏者，主藏精者也，不可伤，伤则失守而阴虚，阴虚则无气，无气则死矣。非以精为真阴乎？又曰：形肉已脱，九候虽调犹死。非以形为真阴乎？观形质之坏与不坏，即真阴之伤与不伤，此真阴之象，不可不察也。

所谓真阴之藏者，凡五脏五液，各有所主，经曰：肾者主水，受五脏六腑之精而藏之。故五液皆归乎精，而五精皆统乎肾。肾有精宝，是曰命门，为天一所居，即真阴之腑。精藏于此，精即真阴之水也；气化于此，气即阴中之火也。命门居两肾之中，而水火具焉，消长系焉，故为受生之初，为性命之本。欲治真阴而舍命门，非其治也。此真阴之藏，不可不察也。

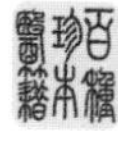

所谓阴之用者，凡水火之功，不可缺一。命门之火，谓之元气；命门之水，谓之元精。五液充则形体赖以强壮，五气治则营卫赖以和调。此命门之水火，即十二脏之化源。故十二脏之阴阳，皆赖资之以为治。此皆真阴之用，不可不察也。

所谓真阴之病者，凡阴气本无有余，阴病皆因不足。即如阴胜于下者，原非阴盛，以命门之火衰也；阳胜以标者，原非阳盛，以命门之水亏也。水亏则阴虚之病叠出，火衰则阳虚之证迭生，如戴阳者面赤如朱，格阳者外热如火。或口渴咽焦，引水以自救；或躁扰狂越，欲卧于泥中；或五心烦热而消瘅骨蒸；或二便秘结而溺浆如汁；或吐血衄血；或咳嗽遗精；或斑黄无汗，由津液之枯涸；或中风瘛疭，以精血之败伤。凡此之类，有属无根之焰，有因火不归原，是皆阴不足以配阳，病在阴中之水也。又如火亏于下，或为神气之昏沉，或为动履之困倦。其有头目眩晕而七窍偏废者，有咽喉哽咽而呕恶气短者，此皆上焦之阳虚也；有饮食不化而吞酸反胃者，有痞满隔塞而水泛为痰者，皆中焦之阳虚也：有清浊不分而肠鸣滑泄者，有阳痿精寒而脐腹多痛者，皆下焦之阳虚也；又或畏寒洒洒者，以火脏之阳虚，不能御寒也；或肌肉臌胀者，以土脏之阳虚，不能制水也；或拘挛痛痹者，以木脏之阳虚，不能营筋也；或寒嗽虚喘，身凉自汗者，以金脏之阳虚，不能保肺也；或遗精血泄，二便失禁，腰骨如折，骨痛之极者，以水脏之阳虚，精髓内竭也。凡此之类，皆阳不足以胜阴，病在阴中之火也。王太仆曰：寒之不寒，责其无水；热之不热，责其无火。无水无火，皆在命门。故曰阴虚之病，不可不察也。

所谓真阴之治者，凡乱有所由起，病有所由生，故治病必当求其本。盖五脏之本，本在命门；神气之本，本在元精，此即真阴之谓也。王太仆曰：壮水之主，以制阳光；益火之源，以消阴翳。惟薛立斋独得其妙，而常用仲景八味丸、钱氏六味丸，即益火、壮水之剂也。寒邪中人，本属表症，而汗液之化，必由乎阴；中风为病，身多偏枯，而筋脉之败，必由乎阴。虚劳生火，非壮水何以救其燎原；泻利亡阴，非补肾何以因其门户？臌胀由乎水邪，主水须求水脏；关格本乎阴虚，欲强阴舍阴不可。此数者，乃疾病中最大纲领，明者觉之，可因斯而三反矣。

张景岳命门后论

命门为精血之海，脾胃为水谷之海，均为五脏六腑之根。然命门为元气之本，为水火之宅，五脏之阴气非此不能滋，五脏之阳气非此不能发。而脾胃中州待火能生，然必少阳春气始于下，则三阳从地起，而后万物得以化生，岂非命门之阳气，正为脾胃之母乎？吾故曰：脾胃为灌注之本，得后天之气；命门为化生之源，得先天之气，此中本末固有先后。而东垣曰补肾不若补脾，许知可曰补脾不若补肾，可不辨而明矣。

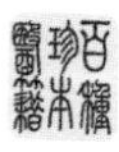

然命门有火候，即元阳之谓也。禀赋有强弱，元气有盛衰，阴阳有胜负，病治有微甚，此火候之所宜辨也。盖一阳之元气，必自下而升；而三焦之普护，乃各见其候。下焦之候，如地土化生之本也；中焦之候，如灶釜水谷之炉也；上焦之候，如太虚神明之宇也。

下焦如地土者[①]，地土有肥瘠，而出产异；山川有厚薄，而藏蓄异。聚散操权，总由阳气，得一分则有一分之用，失一分则有一分之亏。凡寿夭勇怯，精血病治之基，无不由此。元阳之足与不足，以为消长盈缩之主，下焦火候之谓也。

中焦如灶釜者，胃中阳气，其热如釜。饮食之滋，本于水谷，食强则体壮，食少则身衰。若灶釜之少一炬则迟化一顷，增一炬则速化一时，火力不到则全然不化。故脾胃之化与不化，及饮食之能与不能，亦总由阳明之气强与不强，而阴寒之邪有犯与不犯耳。及其既病，则渐痞渐长，或隔或呕，或膨聚不消，或吞酸嗳腐，食气不变，或腹疼肚痛，终日不饥，或清浊不分，或完谷不化。盖化则无不运行，不化则无不留滞，运行则为气为血，留滞则为积为痰。此中焦火候之谓也。

上焦如太虚者，神明根于阳气，阳气化为神灵，阳之在下则温暖，故曰相火以位；阳之在上则昭明，故曰君火以明。是以阳长阴消，五官治而万类盛。若阳衰阴

---

① 下焦如地土者：原脱，据《景岳全书》卷三传忠录下·命门余义补。

胜，而阳为阴折，聪明夺而神气减。此上焦火候之谓也。

夫以三焦论火候，非不各有所司，惟命门实，先天真一之气藏于坎中，自下而上，与后天胃气相接，此生生之本也。使真阳不发于渊泉，则总属无根之火矣。

火而无根，即病气也，非元气也。《易》以雷在地下而为复，可见火之标在上，而火之本在下。若使命门阴胜，则元阳畏避，而龙火无藏身之地，游散不归而为烦热格阳等证。善治此者，惟从其性，使阳和之气直入坎中，相求同气，虚阳归原矣。故曰甘温除大热，正此谓也。昧者不明此理，以虚阳作实热，不思温养此火，但知寒凉可以灭火，安望其尚留生意耶？若三焦有客热邪火，皆凡之耳，固不得不除。而除火何难，本非正气火候之谓也。

况命门有生气，即乾元不息之机。不息则惟动惟升，所以阳得生气；息则惟静惟降，所以阴得死气。故乾元之气始于下而盛于上，升则向生；坤元之气始于上而盛于下，降则向死。此阴阳之歧，相间不过毛发，而终竟远以千里，故死生之柄，惟此毫厘升降之机耳。譬之火暖则化气，化气是升，生也；水寒则成冰，成冰是降，死也。故肾气独沉，则奉生者少，即此生气之理也。

至若人之生气，无所不在，如脏气、颜色、声音、脉息、四肢、二便俱有生气。生气即神气，神自形生，何不可辨？明者察之，孰者能益生气，孰者能损生气？

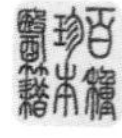

或先攻病气以保生气，或先固生气以御病气。使不有原始要终之明，则是寸光之流耳。

盖命门有门户，为一身巩固之关。经曰：仓廪不藏者，是门户不要也；水泉不止者，是膀胱不藏也。得守者生，失守者死。又曰：肾者胃之关也，关门不利，故聚水而从其类。又曰：黑色通于肾，开窍于二阴。可见北门之主总在乎肾，而肾之政令总在乎命门。命门司阴阳之柄，阴阳和则出入有常，阴阳病则启闭无序，故有癃闭不通者，以阴竭水枯，干涸之不行也。有滑泄不禁者，以阳虚火败，收摄之无主也。阴精既竭，非壮水必不能行；阳气既虚，非益火必不能固，此治法也。

赵养葵火为先天论

越人谓左为肾，右为命门，非也。命门即在两肾各一寸五分之间，当一身之中，《易》所谓一阳陷于二阴之中，《内经》曰七节之旁，中有小心是也。名曰命门，是为真主乃一身之太极，无形可见，两肾之中是其安宅。

三焦是其臣使之官，禀命而行，周流于五脏六腑之间而不息，名曰相火。相火代天行化。此先天无形之火，与后天有形之火不同，出之右旁小窍者也。

其左旁亦有小窍，乃真阴真水气也，亦无形，上行夹脊，至脑中为髓海。泌其津液，注之于脉，以荣四末。内注五脏六腑，以应刻数。常随相火而潜行于周身，与后天有形之水不同。

但命门无形之火，在两肾有形之中，为黄庭，故曰五脏之真，惟肾为根。可见命门为十二经之主。肾无此则无以作强，而技巧不出矣；膀胱无此则三焦之气不化，而水道不行矣；脾胃无此则不能蒸腐水谷，而五味不出矣；肝胆无此则将军无决断，而谋虑不出矣；大小肠无此则变化不行，而二便闭矣；心无此则神明昏而万事不能应矣，正所谓主不明则十二官危也。譬之元宵之灯，鳌山走马，拜舞飞走者，无一不具，中间惟是一火耳。火旺则动速，火微则动缓，火熄则不具，中间惟是一火耳。火旺则动速，火微则动缓，火熄则寂然不动。而拜舞飞走者，躯壳未尝不存也，故曰此身非汝有，是天地之委形也。

夫水为立命之门，乃人身之至宝，何世之养身不知节欲，保真水以全火，而日夜戕贼。此火既病矣，治病者不知温养此火，而曰用寒凉以直灭此火，焉望其有生气耶？

余今直指其归元之路。夫命门真主之火，乃木中之火，相依而永相离者也。火之有余，缘真水之不足也，毫不敢去火，只补水以配火，壮水之主，以制阳光；火之不足，因见水之有余也，亦不必泻水，就于水中补火，益火之原，以消阴翳。所谓原与主者，皆属先天无形之妙，非曰心为火而其原在肝，肾为水而其原属肺之谓也。

若夫风寒暑湿燥火六者之入于人身，此客气也，非

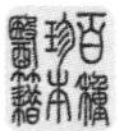

主气也。主气固，客气不能入。医家徒知客者除之，慢不加意于主气。纵有言固主气者，专以脾胃为一身之主，焉知坤土是离火所主，而艮土又属坎水所主耶？

故此一水一火，俱属无形之气，相火禀命于命门，真水又随相火，自寅至申，行阳二十五度，自酉至丑，行阴二十五度，周流于脏腑之间，滞则病，息则死矣。故曰：先天惟此一火克全。此火而归之矣。

赵养葵水火论三条

世人皆曰水克火，而余独曰水养火。世人皆曰金生水，而余独曰水生金。世人皆曰土克水，而余独于水中补土。世人皆曰木克土，而余独升木以培土。何则？君相二火，以肾为宫，水克火者，后天有形之水火也；水养火者，先天无形之水火也。肺金之气，夜卧则归藏于肾水之中，丹溪谓之母藏子宫，子隐母胎。此一脏名曰娇脏，畏热而畏寒。肾中有火，则金畏火刑而不敢归；肾中无火，则水冷金寒而不敢归。或为喘胀，或为咳嗽，或为不寐，或为不食。斯时欲补土，母以益子，喘胀愈甚。清之泻之，肺气日消，死期迫矣。惟收敛一法，仅似有理，然不得其门，从何而入？夫肺出气也，肾纳气也，肺为气之主，肾为气之本。凡气从脐下逆奔而上者，此肾虚不能纳气归元也。毋徒从事于肺，或壮水之主，或益火之原，金向水中生矣。若夫土者随火寄生，即当随火而补。然而补火有至妙之理，阳明胃土随少阴心火而生，故补胃土者补心火。而归脾汤一方，又从火之外家而补之，俾木生火，火生土也。太阴脾土，随少阳相火而生，故补脾土者补相火。而八味丸一方，合水火既济而蒸腐之，此一理也。张仲景立建中汤以健脾土，木曰曲直，曲直作酸，芍药味酸为甲木；土曰稼穑，稼穑作甘，甘草味甘作己土，酸甘相合，甲己化土。又加肉桂，盖桂属龙火，使助其化也。仲景立方之妙类如此。又以见木生土之义，世以木克土，举欲伐之，不知木气者，生生之气也，阳气也，元气也，胃气也，同出而异名者也，焉可伐之？此东垣《脾胃论》用升柴以疏木气，谆谆言之详也。

龙雷之火，无形而有声，不焚草木，得雨而益炽，见于季春而伏于季秋。原夫龙雷之见者，以五月一阴生，水底冷而天上热，龙为阳物，故随阳而上升。至冬至一阳来复，故龙亦随阳而下伏，雷亦收声。人身肾中相火亦犹是也。平日不能节欲，以致命门火衰，肾中阴盛，龙火无藏身之位，故游于上而不归，是以上焦烦热、咳嗽等症。善治者，以温肾之药从其性而引之归原，使行秋冬阳伏之令，而龙归大海，此至理也。奈何今之治阴虚火衰者，以黄柏、知母为君，而愈寒其肾，速其毙，良可悲哉！若有阴虚火旺者，此肾水干枯而火偏盛，宜补水以配火，亦不宜苦寒之品以灭火。壮水之主，以镇阳光，正谓此。

坎乾水也，气也，即小而井，大而海也。兑坤水也，即微而露，大而雨也。一阳陷于二阴为坎，坎以水

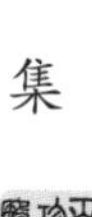

气，潜行地中，为万物受命根本，故曰润万物者，莫润乎水。一阴上彻于二阳为兑，兑以有形之水，普施于万物之上，为资生之利泽，故曰说万物者，莫说乎泽明。此二水可以悟治火之道矣。心火者，有形之火也；相火者，无形之火也。无形之火由燥热而津液枯，以五行有形之兑水制之者，权也。吾身自有上池之水气也，无形者也，以无形之水，沃无形之火，常而可久者也。是为真水真火，升降即宜，而成既济矣。

喻嘉言秋燥论

《病机》云：诸气膹郁，皆属于肺，诸痿喘呕，皆属于上。二条明指燥病言矣。《生气通天论》谓：秋伤于燥[①]，上逆而咳，发为痿厥。燥病之要，一言而终，与病机二条适相吻合。只以误传伤燥为伤湿，解者竟指燥为湿，遂至经旨不明。今一论之。

其左胠[②]胁痛，不能转侧，嗌干面尘，身无膏泽，足外反热，腰痛惊骇，筋挛，丈夫㿗疝，妇人小腹痛，目昧眦疮，则燥病之本于肝，而散见不一者也。又痹论云：阴气者，静则神藏，躁则消亡。其所以致燥而令阴气消亡之故，引而未发。又因《内经》脱遗燥症，后虽

---

① 燥：按《素问·生气通天论》原作“湿”。

② 胠：原作“肱”，据喻嘉言《医门法律》卷四秋燥论及本书清抄本改。

以东垣之大贤，其治燥诸方，但养营血，及补肾肝亏损，二便秘结而已，初不论及于肺也。

夫诸气膹郁之属于肺者，属于肺之燥，非属于肺之湿也。苟肺气不燥，则诸气禀清肃之令，而周身四达，亦胡膹郁耶？诸痿喘呕之属于上，上亦指肺，不指心也。若统上焦心肺并言，则心病不主痿喘及呕出。惟肺燥甚，则肺叶痿而不用，肺气逆而喘鸣，食难过膈而呕出，三者皆燥证之极者也。经文原有逆秋气则太阳不收，肺气焦满，其可称为湿病乎？

《内经》云：心移热于肺，传为膈消。肺燥之由来远矣。苟其人肾水足以上升而交于心，则心火下降而交于肾，不传于肺矣。心火不传于肺，曾何伤燥之虞哉？即肾水或见不足，其肠胃津液足以协济上供，肺亦不致过伤也。若夫中下之泽尽竭，而高源之水犹得措于不倾，则必无之事矣。所以经文又云：二阳结，谓之消。手阳明大肠热结而津不润，足阳明胃热结而血不荣，证成消渴，舌上赤裂，大渴引饮，与心移热于肺，传为膈消，文虽异而义则一也。治膈消者，用白虎加人参汤专救其肺。以施诸气膹郁，诸痿喘呕，罔不合矣。

缪仲淳治病，喜用润剂，于以治燥，似乎独开生面。然亦未有发明，偶因世之患燥病者多，聪明偶合。然可以治内伤之燥，不可以治外感之燥，节取其长可矣。

《阴阳别论》云：二阳之病发心脾，有不得隐曲，男子少精，女子不月，其传为风消，其传为息贲，死不

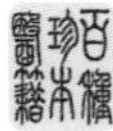

治。此亦肺燥所由来，而未经揭出者。夫燥而令男子津液衰少，女子精血枯闭，亦云极矣。然其始但不利于隐曲之事耳。其继[①]则胃之燥传入于脾，而为风消。风消者，风热炽而肌肉消削也。大肠之燥传入于肺，而为息贲。息贲者，息有音而上奔不下也。是则肠胃合心脾，以其成肺金之燥。三脏二腑，阴气消亡殆尽，可救疗乎？夫由心之肺，已为死阴之属，然脾气散二阳之精，上输于肺，犹得少苏涸鲋。今以燥之为害，令生我者尽转而浚我之生，故直断为死不治也。从前愦愦，特绎明之。

张景岳虚损论二则

损分五脏，而五脏所藏，则无非精与气耳。夫精为阴，人之水也；气为阳，人之火也。水火得其正，则为精为气；水火失其和，则为热为寒。此因偏损，所以致有偏胜。故水中不可无火，无火则阴胜而寒病生；火中不可无水，无水则阳胜而热病起。但当详辨阴阳，则虚损之治无余义矣。如水亏者，阴虚也，只宜大补真阴，切不可再伐阳气；火虚者，阳虚也，只宜大补元阳，切不可再伤阳气。此因阳气不足而复伐其阴，阴亦损矣；阴已不足而再伤其阳，阳又亡矣。夫治虚治实，本是不同。实者阴阳固有余，但去其余，则得其平；虚者阴阳

---

① 继：原作“既”，据喻嘉言《医门法律》卷四秋燥论改。

有不足，再去所有，则两者俱败，其能生乎？故治虚之要，凡阴虚多热者，最嫌辛燥，恐助阳邪也。尤忌苦寒，恐伐生气也。惟喜纯甘壮水之剂，补阴以配阳，则刚为柔制，虚火自降，而阳归乎阴矣。阳虚多寒者，最嫌凉润，恐助阴邪也。尤忌辛散，恐伤阴气也。只宜甘温益火之品，补阳以配阴，则不得其主，阴寒自敛，而阴从乎阳矣。是以气虚者宜补其上，精虚者宜补其下，阳虚者宜补而兼暖，阴虚者宜补而兼清，此固阴阳之治辨也。其有气因精而虚者，自当补精以化气；精因气而虚者，自当补气为生精。又如阳失阴而离者，非补阴何以收散亡之气；水失火而败者，非补火何以苏垂绝之阴。此又阴阳相济之妙用也。故善补阳者，必于阴中求阳，则阳得阴助而生化无穷；善补阴者，必于阳中求阴，则阴得阳升而泉源不竭。故以精气分阴阳，则阴阳不可离；以寒热分阴阳，则阴阳不可混。此又阴阳邪正之离合也。知阴阳邪正之治，则阴阳和而生道得矣。

人知阴虚惟一，而不知阴虚有二。如阴中之水虚，则病在精血；阴中之火虚，则病在神气。盖阳衰则气去，故神志为之昏乱，非火虚乎？阴亏则形坏，故肢体为之废弛，非水虚乎？今以神离形坏之证，乃不求水火之原，而犹以风治，鲜不危矣。试以天道言之，其象显然，旱则多燥，燥则多风，是风木之化从乎燥，燥则阴虚之候也。故凡治类风者，专宜培补真阴，以救根本，使阴气复则风燥自除。然外感者，非曰绝无虚症，气虚则虚也；内伤者非曰必无实症，有滞则实也。治虚者，

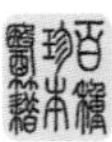

察其在阴在阳而直补之；治实者，察其因痰因气而暂开之。此内伤外感及虚实攻补之间，最当察其有无微甚而酌其治也。甚至有元气素亏，猝然倒扑，上无痰，下失禁，瞑目昏沉，此厥竭之证，尤与风邪无涉。使非大剂参附，或七年之艾，破格挽回，又安望其复真气于将绝之顷哉。倘不能察其表里，又不能辨其虚实，但以风之为名，多用风药，不知风药皆燥，燥复伤阴，风药皆散，散复伤气，以内伤作外感，以不足为有余，是促人之死也。

张景岳论东垣脾胃论

人以水谷为本，故脾胃为养身之本。惟东垣独知其义，发为《脾胃论》。因引《内经》之义，如《生气通天论》曰：苍天之气，清净则志意治，顺之则阳气固，虽有贼邪，勿能为害也。阳气者，烦劳则张。故苍天之气贵清净，阳气恶烦药，此病从脾胃生者一也。

又引《五常政大论》曰：阴精所奉其人寿，阳精所降其人夭，阴精所奉，谓脾胃既和，谷气上升，春夏令行，故其人寿。阳精所降，谓脾胃不和，谷气下流，收藏令行，故其人夭。此病从脾胃生者二也。

又引《六节藏象论》曰：脾、胃、大肠、小肠、三焦、膀胱者，仓廪之本，营之居也。此至阴之类，通乎土气。凡十一藏者，皆取决于胆也。夫胆者，少阳春生之气，春气生则万物安。故胆气生则余脏从之，胆气不升则飧泄、肠澼，不一而起。此病从脾胃生者三也。

又引《本论》曰：天食人以五气，地食人以五味，此之谓气者。上焦开发，宣五谷味，熏肤充身泽毛，若雾露之溉，是谓气。气或乖错，人何以生？此病从脾胃生者四也。诸如此论，皆东垣独得之见。

兹察其所谓苍天贵清净，阳气恶烦劳者，此指劳倦之为病也。所谓收藏令行，故其人夭者，此指阴盛阳衰之病也。所谓春生则万物安者，此指降则无生之为病也。所谓气或乖错，人何以生者，此指阳气受伤之为病也。东垣垂惠后也，开导来学，试非小矣。

独怪其论中有曰喜怒忧恐损耗元气，资助心火，火与元气不两立，火胜则乘其土位，所以为病，若此数语，大见矛盾。

夫元气既损，多见生阳日缩，神气日消，何以仅助心火？脾胃属土，得火则生，何谓火胜则乘其土位耶？且人之元气，本贵清和，寒固能病，热亦能病。而因劳动火者，固常有之，自不得不从清补。若因劳犯寒，而寒伤脾胃者，尤酷尤甚。第热症显而寒症隐，真热症易辨，假热症尤不易辨也。矧元气属阳，热为同气，邪有可制；阴为阳贼，寒其仇也，生气被伐，无不速亡。由此观之，寒与元气，尤不两立。若东垣前言，独令后人之妄言火者，反忘前四条之格言，而单执火不两立之说为成案。此白璧之瑕，余实不能不为东垣惜也。

及再考东垣之方，如补中益气、升阳益胃、黄芪人参、清暑益气汤等方，每用升、柴，此即其培养春生之

气。而每用芩、连，亦即其制伏邪之意。第二三分之芩、连，固未必即败阳气；而以五七分之参、术，果能斡旋元气乎？思古仲景立方之则，用味不过三四品，用数每至二三两。且人之气血本大同，疾病多相类，而仲景之方大而简，东垣之方小而杂，何其悬绝一至于此？此其中必有至道存焉。实以后学不敢雌黄，而私心向往，不能不胥壤于其间也。

喻嘉言脉部位论

心之脉络小肠，小肠之脉络心；肺之脉络大肠，大肠之脉络肺。此可以论病机，如心移热于小肠，肺移热于大肠之类，不可定部位也。小肠当候之于右尺，以火从火也。大肠当候之于左尺，以金从水也。三焦属火，亦候于右肾；膀胱属水，亦候于左肾。一尺而水火两分，一脏而四腑兼属，乃天然不易之至道。盖胸中属阳，腹中属阴，大肠、小肠、膀胱、三焦所传渣滓、水液、浊气皆阴，惟腹中可以部置，非若胃为水谷之海。清气在上，胆为决断之官，静藏于肝，可得位之于中焦也。至于上焦，重重膈膜，遮蔽清虚之宇，惟心肺得以居之，而诸腑不与焉。所谓膈盲之上，中有父母者是也。心主血为阴，肺主气为阳，其营卫于周身，非父母而何。然心君无为而治，肺为相傅华盖，而覆于心上，以布胸中之气，而燮理其阴阳。膻中为臣使，包裹而络于心下，以寄喉舌之司，而宣布其政令。是以心火寂然不动，动而传之心胞，与三焦之火即为相火。《素问》谓手少阳与心主为表里；《灵枢》谓手厥阴之脉出属心胞络，下膈，历络三焦；手少阳之脉散络心胞[①]，合心主，正见心胞相火与手少阳相火为表里，故历终于上下两相输应也。心君宁，相火安，而膻中喜乐出焉。心君扰，相火翕然从之，而百度改其常焉。心胞所主二火之出入关系之重如此，是以亦得分手经之一，而可称为腑耳。

王叔和以相络之故，大小二肠候之于上，而不知水谷变化，浊秽之气去，膈上父母清阳之气迥不相通，岂可因外络连属，反谓右寸之清阳上浮者为大肠？脉沉者谓肺脉，经所谓脏真高于肺者，乃真脏高于大肠矣。左寸之浮者为小肠脉，沉者为心脉，水中污泥反浮于莲花之上，有是理乎？夫心胞之脉裹撷乎心，代君主行事，从左寸候之，亦理之当然耳。

赵羽皇参附宜虚论

万病莫若虚证最难治。经云：不能治其虚，安问其余？盖虚之为言，空也，无也。家国空虚，非惠养元元，锱铢积累，必不能奠安邦本，家道丰享。病之虚者亦犹是也。故治虚元要，温补为先，温补之功，参附

① 胞：原作“也”，据喻嘉言《医门法律》卷一切脉论及本书清抄本、嘉庆本改。

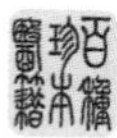

为首。

盖参者参也，与元气为参赞者也。体弱用此，恍若阴霾见睍寒谷回春，生机勃勃欲露，是真起死之灵苗，回生之仙草也。故不特气虚宜用，即血虚亦用；内伤宜用，即外感亦宜用。烦渴由乎火邪，得人参而阴津自长；肿胀由乎气壅，仗参力而痞闷全消。以至食不欲入，食反胀，或翻胃噎膈，泄利亡阴，洒淅恶寒，多汗漏风等症，无不赖人参之大力，作元气之藩篱。而不知者，妄谓肺热伤肺，参能作饱，尤属骇异。不知肺金之冤热，非人参莫能救援；脾虚之满中，非参术何由健运？种种功勋，难以枚举。昔贤嘉其功魁群草，信不诬耳。

至附子一味，有斩关之能，夺旗之勇。虞搏谓其能引补气药行十二经，以追散失之元阳；引补血药入血分，以滋养不足之真阴；引发散药开腠理，以驱逐在表之风寒；引温暖①药达下焦，以驱除在里之冷湿。其用亦宏矣哉。人止知手足厥冷，下痢完谷，一切阴寒等候而用之，此系正治，人所易晓。然其最妙处，反能以热攻热。故胃阳发露而为口烂舌糜，肾阳发露而为面赤吐红，入于滋阴补气药中，顷刻神清热退，则其能反本回阳也，谓其能壮火益土也。

世人甘用寒凉，畏投温剂，一用参附，即妄加诋

① 暖：原脱，据清抄本及合刊本补。

毁，亦知秋冬之气，非所以生万物者乎？若乃强阳已极，房术用以兴阳；外感伏阳，阳厥用之狂越，譬之服毒自刃。此自作之孽，岂参附之罪耶？

附先哲格言一

何柏斋曰：足相火属胆配肝，主血者也；手相火属三焦配肾之命门，主精者也。肝与命门皆属风木，木中有火，则精血之中有热气也。然精血体润，水也。火与水相守，故不发。至发而为热，则皆精血将枯之所致也，譬木枯则火易焚身，故相火发者难治。今虚劳骨蒸之病，皆相火发热之证也。小水不能灭大火，法当补阴，则热自退。此论丹溪主寒凉之误。人之脏腑以脾胃为本，盖人之饮食，皆入于胃而运于脾，为地之土也。然脾胃之能化与否，实由于水火二气，非脾胃之所能也。火盛则脾胃燥，水盛则脾胃湿，皆不能化物，乃生诸病。水肿之症，盖水盛而火不能化也，火衰而不能化水，故水之入于脾胃，皆渗入血脉骨肉，血亦化水而发肿胀，皆自然之理也。导其水，复补其火，使二气平和，病斯去矣。丹溪谓脾失运化由肝木侮脾，乃欲清心经之火，使肺金得令以制肝木，迂而不切。

刘河间谓补泻脾胃之本者，盖以脾胃中和之气也，燥其湿则为泻，润其燥则为补。

丹溪曰气无补法者，庸俗之论也。以其痞满壅塞，似难于补。不知正气虚则浊气滞，正气得补，而行健运

之职，则浊气自下而痞满除。气虚不补，邪何由退？《内经》曰：壮者气行则愈，怯者著而成病。欲破滞气，消胀满，必补脾气，至的至当，非浅见所知者。

大凡失血，脉皆洪大无力，即芤脉也。阴血既亏，阳无所依，浮散于外，故见此象。误认为实火，大谬。

张三锡曰：大抵虚损宜分两途：一则中气虚，属内伤，脉缓或虚大无力，可治；一则真阴亏损，阴虚火旺，脉弦数无力，难治。

又曰：心肺损而色败，肾肝损而形痿。

发黄有阴阳：天五之土，为火所焚，阳黄也；地二之火，为水所溺，阴黄也。

虚损之微者，真火尚存，服寒凉犹可；虚损之甚者，真火已亏，药用寒凉，岂能使之化为精血，以补其虚乎？人身之中，藏真有三：曰元精，曰元气，曰元神。精乃脏腑之真，非荣血之比，故曰天癸。气为脏腑之大经，为动静之主，故曰神机。脉为天真委和之大气，其机运升降，皆随气而动，因血而荣。精气资始，相生不失，以养一身，为人之司命。若精不足则气失资化，气不足则血失所荣，血不足则气无所附，天真散乱，而病生焉。

张三锡曰：劳伤五脏皆成瘵，独肺劳莫治。以咳嗽、咳血，阴火上炎，日晡甚，久之咽喉生疮，一边睡，或左或右，寒凉滋阴则伤脾而增泻，参术益气而助火则增嗽，添泻添喘，死期迫矣。大抵脉细数，骨蒸，干嗽声哑者，必不可救。乃真阴亏损，病在膏肓，药莫能及也。其发潮热者，俗以凉药济之，不知阴虚生内热，非芩、连、知、柏所可治者。如外感热邪，邪净则止；伤食发热，宿滞化则止。此阴虚非一朝一夕，心静可以养阴，而又全赖饮食从胃中生出阴血。若不顾脾胃，徒事坎离，则阴未必滋，热未必除，脾胃转伤，热嗽愈甚矣。

东垣曰：百病昼则增剧，夜则安静，是阳病有余，乃气病而血不病也。夜则增剧，昼则安静，是阴病有余，乃血病而气不病也。昼则发热，夜则安静，是阳自旺于阳分也。昼则安静，夜则发热，是阳气下陷入阴中也，名曰热入血室。昼则发热烦躁，夜亦发热烦躁，是重阳无阴，当亟泻其阳，峻补其阴。夜则恶寒，昼则安静，是阴血旺于阴分也。夜则安静，昼则恶寒，是阴气上溢于阳中也。夜则恶寒，昼亦恶寒，是重阴无阳，当亟泻其阴，峻补其阳。昼则恶寒，夜则烦躁，饮食不入，名曰阴阳交错者，死。

东垣曰：两寸脉实，谓之阳盛阴虚，下之则愈。两寸脉俱虚，谓之阴阳俱虚，补阳则阴竭，补阴则阳竭，宜调之以甘药。两寸脉不足，求之于地，地者脾胃也，当从阴引阳。两寸脉短小，乃阳气不足，病在下也，谓之阴盛阳虚，取之下陵、三里。补泻无形，是谓导气固精，治在五乱中取法，乃不足病也，当取穴于腹募气海，甚者取三里、气冲，以毫针引之。两关脉俱实，上不至发汗，下不至利大便，宜芍药汤泻其土实。两关脉俱虚，脉沉细，宜服理中汤。脉弦迟，宜服建中汤，或

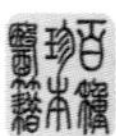

加黄芪、附子之类。两尺俱实，是阴盛阳虚，下之则愈。两尺俱虚，宜服姜附汤补阳。问：何阴虚而补阳？曰：阴本根于阳。仲景云：两尺脉俱虚者，不宜下，下之为逆，逆者死。两尺或不见，或短小，病在天上，求之于五脏背俞。或血络经隧伏火，是天上有阴火，故阳不收藏也。又《难经》云：下部无脉，或两尺竭绝，乃为食塞，当吐。

先哲曰：浮、沉、迟、数、滑、涩六者之中，复有大相悬绝之要，人多不识。夫浮为表矣，而凡阴虚者，脉必浮而无力，是浮不可概言表，可升散乎？沉为里矣，而凡表邪初感之甚者，阴寒束于皮毛，阳气不能外达，则脉必先见沉紧，是沉不可概言里，可攻内乎？迟为寒矣，而伤寒初退，余热未消，脉多迟滑，是迟不可概言寒，可温中乎？数为热矣，而凡虚损之候，阴阳俱亏，气血散乱者，脉必急数，愈数者愈虚，愈虚者愈数，是数不可概言热，可寒凉乎？微细类虚矣，而痛极壅蔽者脉多伏匿，是伏不可概言虚，可骤补乎？洪弦类实矣，而真阴大亏者必关格倍常，是弦不可概言实，可消伐乎？如是则纲领之中，复有大纲领存焉，医不能以四诊相参，而欲孟浪，此脉之所以难言也。

王好古曰：脉之不病，其神不言当自有也。脉之既病，当求其中神之有与无焉。如六数七极，热也，脉中有力即有神也；三迟二败，寒也，脉中有力即有神也。热有神也，泻其热而神在焉；寒而有神，去其寒而神在焉。寒厥之脉，苟无力无神，将何药以泄热云寒乎？使不知此，将何依以生。

崆峒子云：人之病痰火，十之八九。老人不宜速降其火，虚人不宜尽去其痰。攻之太甚，则病转剧而致危，殆以固元气为本。凡病类推而行之。

《小学[①]》有虚实分治之法，谓疾病之生也，皆因外感、内伤生火、生湿、生热、生痰四者而已。审其少壮新病，是湿则燥之；是火则泻之；湿而生热，则燥湿而兼清热；火而生痰，则泻火而兼豁痰，无余蕴矣。当其衰老久病，又当攻补兼施：如气虚而有湿热痰火，则以四君补气，而兼燥湿清热，泻火豁痰；血虚而有痰火湿热，则以四物补血，而兼泄火豁痰，清热燥湿，如此则攻补合宜。故曰：少壮新病，攻邪可审；老衰久病，补益为先。若夫阴虚火动，脾胃虚衰，真阴者，水也，脾胃者，土也，土虽喜燥，然太燥草木枯槁，水虽喜润，然太润则草木湿烂，是以补脾滋肾之剂，在燥湿得宜耳。

治其旺气，谓病有阴阳，气有衰旺，不明衰旺，则治之反甚。如阳盛阴衰者，阴虚火旺也，治之者不知补阴，而专用苦寒治其旺，岂知苦寒皆沉降，沉降则亡阴，阴愈亡则火愈甚，故服寒反热者，阴虚不宜降也。又如阳衰阴盛者，气弱生寒也，治之者不知补阳以消阴，而专用辛温治阴之旺，岂知辛热能耗散，耗散则亡

① 小学：即《医经小学》，六卷，明·刘纯撰。

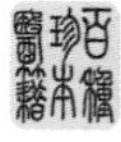

阳，阳愈亡则寒愈甚，故服热药反寒者，阳虚不宜耗也。此无他，皆以专治旺气，故其相反如此。

喻嘉言曰：逆秋气则伤肺，冬为飧泄，与春伤于风，夏生飧泄不同。然伤风而飧泄，以风为主，风者木也；伤肺而飧泄，以肺为主，肺者金也，其候各异。风邪伤人，必入空窍，而空窍惟脾胃为最，风既居之，其导引如顺风扬帆，不俟脾之运化，食入即出，以致飧已即泄也。不知者以为脾虚完谷不化，如长夏洞泄寒中，及冬月飧泄之泄，反以补脾刚燥之药，助风性之劲，有泄无已，每至于束手无策。倘知从春令治之，用桂枝领风从肌表而出，一二剂可愈也。秋月之伤肺，伤于肺之燥也，与秋伤于燥，冬生咳嗽同是一病。但在肺则为咳嗽，在大肠则为飧泄，世所谓肺移热于大肠，久为肠澼者，即此病也。但使肺热不传于大肠，则飧泄自止。不知者惟务上涩，以燥益燥，不亦冤哉。

逆冬气则伤肾，春为痿厥，同一病乎？曰：痿自痿，厥自厥，本是二病。然痿者必至于厥，厥者必至于痿，究竟同一病也。但肝气失恃，则痿病先见；筋脉未倾，则厥病先见耳。肝病则筋失所养，如其夙有筋患，不觉忽然而痿矣。肝气以条达为顺，素多郁怒，其气不条达而横格，渐至于下虚上盛，气高不返，眩运不知人而厥矣，厥必气通始苏也。此皆冬时失养脏之道，正气不足之病，与治痰治风绝不相干。一味培补肾水，生津养血，听其筋自柔和，肝自条达可也。若精枯气削，亦难为矣。

药以胜病，乃致脾胃不胜药，犹不加察，元气亦坏，变症多端。如脾虚而气短，不能以续，变而似喘促，尚用降气定喘之药；如脾虚卫气不行，变而为浮肿，尚用耗气利水之药；如脾虚郁滞，变而作寒热，尚谓外感，用外散之药。虚而愈虚，直令气尽身亡，全不悔悟，复以此法施之他人，展转戕生，可胜诛哉。

人之真气所在，其义有三，曰上、中、下也。上者所以受于天，以通呼吸者也；中者生于水谷，以养荣卫者也；下者气化于精，藏于命门，以为三焦之根本者也。故上有气海，曰膻中也，其治在肺；中有水谷气血之海，曰中气也，其治在脾胃；下有气海，曰丹田也，其治在肾。人之所赖，惟此气耳。气聚则生，气散则死。故帝曰气为内宝，此诚最重之词，医家最切之旨也。今之医家，但知见病治病，初不识人根本。天下之理，亦乌有根本受伤，而能无败者耶。

天下假虚之证不多见，而假实之症最多；假寒之症不难治，而假热之治多误。然实者多热，虚者多寒。如丹溪曰：气有余便是火，故实能受寒。而余续之曰：气不足便是寒，故虚能受热。世有不明真假本末而知医者，则未敢许也。

喻嘉言曰：肾中真阳得水以济之，留恋不脱；得土以堤之，蛰藏不露。而手足之阳为之役使，流走周身，固护腠理，而捍卫于外。脾中之阳，法天之健，消化饮食，传布津液，而运行于内。胸中之阳，若日之驭，离照当空，消阴除翳，而宣布于上。此三者，丰亨有象，

肾中真阳安享太平。惟在位、在上、在中之阳，衰微不振，阴气乃始有权。或肤冷不温，渐至肌硬不柔，卫外之阳不用矣；或饮食不化，渐至呕泄痞胀，脾中之阳不用矣；或当膺阻碍，渐至窒塞不开，胸中之阳不用矣。乃取水土所封之阳，出而在事，头面得阳而戴赤，肌肤得阳而煌燥，脾胃得阳而除中，其能久乎？

庞安常曰：有阴水不足，阴火上升，肺受火侮，不得清肃下行，由是津液凝浊生痰不生血者，此当以润剂加门冬、地黄、枸杞之类滋其阴，使上逆之火得返其宅而息焉，则痰自清矣。投以二陈，立见危殆。有肾虚不能纳气归原，出而不纳，积而不散，则痰生焉，八味丸主之。此证甚难。

心为血之主，肝为血之藏；肺为气之主，肾为气之脏，诚哉是言也。学者惟知血之出于心，而不知血之纳于肝，惟知气之出于肺，而不知气之纳于肾。假如血痢作恙，治以行血逐积等剂，而其痛独存者，血之所藏无以养也，必佐以养肝，则其痛止。如喘嗽气鸣，治以调气豁痰，而终不下降者，以气之所藏无以归也，必佐以安肾，则其气归原。此传心吃紧之法也。

格言二

赵养葵曰：阳统乎阴，血随乎气。古人治血必先理气，血脱益气，故有补血不用四物之论。如血虚发热，立补血汤一方，以黄芪一两为君，当归四钱为臣，气药多而血药少，使阳生阴长。又如失血暴甚欲绝者，以独参汤一两，顿煎服，纯用气药。斯时也，有形之血不能速生，几微之气所当亟固，使无形生出有形，盖阴阳之妙，原根于无也。故曰：无名天地之始。

春秋昼夜，阴阳之门户。又十二时而按分五脏之阴阳，医者全凭此以明得病之根源，而施治疗之方术。就中二至最为紧要，至者极也，阴极生阳，绝处逢生，启无而有；阳极生阴，从有而无，阳变阴化之不同也。然其尤重独在冬至。或问：冬至一阳，当渐向和暖，何为大寒，冰雪反盛；夏至一阴，当渐向清凉，何为溽暑，酷热反炽？有说乎？曰：此将来者进，成功者退，隐微之际，未易明也。阳伏于下，逼阴于上，井水气蒸而坚冰至也。阴生于下，格阳于上，井水寒而电雷合也。今人病面红口渴，烦躁喘咳，谁不曰火盛之极？抑孰知其为肾中阴寒所逼乎？以寒凉之药进而毙者，吾不知其凡几矣。谈阴阳者，具言气血，是矣。讵知火为阳气之根，水为阴血之根？观之天地，日为火之精，故气随之；月为水之精，故潮随之。然此阴阳水火，又同出一根，周流而不息．相偶而不离。惟其同出一根，而不相离也。故阴阳又各互为其根，阳根于阴，阴根于阳；无阳则阴无以生，无阴则阳无以化；从阳而引阴，从阴而引阳。各求其属，而穷其根也。世人但知水火为阴阳，而不知水火为阴阳之根；能知水火为阴阳，而误认心肾为水火之真，此道之所以不明不行也。

阴阳者，虚名也。水火者，实体也。寒热者，天之

淫气也。水火者，人之真元也。淫气凑疾，可以寒热药攻之。真元致病，即以水火之真调之。然不求其属，投之不入。先天水火，原属同宫，火以水为主，水以火为原。故取之阴者，火中求水，其精不竭；取之阳者，水中寻火，其明不熄。斯大寒大热之病，得其平矣；偏寒偏热之士，不可与言也。

土金随母寄生，故欲补土金者，从寄生处而补其母。是以东垣有隔二之治，是从母也；有隔三之治，又从母之外家也。土金惟寄生，故其死为真死，惟水火从真生，故其死不死，绝处逢生矣。是以余于五行独重水火，而其生克之妙用，又从先天之根，而与世论不同。

王仲旸曰：风病至极，则似燥金之证，而皱揭燥涩。热病至极，则似寒水之证，而战栗厥逆。土病至极，则似风木之证，而湿郁热发。金病至极，则似二火之证，而为三消，痈疽疮疡。水病至极，则似湿土之证，而为跗肿肉泥。故推本至标，则知其源；从标至本，则识其所承。故医不惑于症，病不惑于药，始可与言治矣。

滑伯仁曰：厥阴、太阳少气多血，太阴、少阴少血多气，阳明气血俱多，少阳气多血少。男子妇人均有此气血也，男子多用气，故气常不足；妇人多用血，故血常不足。所以男子病多在气分，妇人病多在血分。世俗乃谓男子多气，女子多血，岂不谬哉。

喻嘉言曰：病发而有余，必累及于他脏他气，先治其本，使不入于他脏他气为善；病发而不足，必受他脏他气之累，先治其标，不使累及本脏为善。

春生本于冬藏，夏长本于春生，四时皆然。故冬不藏，无以逢春生；春不生，无以逢夏长。不明天时，则不知养藏，养生之道从何补救？

《难经·二十二难》谓：经言脉有是动，有所生病，一脉变为二病。其义至今未解。曰：此正论营卫所主病先后也。一脉变为二病者，同一经脉，病则变为二，浅深不同也。邪入之浅，气留而不行，所以卫先病也。及邪入渐深，而血壅不濡，其营乃病，则营病在卫病后矣。使卫不先为是动，而营何自后所生病耶？

朱丹溪曰：人间之火，可以湿伏，可以水灭，诸苦寒能泻有余之火是也。龙雷之火，逢湿则焰，遇水益燔，太阳一照，火即寻灭，桂附制相火是也。如火井之火，沃水弥炽，以土洒之即灭，亦阴火也。

《素问》云：诸寒之而热者，取之阴；诸热之而寒者，取之阳，所谓求其属也。王太仆曰：益火之源以消阴翳，壮水之主以制阳光。夫寒之而热者，人徒知以寒治热，而不知热之不衰者，由乎真水之不足也；热之而寒者，人徒知以热治寒，而不知寒之不衰者，由乎真火之不足也。故取之阴，所以益肾水之不足，而使其制夫心火之有余；取之阳，所以益心火之不足，而使其胜夫肾水之有余也。属由主也，求其属者，言水火之不足而求之心肾也。

张三锡曰：气郁久则中气伤，不宜克伐，补中益气

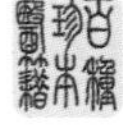

佐舒郁，川芎、香附之类。又《难经》云：血主濡之，气主煦之，一切气病，用气药不效，少佐芎、归血药，流通而愈，乃屡验者。

失血后，大热大渴发热，症似白虎，惟脉虚大不长，实为异耳，误用凉剂必死。当归补血汤主之，方用黄芪一两，当归五钱。大凡病后咳嗽吐血，脉大而芤，属上焦阳络伤；下血溺血，为阴络伤，俱死。

血不归原，责之胃寒，凉药屡用不效，甘草炙、炮干姜等分，引血归元，妙。

薛立斋曰：凡人饮食劳倦，起居失宜，见一切火症，悉属内真寒而外假热，故肚腹喜暖，常以热手按，口畏冷物。此形气病气俱属不足，法当纯补元气为主。

中年后齿缝胀，皆气虚而火泛上，补中自愈。

韩飞霞曰：肺气虚而咳嗽自汗，脉缓不食，当先补脾。所谓虚则补其母也。

张三锡曰：有潮热似虚，胸膈痞塞，背心疼痛，服补药①不效者，此乃痰症，随气而潮，故热随饮而亦潮，宜以痰饮求之。

丹溪曰：阳旺则能生阴，如失血后即当用参、芪、归、地大补之。若迁延日久，虚火克肺，即难用矣。

夏月烦渴，不可遽为暑热，而用香薷、益元散，须斟酌之。果脉虚大，自汗烦渴，远行，不曾用冷物，无

---

① 药：原脱，据清抄本及合刊本补。

房劳，亦可作暑治。

李士材[①]曰：救肾者必本于阴血，血为阴，主下降，虚则上升，当敛而抑之；救脾者，必本于阳气，气为阳，主上升，虚则下陷，当升而举之。

虚劳起死，独参有大力，可以倚赖。故主于滋阴，如朱丹溪治劳之案，用参者十有其七；神以治劳，如葛可久垂训之方，十居其七也。自好古肺热伤肺之说，节斋服参必死之说，印定后人眼目，甘用苦寒，至死不悔，良可悲也。不知肺家本经自有热者，肺脉独实，参诚不宜用。若金被火乘者，肺方受亏，非参莫救。

肾之阴虚则精不藏，肝之阳强则气不固，以肾主闭藏，肝主疏泄也。

天下无逆流之水，人身无倒上之痰。故善治痰者，不治痰而治气，气顺则一身之津液随气而顺矣。治痰无他法，健其脾而已矣；健脾无他法，去其湿而已矣。湿去则脾自健，脾健则痰自消，此治虚治本之法也。治痰无他法，清其火而已矣；清火无他法，顺其气而已矣。气降则火自清，火清则痰自化，此治痰治标之法也。

格言三

程郊倩曰：拘挛顽麻不仁，风证有此，当是风痰阻

① 李士材：原作“李上林”，据清抄本及合刊本改。

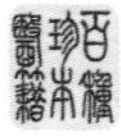

滞经络，气道不通利也。气道不通利，脾虚不能运气，虽是补，不忘攻，曰气顺则风消。尤须攻不忘补，从脾胃中壮及主气，使津液得达，阻滞自无，此乌药八味两①顺气之所由设也。风眩头晕，风在上而虚在下，治法不治风而治血。血足于下，气自清于上，何风之有？此阳病人治阴之皆也。

心藏神而主血于脾，实为母子。脾乏膏腴，因夺母气以为食，虚处遂并移于母。健忘惊悸等证，实由脾虚乏津乏液之故。必使脾气壮而无上夺，方得心血足而能下交，此又归脾汤之一义也。

中虚不能化气，则阴逆于下，阳格于上，此亦邪居半表里之间。变小柴胡汤为半夏泻心汤，彼和解于表里间，此和解于上下际。表里间俱属阳，上下之际兼有阴也。阴逆则郁必甚，故去柴胡，加黄连以解阳邪，佐温以破阴逆也。金主燥而令降，木主滋而令开，凡金令之不从其燥者，全赖木气之升，能致五脏之蒸溽到肺，而成其津液也。故木气升，则五脏之气奉春令而俱升；木气降，则五脏之气奉秋令而俱降。降则五脏之气不得上承，自然下蚀。凡土邪陷下而克水，火淫寡畏而熣金，皆职于此。金以溽蒸不到而加火淫，遂成燥金，津液之源已竭，周身之百骸，谁为之灌溉者，是则一燥而无所不燥。降令多，升令少，而湿热之邪遂盛于下部，而成

① 两：原脱，据清抄文本。

痿软。盖湿热为物，升则化，不升则不化也。法欲救金体之燥，须是从木令之升。但使五脏各有升令之奉，则土能生金，金能生水，水能制火，虽其间有补有泻，皆可以此一字为用神。所谓少阳为枢者，此也。故能致津液，通气血，则少阳之妙法矣。

肾气虚寒，自无温泉溉木，木无阳以养，气不上升而下陷。凡肾家阴精欲为闭藏者，肝偏盗之而疏泄，阳并入阴，故阴精自出，夜梦鬼交。治法亟宜于阴中辅阳，使木气得暖敷荣，必不盗及母气矣。

疝气者，肝之经络环阴器，最为招寒之地。与寒为类者更有湿[①]，寒湿互于阴处必凝，凝则成形。不比阳经之能化气，易聚还易散也。经曰：一阴盛而脉胀不通，故曰㿗癃疝，则知此中已多结滞，所宜从寒湿中求之，破此结滞之阴也。精者水也，非火不成。火者人身之真气也，真气不足则脏寒，遂无以锻炼成精。经曰：水之精为志，火之精为神。惟交心肾为一家，夹一水于二火之间，直从两精相搏处，始及坎离，此之谓鼎汞也。

有余在肝，不得肾水之升，而阳独治，故有余之邪见于上焦；不足在肾，不得肝火之降，而阴独治，故不足之因见于下部。惟从肝肾二经，通及山泽之气，故补肾而肝亦益也。肾阴虚而阳得凑之，无以为内之守，则

① 湿：原脱，据清抄本及嘉庆本补。

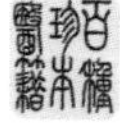

阳强而阴益弱，故精时自出，得热则遗。治法固宜滋肾，尤要清心。心者火之源也，火不扰而水自宁。

阴虚之人，水亏不能滋木，荣血必伤，所以阳火独治，而不得血润，则必吸动肾水以自救，无奈滴水不能救盛火，反从火化，而升煎成血，咯血之出于肾者，此也。此际复营分之亏，与壮水之主，养阴退阳，是为正治。然皆兼有破滞法者，以血成则必燥，燥成必带淤，况曾服过寒凉，不淤处有淤也。

耳作脓痟者，肾开窍于耳，以阴逆于下，则阳越于上，邪从虚受，故上虚补在下，先求二肾纳气，然后清发上焦，始为有功，盖精胜则邪却也。

肾虚耳重，头痛偏正，阴下而阳上，则格拒而多病及巅部，下虚上实，经谓厥成为巅疾是也。至阴虚天气绝，至阳盛地气不足。故不足者温之，使阴中有阳，则下不虚；有余者泻之，使阳中有阴，则上不实。补益肝肾，道并行而不相悖也。

头部为天，居阳中之阳，而能得地部阴精之上奉者，全赖督冲二脉领肾中水火之英精，交集于其巅也。督冲虚而不到，则阴精莫奉而耳作蝉鸣，须发脱落，种种虚证，迭见于上。上虚而仍在下，以生气之原在肾中之水火，不在上也。

水有真水，有客水。肾气温则客水亦摄而归真，肾气寒则真水亦从而为客水。客寒必搏之，所以有身体沉重疼痛之症。真武汤从土中植火，使真水从温处镇摄，客水自化而归真，正不必行导渗之令也。

人身以阳气为主，滋生发育之本也。有时互阴而举之，以抱阳之阴为妻阴，不嫌其偕；有时黜阴而伸之，以背阳之阴为贼阴，最防其夺。经曰：知阳者知阴，知阴者知阳。脉有阴阳，病机之盈虚，倚伏在此。能于此穷其所谓，则于病在先一层深一层上，见病之源。

病之转移进退，机则系乎脉，阳中有阴，阴中有阳，不可不就病与脉交互处，一合参之；并就脉与病参差处，一反勘之。死处便可冀生，生中且须防死，只在阴阳反复之间。

汗下之法，可施于有形之阴阳，不可施于无形之阴阳。有形者，汗下之邪，从汗下出，而阴阳自安。无形者，一误汗下，无汗可去，而所去者无非本脏之气，损阴损阳，害不可言。六经内，三阴惟少阴，厥阴多假症，如躁烦、戴阳是也，然而其脉不假。三阳中，阳明间有假脉，如热深厥深，而脉反沉之类是也，然而口燥舌干、不得卧之证自在。若太阳证，原自无假，太阳之脉必浮，太阳之证必发热。然与少阴肾同司寒水，所以表症原自根里。脉虽浮，而浮中自分虚实，实则主表，虚则便关乎里；症虽发热，而发热原分标本，标则从邪，本则便关乎正。世人顾表不及里，顾邪不及正，卒病一来，开手便错，以致坏病种种，莫不自太阳变成。此非太阳之假，人自不辨其标本，不辨其虚实耳。至若少阳一经，岂无溷淆，然少阳来路必由太阳，不兼太阳之症，不成少阳矣。

少阴得趺阳镇伏，而后肯交合三焦。三焦之气升则

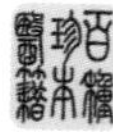

为神，元阳透脑，至髓海为神光，是即营卫发生之祖。少阴之气升则为鬼，奔豚犯关，夺绛宫为死气，实由趺阳失令之由。为神为鬼，只在趺阳胜负间。营卫盛其下，自有温泉；趺阳厚其上，必无阴气。

罗东逸曰：补肝者养阴，肾肝同一治，古人言之矣。然肝木得少阳，土脉震发，非少阳不升；木气条茁，又非太阴不长，故肝食采于脾者也。盖补肝者，必于土中升木。若补中益气之升柴，是以少阳腾土；逍遥散之术苓，是以太阴升木。前人已有其意，特未畅发耳。

喻嘉言曰：肺燥喜于用润，脾滞又艰于运食。故脾胃虚之极，食饮不思，则于清肺药中，少加参术以补脾；肺燥之极，热盛咳频，则于补脾药中，少加阿胶以润燥。治龙雷之火，全以藏为主。

病有胃经受病，而胃脉反不见其病，只是上下两傍心肾肝肺之脉，时时另起一头，不安其常。此非上下两傍之见病端也，乃中央气弱，不能四迄。如母虚子失乳，故见饥馁之象耳。治宜四君子以理脾胃，则中央之枢轴转，而四畔之机关尽利矣。

人之阴气衰，则不能自主，而从阳上升。凡其泄越者，皆身中之至宝，向非收拾归元，将何底极？是以《事亲养老》诸方，皆以温补下元为务。诚有见于老少不同治，少年人惟恐其有火，高年人惟恐其无火。无火则运行艰而易衰。是火者老人性命之根，未可以水轻折也。昔贤治喉干，谓八味丸为圣药，譬之釜底加薪，则釜中津气上腾。可见下虚者，不但真阴虚，究竟真阳亦虚。盖阳气以潜藏为贵，藏则勿亢，藏则可久。惟真阴一虚，则孤阳失守，上浮为热。苟收而摄之于下，则口中之浊痰，鼻中之浊涕不作，而口中之津液常生矣。

凡治气之原有三：一曰肺气，肺气清则遍身之气肃然下行；一曰胃气，胃气和则胸中之气亦易下行；一曰膀胱之气，膀胱之气壮则能吸引胸中之气下行。是以膻中之气乱而即治，扰而即宁者，赖此三气为输运。若三气反干，则于胸膈为紧为胀，可胜道哉。然尚有一吃紧关头，人身胸中空旷如太虚，地气上为云，必天气降为雨，地气始收藏不动，此义首重在膀胱。膻中位于膈内，膀胱位于腹内。膀胱之气化则空洞善容，而膻中之气得以下运；不化则腹已见胀，膻中之气安能下达耶？然其权在于葆肾，肾气动必先注于膀胱，膀胱满胀势必奔于胸膈；肾气不动则收藏愈固，膀胱得以清静无为，而膻中之气注之不盈矣。

丹溪等方书，说病在左血多，病在右气多。教人如此认证，因起后执著。《内经》则无此说，《内经》但言：左右者，阴阳之道路。夫左右既为阴阳往还之道路，何尝可偏执哉？况左半虽血为主，非气以统之则不流；右半虽气为主，非血以丽之则易散。故肝胆居左，其气常行于右；脾胃居右，其气常行于左，是以生生不息也。故凡治一偏之病，法宜从阴引阳，从阳引阴，从左引右，从右引左。盖观树木之偏枯者，将溉其枯者乎？抑溉其未枯者，使荣茂而因以条畅其枯者乎？

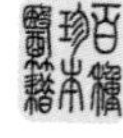

张隐庵曰：《灵枢·本输》篇曰：少阳属肾，肾上连肺，故将两脏。盖少阳乃三焦之生气，发于右肾合包络，为相火之原。左肾属水，上连于肺，故为两脏也。又《本藏》篇曰：肾合三焦、膀胱。盖右肾之气上合于心主包络，而为一脏。又《素问·咳论》曰：肾咳不已，则膀胱受之。久咳不已，则三焦受之。是《内经》止曰肾，原无命门之名。盖以一肾合三焦，一肾合膀胱，是为两脏而配合两腑者也。

春伤于风，夏生飧泄。秋伤于湿，冬生咳嗽。东方生风，春之气也。中央生湿，土之气也，主于夏秋之交，故曰秋伤于湿。阳受风气，阴受湿气。风乃阳邪，故伤于风者，上先受之。阳病者，上行极而下，故春伤于风，夏生飧泄。湿乃阴邪，故伤于湿者，下先受之。阴病者，下行极而上，故秋伤于湿，冬生咳嗽。此天地阴阳之邪，随人气之上下升降者也。冬伤于寒，春必病温。夏伤于暑，秋必痎疟。夫温病、疟病，皆邪伏于内而后发者。寒乃阴邪，冬时阳气内盛，故邪伏于外，在皮肤之间。至春阳气长盛，外伏之阴邪与阳相遇，邪正相搏，寒已化热，故春发为温病也。暑乃阳邪，夏时阳气在外，里气虚寒，故邪伏于里，在募原之间。至秋阴气长盛，内伏之阳邪与阴相遇，邪正相持，故发为往来寒热之痎疟。此天地阴阳之邪，随人气之内外出入者也。

柯韵伯曰：人知火能生土，而不知水能生土；知土为水仇，而不知水为土母；但知脾为至阴，而不知胃为元阳。盖阳明火气所钟，故主燥化。太阴湿土，真阴之所生，是水之子也。真阴之主，故名太阴；水精所成，故主湿化。阳道主实，又主热，热实相搏，则胃实而地道不通，是以六经亡津液而胃中干燥者，皆得转属于阳明，而阳明则无所复传，是即阳明燥化之为病。此知胃燥反传于脾之说，谬矣。阴道主虚，又主寒，虚寒相搏，则腹满而下利益甚。凡五脏受病自利不渴者，咸属太阴。若脾家实，腐秽反自去，是即太阴湿化之为患。此知脾强反为脾约之说，非矣。土有燥气，所以生金，则燥土是燥金之父也。土有湿气，所以养金，则湿土是肺金之母也。无火则土不生，无水则土亦不生，土不燥则金不生，土不湿则金亦不生，此水火互根，刚柔相须之理也。

喻嘉言曰：今人学识未广者，见烦热枯燥等证，不敢用附子者，恶其以热助热也。孰知不藏精之人，肾中阳气不鼓，精液不得上升，故枯燥外见，才用附子助阳，则阴气上交于阳位。如釜底加火，釜中之气水上腾，而润泽有立至者。仲景方辄用附子一枚，今人亦不敢用一钱，总由其识之未充耳。

仲景用桂枝汤以和荣而解肌，此定例也。然不但为太阳中风本药，即少阴经之宜汗者，亦在取用。其最妙处，在用芍药以益阴而和阳。太阳经之荣卫，得芍药酸收，则不为甘温发散所逼，而安其位也。至若少阴，则更为阴藏而少血。所以强逼少阴者，重则血从耳目口鼻出，而竭厥可虞；轻亦小便不利，而枯涸可待。用药自

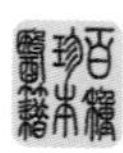

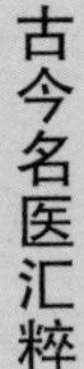

当知芍药之例，倍加益阴以和阳。所用桂枝，多入地黄，以匡芍药之不逮，此比例之法也。

程郊倩曰：人身以阳气为主，生身之源在此，切须从脉去照顾。浮阳多从证上见出假有余，真阳自从脉上见出真不足，万不可以假乱真也。

卷之二　脉 要 集

新安罗美东逸父选辑

《内经》脉要　并附名公诸论注

诊法常以平旦，阴气未动，阳气未散，饮食未进，经脉未盛，络脉调匀，气血未乱，故乃可诊有过之脉。

切脉动静，而视精明，察五色，视五脏有余不足，六腑强弱，形之盛衰，以此参伍，决死生之分。

切脉动静，诊阴阳也。视目精明，诊神气也。察五色变现，诊生克邪正也。观脏腑虚实，以诊其内；别形容盛衰，以诊其外。故凡诊病者，必合脉色，内外参伍以求，则阴阳表里寒热之情无所遁，而先后缓急真假逆从之治必无差，故可以决定生死之分。

知丑知善，知病知不病，知高知下，知坐知起，知行知止，用之有纪，诊道乃具。

凡此数者，皆有对待之理，差之毫厘，谬以千里。故凡病之善恶，形之动静，皆所当辨。能明此义，而用之有纪，诊道斯备。

微妙在脉，不可不察，察之有纪，从阴阳始，始之有经从五行生，生之有度，四时为宜，补泻勿失，与天

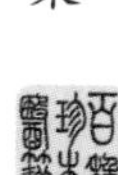

地如一，得一之精[1]，以知死生。

阴阳五行，四时脉之正反所不能离，离则无从补泻。所谓一之精，天人一理之精微也。故知此之所以然者，是谓得一则知人之生死矣。

持脉有道，虚静为保。

虚静二字，诊家当关一句：虚者，廓然无我，胸无一字之预留；静者，游神寂寞，前无一意之或杂，然后可诊有过之脉。

春日浮，如鱼之游在波；夏日在肤，泛泛乎万物有余；秋日下肤，蛰虫将去；冬日在骨，蛰虫周密，君子居室。故曰：知内者按而纪之，知外者终而始之。此六者，持脉之大法。

脉从四时，弦洪毛石。《内经》并之胃气，而各形容其妙，使之可思可悟。而又兼内外以诊：内则藏气藏象有位，故可按而纪之；外则经气经脉有序，故可终而始之。四时内外，六者之法，则脉之时动，病之所在，或内或外，皆可知之。

尺内两傍，则季胁也。

此言气口左右三部候脉法也。

柯韵伯曰：季胁之位在章门穴名，后包于腹，前合于脐，天枢穴名之分，带脉所束。古圣欲明气口成寸之义，将分肺脉三部，以候五脏。而先提此句者，以气口

---

① 精：《素问·脉要精微论》作“情”。

独为五脏主，而脏气会季胁故也，夫脉之有尺，如木之有根。季胁包于肾外，人之元气在肾，包含全赖乎季胁。前贤只讲得脉会太渊，而不审脏会季胁，仲景所谓按寸不及尺也。经曰：善调尺者，不待于寸。此尺内两傍诊季也。尺列以候肾，尺内以候腹中。

人身背包乎外，胸腹隐于手足之里，故两肾附于背脊者，谓之外。二肠、膀胱、三焦之在腹者，谓之内。故内以候腹中，所谓腹中者，凡大小肠、膀胱、命门皆在其中矣。

中附上，左外以候肝，内以候膈；右外以候胃，内以候脾。

柯韵伯曰：从尺而上之，故以为附上，即尺前高[①]骨，所谓关也。肝居左而近背，故外候；膈在胸中，故内候，人之有隔，前齐鸠尾，后齐权骨，所以膈中下焦之浊气，不使上熏心肺，而伤清阳之气。心肺居膈上，肝、脾、肾居膈下，五腑俱注于膈，肺、脾、肾、胆之脉俱贯膈而上，肠、胃、心、肾、包络、三焦之脉从膈而下，是十一经必由之道也。越人废而不讲，故后人不知此义。

上附上，右外以候肺，内以候胸中；左外以候心，内以候膻中。

柯曰：上附上，谓寸也，心居肺下，而位于中，肺

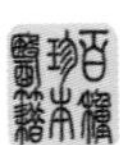

① 高：原作“膈”，据清抄本及嘉庆本改。

偏于右，是心居肺左矣。心肺俱近背，故俱外候。胸中主宗气，膻中主包络相火之气，在中，故内候。此三部中上部天一候之法耳。《难经》不审气口候阴，以六腑配三部之中，胸、膻、膈、腹废而不讲矣。

前以候前，后以候后，上竟上者，胸、喉中事也；下竟下者，少腹、腰、股、膝、胫、足中事也。

喻嘉言曰：上古神圣首重切脉，《内经》部位分明。后人以心与小肠为表里，遂举越人之言以定部位。不知此可论病机，如心遗热于小肠，遗热于大肠之类，不可以定位也。《内经》尺里以候腹中，尺外以候肾二语，已尽其义。盖胸中属阳，腹中属阴，大肠、小肠、三焦、膀胱所传渣滓水液，惟腹中是其位置，非若胃为水谷之海。清气在上，胆为决断之官，静藏于肝，为十一藏之所决，可得部之于中焦也，至于上焦，重重膈膜，惟心肺得以居之，所谓膈肓之上，中有父母是也。二肠浊秽之腑，而膈上清阳迥不相通，岂可因外络连属，反谓寸之清阳上浮为腑，沉者为脏？经所谓脏真高于肺者，乃脏真高于大肠矣。且左溪为小肠脉，沉为心脉，是水中污泥反浮于莲花之上，有是理乎？若膻中为臣使，包裹而络于心下，以寄心君喉舌之司，下膈历络三焦，与手少阳之脉散络心包，正见心胞相火与少阳相火相输应也。心胞关系之重，是亦以待分手经之一，而可称为脏耳。

罗东逸曰：喻说二肠，止明部之不当，未尝明其脉之谬也。今姑以《脉经》之所谓阴阳，即其所谓而辨之。其曰：呼出心与肺，吸入肾与肝。又曰：关前为阳，心肺主之；关后为阴，肝肾主之。又曰：脉浮而大散者心，脉浮而短涩者肺。是心肺主阳而出关前，为浮而呼出；肾肝主阴而出关后，为沉而吸入者也。今其书百条，乃曰左寸阳实者，小肠实也；阳虚者，小肠虚也；阳绝者，小肠绝也；左寸阴实者，少阴实也等语。夫浮而大散者为心脉，为关前，主阳矣。其脉之有虚、实、绝，皆以为阴。而杜撰一小肠之虚、实、绝为阳，而加以心脉之上，则小肠之阳脉当作何状，得加于浮大而散之上耶？且右脉浮涩而短，又以为阴，彼大肠阳脉更当作何状？而云虚实与绝也，终《脉经①》竟无一举二肠脉据者。不宁唯是，候外感风寒，必于左寸，则又太阳、膀胱与小肠同居左寸，俱在心之上矣。其瑕不攻自破，特莫之觉耳。

平人脉准

罗东逸曰：刘守真尝为《脉原》，以脉行同五脏四时之迁流，不知《内经》已极详矣。而原脉之所以，则仍未之讲也。夫脉为人之神，气血之本，而见于营之行。营之行，其根原有二：一出于中焦之谷神，化精液以输肺，肺主治节，以施隧道，故营血之能通流，实胃

① 经：原脱，据清抄本补。

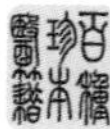

气为之充彻，此脉之本于胃气也；一起于太冲，出少阴肾，下汇血海于厥阴，上发真阳于太阳，此太冲之精气，能灌溉十二经，皆得与[①]阳明胃之盛气同驻中焦，共为宗气，与营俱行于十二经，而备五十营。故脉至五十营，则先后天之气合，而五脏之真备矣，以是上朝于肺，肺统行之，会于太渊。故曰：气口成寸，以决死生[②]。决死生者，以气口能显胃气，形藏真，占四时，度六部。而有诸中者，必形于外，无差忒，此脉之所以为人之神也。

《内经》论脉，必自下而起，推始以季胁，以次附上，定其部位。自肘中曲池，量至神门，得一尺为尺。自尺至寸，得一寸为寸。其诊先尺后寸，先阴后阳者，以人阴阳皆起于足下，五脏之气会于章门，章门在季胁之次，脉从三阴起，足三阳而上之，先会于此，故《内经》诏人以脉必自下而上也。

然诊之精微，其占亦有二：一呼脉行三寸，一吸脉行三寸，呼吸脉行六寸，常流无间，昼夜六时，而为五十营，此以流行者占之也。五十动不一代，乃为生人之太和；不及是者，脏无气，命曰狂生。狂生者，反太和也。候法左以候左，右以候右，上以候上，下以候下，前以候前，后以候后，六部一定，候之不移，而以五脏

① 与：原作“于”，据清抄本及合刊本改。

② 死生：原作“生死”，嘉庆本同，据《素问·经脉别论》及清抄本、合刊本改。

为占，此以部位占之也。

原其然者，肺统元气，为心血脉之相，非独能朝百脉，亦能显百脉。脉虽藉以充著，其所以能充著者，皆肺神藏真之停泓。此其中之停泓，行者居者，固有其留而为地，与人以可占者，非特一为流行而尽之也。要其元神，能常照百脉为五脏镜，以显其纯疵。故太渊一脉，五脏全体俱现。是以上下左右可占，六部可诊矣。

然人之阴阳，必奉天而应四时，故春弦夏钩秋毛冬石，虽六脉各为脏主，而又有不得不听令于时也。此繇天人葆合，故人气有不离如此矣。

乃人又有平生之诊，阴阳之禀，气态各不同形，其脉亦异，如六阴六阳，以至老少肥瘦，相因脉异。善脉者，先察其本原，次候其胃气，藏真于四时之正，乃生平老少之分，而后及其病脉，兹四诊兼之望、闻、问，谓之七诊，而脉之道得矣。

今世以左手为人迎，此出自《难经》，叔和祖之。不知人迎者，阳明胃之本输，在结喉两傍动脉者是。此六阳之所迎，古人于此以候六腑之阳。若以右之寸口而候之，岂人迎之所候哉？更有趺阳者，穴之动脉在足趺三寸之间，是胃脉之下行复上，与太冲之脉合，故得先后天并符之气，会合于此，为人之根柢，死生之诊，于是最切。故仲景法，趺阳与少阴同诊，并取以决百病。今人废之，此仲景所斥为按手不及足之庸工也。

岐伯曰：人一呼脉再动，一吸脉亦再动，呼吸定息，脉五动，闰以太息，命曰平人。平人者，不病也。

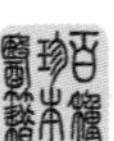

人一呼脉一动，一吸脉一动，曰少气。人一呼脉三动，一吸脉三动而躁，尺热曰病温，尺不热脉滑曰病风，脉涩曰痹。人一吸脉四动以上曰死，脉绝不至曰死，乍疏乍数[①]曰死。

一日一夜五十营，以营五脏之精，不应数者，名曰狂生。所谓五十营者，五脏皆受气。持其脉口，数其至也，五十动不一代者，五脏皆受气；四十动一代者，一脏无气；三十动一代者，二脏无气；二十动一代者，三脏无气；十动一代者，四脏无气；不满十动一代者，五脏无气。予之短期，要在终始。所谓五十动而不一代者，以为常也，以知五脏之期。予之短期者，乍数乍疏也。

张景岳曰：《难经》曰：经言脉不满五十动而一止，一脏无气者，何脏也？然人吸者随阴入，呼者随阳出，今吸不能至肾，至肝而还，故知一脏无气者，肾气先尽也。然则五脏和者，气脉长；五脏病者，气脉短。观此，一脏无气，必先乎肾。以至二脏、三脏、四脏、五脏者，当自远而近，以次而短，则肾及肝，由肝及脾，由脾及心，由心及肺。故凡病将危，气促似喘，仅呼吸于胸中数寸之间，盖真阴绝于下，孤阳浮于上，此气短之极也。医于此际，尚欲平之，未有不随扑而灭者。夫人之死生由乎气，气之聚散由乎阴，而得以苟延者，赖

---

① 乍疏乍数：原作“乍数乍疏”，据《素问·平人气象论》改。

一线之气未绝耳。此脏气之不可不察也。

又曰：代脉之义，自仲景、叔和，俱云动而中止，不能自还，因而复动，由是复止，寻之良久，乃复强起为代。故后世以结、促、代并言，均目之为止脉，然岂以尽其义哉！夫缓而一止为结，数而一止为促，其止或三或五，或七八至不等。此皆至数分明，起止有力。所主之病，有因气逆痰壅而为间阻者，有因气血虚脱而为续断者，有因平素禀赋而脉道不流利者，此是结、促之谓也。至于代脉之辨则又不同，如《宣明五气论》曰脾脉代，《脏腑病形》篇曰黄者其脉代，皆言脏气之常候，非谓代为止也。又《平人气象》曰但代无胃曰死，乃言胃气去而真脏见，亦非谓代为止也。观此，则代本不一，各有深义。如五十动而不一代者，乃至数之代，本篇所云是也。若脉本平匀，而忽强忽弱者，乃形体之代，即《平人气象论》所云是也。若脾主四季，随时更代者，乃气候之代，《宣明五气》篇所云是也。凡脉无定候，更变不常，则均谓之代，但各因其变而察其情。按本篇但言动止以诊五脏无气，未尝凿言死期。而王氏曰脉来缓而一止，一脏无气，却后四岁春草生而死云，恐未有一脏无气尚活四岁，二脏无气尚活三岁之理，诊者辨之。

胃 脉

平人之常气禀于胃。胃者，平人之常气也。人无胃气曰逆，逆者死。

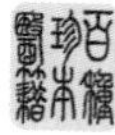

平人之常，禀气于谷，谷入于胃，五脏六腑皆以受气，有不可一刻无者。此脉之大主，四时五脏六经皆以此立，无则为逆，逆则死矣。

春胃微弦曰平，弦多胃少曰肝病，但弦无胃曰死，胃而有毛曰秋病，毛甚曰今病。脏真散于肝，肝藏筋膜之气也。

夏胃微钩曰平，钩多胃少曰心病，但钩无胃曰死，胃而有石曰冬病，石甚曰今病。脏真通于心，心藏血脉之气也。

长夏胃微软弱曰平，弱多胃少曰脾病，但代无胃曰死，软弱有石曰冬病，弱[①]石甚曰今病。脏真濡于脾，脾藏肌肉之气也。

秋胃微毛曰平，毛多胃少曰肺病，但毛无胃曰死，毛而有弦曰春病，弦甚曰金病。脏真高于肺，以行营卫阴阳也。

冬胃微石曰平，石多胃少曰肾病，但石无胃曰死，石而有钩曰夏病，钩甚曰今病。脏真[②]下于肾，肾藏骨髓之气也。

人以水谷为本，故人绝水谷则死，无胃气亦死。所谓无胃气者，但得真脏脉不得胃气也。

罗东逸曰：经云：饮食入胃，脉道乃行。又曰：脉

① 弱：“弱”下原有“石”字，据《素问·平人气象论》，系衍字，从删。

② 真：原脱，据《素问·平人气象论》补。

得食即高。故知脉道之行，待此而起。此胃气者，精气神三宝之神粮，而荣卫之根据也。为气流营溢卫合精，而神行于脉，五脏四时待此而得其平者也。故其气昌大于春夏，收敛于秋冬，皆稍变更，历四时以应令，故微见微弦、微钩、微软、微毛、微石。要其以微言者，正以状其胃气之充壮鼓行。要其不违四时，故不免有奉令脉，然不尽变其本气，故皆曰微也。

若此气稍有衰飒，即所云弦、钩、软、毛、石之多而胃少也，胃少则五脏之真不能充，而本脏自病，何怪也。夫弦、钩、软、毛、石五者，乘时而见，何尝不正？惟稍见偏胜，遂已成为脏病。况其已甚者，无胃而单见也，故曰死也。又若春之胃而见毛，毛与弦反，而乃见之于春，是胃之不能相为于肝，而存弦令，反受克毛，则胃之衰已甚矣。其曰至秋病者，前此春夏三阳得令，皆能扶我，至秋则胃不能胜而为病也。若毛甚则胃家之太和已戕，曰今病，即今不能掩其恶也。此脉之根本源头，诊家第一首事，不可不察也。

脏真者，即胃气也。胃气何以为脏真？以五脏得此，而后能立五行之体，主四时之行，主筋膜、血脉、肌肉、骨髓、荣卫、阴阳之气。脏无此则不真，故必须胃气以脏真，而后能散、能通、能濡、能高、能下。苟谷神之不至，则五脏之魂游而魄散矣。此脏也，故曰死。

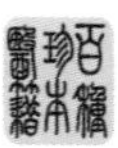

四时脉

岐伯曰：春脉者肝也，东方木也，万物之所以始生也，故其气来，软弱轻虚而滑，端直以长，故曰弦，反此者病。其气来实而强①，此为太过，病在外；其气来不实而微，此谓不及，病在中。

人身胃气充足，太和洋溢，至春而少阳生，未有不应者。盖人禀天气，既在阴阳之中，天气至则人气亦符，故六脉皆奉之，以主春而为弦。夫弦者，东方少阳木气也，万物之所始生，人之肝主之，以阳之少，故其气软弱轻虚，端直以长，此为正气之和者也，反此则病矣。实强为弦之过，不实而微为弦之不及。过则病在外，外为有余，为外感；不及病在中，中为不足，为内伤。下准此。

春脉太过，则令人善怒②，忽忽眩冒而巅疾；其不及，则令人胸痛引背，下则两胁胠满。

夏脉者心也，南方火也，万物之所以③盛长也，故其气来盛去衰，故曰钩，反此者病。其气来盛去亦盛，此为太过，病在外；其气来不盛去反盛，此谓不及，病在中。太过则令人身热肤痛，为浸淫；其不及则令人烦

---

① 强：原作“长”，据《素问·玉机真藏论》改。

② 善怒：原脱，据《素问·玉机真藏论》补。

③ 以：原脱，《素问·玉机真藏论》补。

心，上见咳唾，下为气泄。

秋脉者肺也，西方金也，万物之所以收成也，故其气来，轻虚以浮，来急去散，故曰浮，反此者病。其气来，毛而中央坚，两傍虚，此为太过，病在外；其气来，毛而微，此谓不及，病在中。太过则令人逆气而背痛，愠愠然；其不及则令人喘，呼吸少气而咳，上气见血，下闻病音。

冬脉者肾也，北方水也，万物之所以合藏也，故其气来沉以搏，故曰石，反此者病。其气来如弹石，此谓太过，病在外；其去如数者，此为不及，病在中。

如数者，动止疾促，真阴亏损，有似紧数。然愈虚则愈数，原非阳强实热之数，故云如数。此辨之深矣。

冬脉太过，则令人解㑊，脊脉[①]痛而少气不欲言；其不及则令人心悬如病饥，䏚中清，脊中痛，少腹满，小便变。

帝曰：四时之序，逆从之变异也，然脾脉独何主？岐伯曰：脾脉者土也，孤藏以灌四旁者也。善者不可得而见，其恶可见。其来如水流者，此谓太过，病在外；如鸟之喙者，此谓不及，病在中。太过则令人四肢不举；其不及则令人九窍不通，名曰重强。

已上所以明令脉也，人在气交之中，循环六气之内，历其温热冷寒，本其生长收藏，故人之脏必起而应

① 脉：原作“气”，据《素问·玉机真藏论》改。

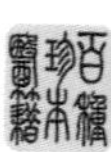

之。其于四时，各举一脏为主，而无四脏之诊者，令之所至，四脏之气无不从之，此以知天时之不可违，而无不奉令也。所谓弦、钩、毛、石各以其微，以胃气之充，而各致其和也。苟非其然，太过不及皆成病。气太过，应有外邪，故云病在外；不及，斯为内伤，故云病在内。要以胃气存亡，即为奉行得失，其有得失，虽令在所不救矣。

五脏脉

夫平心脉来，累累如连珠，如循琅玕，曰心平，夏以胃气为本；病心脉来，喘喘连属，其中微曲，曰心病；死心脉来，前曲后居，如操带钩，曰心死。

琅玕，似珠盛满滑利，即微钩之义也。喘喘连属，急促相仍也。前曲者，谓轻取则坚强而不柔；后居者，则牢实而不动，如持革带之钩，全失冲和之气，是但钩无胃，故曰心死。

平肺脉来，厌厌聂聂，如落榆荚，曰肺平，秋以胃气为木；病肺脉来，不上不下，如循鸡羽，曰肺病；死肺脉来，如物之浮，如风吹毛，曰肺死。

厌厌聂聂，众苗齐秀貌。如落榆荚，轻浮和缓貌，即微毛之象也。不上不下，往来涩滞也。如循鸡羽，轻浮而虚也，亦毛多胃少之义。如物之浮，空虚无根也。如风吹毛，散无绪也，亦但毛无胃之义。

平肝脉来，软弱招招，如揭长竿末梢，曰肝平，春以胃气为本；病肝脉来，盈实而滑，如循长竿，曰肝病；死肝脉来，急益劲，如新张弓弦，曰肝死。

平脾脉来，和柔相离，如鸡践地，曰脾平，长夏以胃气为本；病脾脉来，实而盈数，如鸡举足，曰脾病；死脾脉来，锐坚如鸟[①]之喙[②]，如鸟之距，如屋之漏，如水之流，曰脾死。

和柔，雍雍不迫也。相离，匀净分明也。如鸡践地，从容轻缓也。此即冲和之义。实而盈数，强急不和也。如鸡举足，轻疾不缓也。前篇言弱多胃少，此言实而盈数，皆失中和之气，故曰脾病。鸟喙[③]、鸟距，坚锐不柔也。屋漏，点滴无伦也。水流，去而不返也。是皆脾绝怪脉，但代无胃。

平肾脉来，喘喘累累如钩，按之而坚，曰肾平，冬以胃气为本；病肾脉来，如引葛，按之益坚，曰肾病；死肾脉来，发如夺索，辟辟如弹石，曰肾死。

喘喘累累，如心之钩，阴中藏阳，而得微石之义。引葛，坚搏索连也。按之益坚，石甚不和也。索若相夺，其劲又甚。弹石，其坚可知，但石无胃也。

真肝脉至，中外[④]急，如循刀[⑤]刃，责责然，如按

---

① 鸟：原作“乌”，据《素问·平人气象论》改。

② 喙：原作“啄”，据《素问·平人气象论》改。

③ 喙：原作“啄”，随正文改。

④ 中外：原脱，据《素问·玉机真藏论》补。

⑤ 刀：原脱，据《素问·玉机真藏论》补。

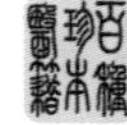

琴瑟弦，色青白不泽，毛折乃死。真心脉至，坚而搏，如循薏苡子累累然，色赤黑不泽，毛折乃死。真肺脉至，大而虚，如以羽毛中人肤，色白赤不泽，毛折乃死。真肾脉至，搏而绝，如指弹石辟辟然，色黑黄不泽，毛折乃死。真脾脉至，弱而乍数乍疏，色黄青不泽，毛折乃死。真脏见乃死也。

青本木色，而兼白不泽，金克木也，五脏准此。然率以毛折死者，皮毛得血气而充，毛折则精气败矣，故皆死。

柯韵伯曰：经云：能合色脉，可以万全。取色脉之相应也。又云：色夭不泽，谓之难治。今见本脏色，又兼见相胜之色，且夭然不泽，是色脉之不相应也。虽云肺朝百脉，输精于皮毛，毛脉合精，留于五脏，气归权衡，今毛折是精气不输皮毛也，毛脉之精不合矣。此色诊之易见也。

见真脏曰死，何也？岐伯曰：五脏皆禀气于胃，胃者五脏之本也，脏气者，不能自致于手太阴，必因于胃气，乃致于手太阴也，故五脏各以其时，自为而至于手太阴也。故邪气胜者，真气衰也。故病甚者，胃气不能与之俱至于手太阴，故真脏之气独见。独见者，病胜藏也，故曰死。

此论真藏而拈胃气为本，最为发明显切。夫五脏虽各有本气以主时，要必得胃气之赡养，而其真得藏焉。如心脉之累累连珠，肾脉之喘喘累累以下，皆形容其藏之得胃以为脏真，故浮而不浮，沉而不沉，急而不急，缓而不缓，有神存于其间，此能以时自为，而至于手太阴也。若喘喘连属以下，则五脏之邪气胜而真气衰矣。若胃气竭绝，已不能自至于手太阴，亦不能复藏其神而真脏见，胃家馅绝，真神孤削，故其恶见如此。是以古圣于四时五脏，皆占胃气以为本也。

鼓一阳曰钩，鼓一阴曰毛，鼓[①]阳胜急曰弦，鼓阳至而绝[②]曰石，阴阳相过曰溜。

此言钩、弦、毛、石之正象，以为诸脉之准则也。经曰：太阳为开，阳明为阖，少阳为枢。三经[③]者，不得相失也。捕而勿浮，名曰一阳。此一阳者，阳之盛，即太阳也，为心家主脉，其气纯和而一，正心脉之得其平者也。钩脉主夏，故鼓一阳曰钩。

又云：三经[④]者，不得相失也。搏而勿沉，命曰一阴。清静为阴，而勿沉者，正清轻之谓，当擎敛燥金之时，而其气不沉于下，而渐收于上，清明之极，故谓之鼓一阴曰毛，此正肺脉应秋之和也。

至于弦者，本阴部厥阴之脉。厥阴为阴中之少阳，木性本达，方沉厥阴之下，与厥阴争而直上，是以阳胜急而弦。要其主春者，惟少阳令之，春生则木气已发，

① 鼓：原脱，据《素问·阴阳别论》补。

② 鼓阳至而绝：原作“阳绝而亟”，据《素问·阴阳别论》改。

③ 经：原作“阳”，据《素问·阴阳离合论》改。

④ 经：原作“阴”，据《素问·阴阳离合论》改。

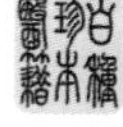

软弱轻虚，端直以长，斯谓之主春之弦。不然，阳之胜急，正仲景所谓残贼之脉也。弦脉本象如此，故谓阳胜急曰弦。

肾为阴中之太阴，水体沉滑之极，此为阳绝不至，而阴独至。阴独至，则至搏而沉，动而且坚，故曰石也。

若夫阴阳之相过，则阴阳之交驰者也，诸家注皆以为脾脉。然以溜言之，非脾脉之正，不可以脾言。然其脉顺而不逆，去而不滞，滑而不衰败，绝似少阳之脉，故曰溜。本文举此以明阴阳之交者耳。若夫脾脉在诸脏，善者不可得而见，故不拈出，欲人体认也。

三阴三阳藏象脉法

太阳藏何象？岐伯曰：象三阳而浮也。曰：少阳藏何象？曰：象一阳也。一阴[①]误文，阴藏者，滑而不实也。曰：阳明藏何象？曰：象大浮也。太阴脏搏[②]，言伏鼓也。二阴搏至，肾沉不浮也。

此名象藏者，六经之本脉也。象三阳而浮者，太阳主表，为诸阳之极盛而在上，故象三阳而浮也。象一阳者，轻虚以滑是也。象大浮者，阳明胃气之海，其气本大而升，故象浮大也。太阳脏搏，言伏鼓者，伏言其主阴主内，鼓言其有力，所谓大而缓，不浮者也。二阴搏

---

① 阴：《素问·经脉别论》作“阳”。

② 搏：原脱，据《素问·经脉别论》补。

至，即所谓沉滑者也。其一阳藏者，滑而不实句，实一阴之误文。盖滑而不实，可言一阴，而不可言一阳。一阳者，轻虚带滑，其滑从浮见。一阴者，滑而不实，其不实从滑见。要其地为纯阴，阳之所起，实在于此，此为阴阳相错之地，不沉为阴，故滑而不实也。

所谓三阳者，太阳也。三阳脉至手太阴，弦浮而不沉，决以度，察以心，合之阴阳之论。

所谓二阳者，阳明也。至于太阴，弦而沉急不鼓，炅至以病皆死。

一阳者，少阳也。至手太阴，上连人迎，弦急悬不绝，此少阳之病也，专阴则死。

三阴者，六经之所主也。交于太阴，伏鼓不浮，上空志心。

二阴至肺，其气归膀胱，外连脾胃。

一阴独至，经绝，气浮不鼓，钩而滑①。

此六脉者，乍阴乍阳，交属相并，谬通五脏，合于阴阳，先至为主，后至为客。

前明六经之脉象，此明六部之至寸口而弦急者，当察也。太阳当浮，今乃带弦，则当约以四时高下之度而决断之，必又察以心，而合之阴阳之论。此不特太阳而然，凡五部皆然也。

阳明浮大，今弦沉急不鼓，是阴胜阳，木乘土也。

---

① 经绝，气浮不鼓，钩而滑：原作“钩而滑，经绝，气浮不鼓”，据《素问·阴阳类论》改。

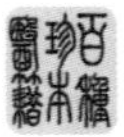

若是炅至以病，是阳明之阴绝，死矣。

少阳之脉轻虚以滑，今至手太阴上出人迎，脉来弦急而长，浮露不断，则失其所以为少阳矣。若弦急太甚，是真脏脉见，谓之专阴，可以征其死也。

三阴即脾，故为六经之所主，有母万物之象，和缓基本脉。今见伏鼓不浮，则阴盛阳衰，当病上焦空虚，志心为阴所伤，皆致不足，故日上空志心。

二阴至肺者，肾脉上行入肺，出气口，又主水，与肺行降下之令，通调水道，其气归膀胱也。肾能升降，又即与脾胃，知升降之柄，故曰外连脾胃。外者肾，对肺言，即二阴，为里之义。

一阴独至，则经绝于中，气浮于外，故不能鼓。钩而滑，但弦无胃，生意竭矣。

此六脉者，阴阳皆至于手太阳，是交属相并，谬通五脏，故能合于阴阳也。张景岳曰：六脉之交，至有先后，有以阴见阳者，有以阳见阴者。阳脉先至，阴脉后至，则阳为主而阴为客；阴脉先至，阳脉后至，则阴为主而阳为客。此[①]先至为主，后至为客之谓也。然至有常变，有真假。常阳变阴，常阴变阳，常者主也，变者客也。变得真假，真变则殆，假变无虞，真者主也，假者客也。客主之义，有脉体焉，有运气焉，有久暂焉，有顺逆焉，有主之先而后之客者焉，诊之精妙在此。

---

① 此：原作“主”，据嘉庆本改。

附六经主用发明说

罗东逸曰：人身之正，有三阴三阳之经，分主周身。然其经皆起于足，三阳为外，三阴为内。故足太阳之经，从巅顶头项而下五行，居身之背，以至于足。足阳明从额颅颈喉而下，亦五行，居身之前，以至于足。足少阳从耳前后下胁身畔，而居身之两胁，以至于足。此足三阳之周身，所以主外也。至于三阴，足太阴为后天六经之主，足少阴为先天藏精之腑，足厥阴为阴阳生气之根，所以立人之命蒂者，尽足三阴也。

若手之六经，虽与足六经出入相连，而手少阴心，君主清净高拱，太阴肺调元行气，包络为佐贰臣，二肠三焦，器能传化之官耳。其经位则见于两臂，地既不多，而所伤之病皆自足六经及之。此仲景于伤寒止立足六经，而不立手经，为古圣传述，为后学发蒙也。

盖手六经缘与足六经相络上下，故详之十二经。其实此六经之阴阳，皆足六经之附庸也。末学不察，见古经三阳之文，遂以膀胱与小肠双举，二阳则大肠与胃双举，辄以附庸为主用，轻重失宜。不知手经缘与足经相接，非谓附庸能与天运四时同体也。此义不明，乃自命为名家者，亦堕此云雾，为之一慨。

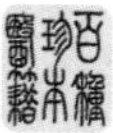

脉有逆从阴阳

脉有阴阳，知阳者知阴，知阴者知阳。凡阳有五，五五二十五阳。所谓阴者，真脏也，见则必败，败必死也；所谓阳者，胃脘之阳也。别于阳者，知病处也；别于阴者，知死生之期。

所谓阴阳者，去者为阴，至者为阳；静者为阴，动者为阳；迟者为阴，数者为阳。

脉有逆从四时，未有藏形，春夏而脉瘦，秋冬而脉浮大，命曰逆四时也。风热而脉静，泄而脱血脉实，病在中脉虚，病在外脉涩坚者，皆难治，命曰反四时也。

其脉绝不来，若一息五六至，其形肉不脱，真脏虽不见，犹死也。

逆从之例三条，一以反四时，一以反病体，一以形脉相反。凡逆从之见有余不足轻重，皆可知矣。

按阴阳逆从四字，是诊脉辨病之要法。诸脉异等，脏腑异情，四时异宜，死生之辨，皆以此四字别之。故胃气、四时、五脏诸脉之形，为诊家之经；阴阳逆从，为诊家之纬。

脉之大要

夫脉者[①]血之府也，长则气治，短则气病，数则心烦，大则病进，上盛则气高，下盛[②]则气胀，代则气衰，细则气少，涩则心痛[③]，浑浑其至如涌泉者，病进而色弊，绵绵其去如弦绝者，死。诸急者多寒，缓者多热。大者多气少血，小者气血皆少。滑者阳气盛，微有热；涩者多[④]血少气，微有寒。诸小者，阴阳形气俱不足。

脉之浮沉及人迎与寸口[⑤]气小大[⑥]等者，病难已。病之在脏，沉而大者易已，小者为逆；病之在腑，浮而大者易已。人迎盛坚[⑦]者伤于寒，气口盛坚者[⑧]伤于食。

沉细悬绝者为阴，盛躁喘数者为阳。

邪气来，紧而疾；谷气来，徐而和。

脉弱以滑，是有胃气。

---

① 者：原脱，据《素问·脉要精微论》补。

② 盛：原脱，据《素问·脉要精微论》及嘉庆本补。

③ 涩则心痛：原脱，据《素问·脉要精微论》补。

④ 多：原作“少”，据《灵枢·邪气藏府病形》篇改。

⑤ 脉之浮沉及人迎与寸口：原作“脉之浮沉及与人迎寸口”，据《灵枢·五色》篇改。

⑥ 小大：原作“大小”，据《灵枢·五色》篇改。

⑦ 坚：原脱，据《灵枢·五色》篇补。

⑧ 盛坚者：原作“大”，据《灵枢·五色》篇补。

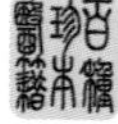

形盛脉细，少气不足以息者危[①]。形瘦脉大，胸中多气者死。形气相得者生。叁伍不调者病。三部九候皆相失者死。

上下左右之脉，相应如参舂者病甚[②]；上下左右相失不可数者死。中部之候[③]虽独调，与众[④]脏相失者死。中部之候[⑤]相减者死。

沉甚曰病，弦甚曰病，涩甚曰病，数甚曰病，参见曰病，复见曰病，未去而去曰病，去而不去曰病，反者死。

色脉已定，别之奈何？岐伯曰：调其脉之缓、急、小、大、滑、涩，而病变定矣。

张景岳曰：脉之见象，阴阳而已。本经谓三阳搏而勿浮，三阴搏而勿沉，是则虽有一阳、二阳、三阳之分，而总在勿浮之例；虽有一阴、二阴、三阴之分，而总在勿沉之例。可见胃气之本，不大不小，不浮不沉，不迟不数，滑而不涩，此太和之人也。一自邪气胜而正气衰，胃气竭而脏气见，遂有太过不及之病形与脉象俱见，于是有浮、沉、大、小、缓、急、滑、涩八者之脉见。夫八者之脉，皆病脉也，然各有所主，有于中者必

① 危：原作“死”，据《素问·三部九候论》改。
② 甚：原脱，据《素问·三部九候论》补。
③ 候：原作“脉”，据《素问·三部九候论》改。
④ 众：原作“中”，据《素问·三部九候论》改。
⑤ 候：原作“脉”，据《素问·三部九候论》改。

形于外，要其微甚悬绝之相去，即可得之气血多少，死生之诊。故其诊法虽有不同，而大要则有所定，所谓知其①要者一言而终也。

推按法

推而外之，内而不外，有心腹积②也。推而内之，外而不内，身有热也。推而上之，上而不下，腰足清也。推而下之，下而不上，头项痛也。按之至骨，脉气少者，腰脊痛而身有痹③也。

此系以手推病法，亦诊例也。

柯韵伯曰：按脉内侧推而外，欲候筋骨、气血、肌肉等病，脉反内著，知病已在内，故牢不可移，是胸腹有积聚为患，故脉如是也。推脉外侧而内求之，以候胸腹诸病，指欲内而脉反外鼓，是病已外发，气从外向，形身有热，为可证矣。

寸脉为阳而主降，反脉为阴而主升，天地气交，火既济之理也。按寸推而上之，究其胸喉以上之病，其脉气上而不下，是阳虚而不降，则阴中无阳，腰足清也。按尺推而下之，究其小腹腰股膝胫中病，其脉下而不

---

① 其：原脱，据《素问·六元正纪大论》《素问·至真要大论》《灵枢·九针十二原》补。

② 积：原作“疾”，据《素问·脉要精微论》改。

③ 痹：原作“痛”，据《素问·脉要精微论》改。

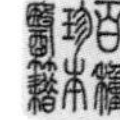

上，是阴虚而气不上升，阳中无阴，头项痛可知也。

不内不外，是脉气有余；不上不下，皆因脉气不足。然阴阳外降以为和，及其偏胜，则阳下陷入阴中而发热，阴气上入阳中而脑髓恶寒，更可以上下之法神而明之矣。

按之至骨，所以候肾。举指不实，便是少气。肾附腰脊，故痛。精髓不足，故身有痹也。

脉主病

粗大者，阴不足阳有余，为热中也。来疾去徐，上实下虚，为厥巅疾。

粗大者，浮洪之类，阳实阴虚，故为内热。上实者寸盛，下虚者尺弱，皆阳强之脉，故为阳厥巅项之疾。

来徐去疾，上虚下实，为恶风也。故中恶风，阳气受也。

来之徐，知上之虚，皆阳不足也。阳虚必恶风。

有脉俱沉细者，少阴厥也。

沉细肾脉，兼数则热，阴中有火，此少阴之厥也。然愈虚则愈数。沉细之数，厥则何疑？又不可以火断也。

沉细数散者，寒热也。

沉细为阴，数散为阳，阴脉数散，阴不固也。故或入之阴，或出之阳，而为来往寒热也。

浮而散者为眴仆。

浮者阴不足，散者神不守，浮而散，阴气脱，故为眴仆。

数动一代者，病在阳之脉也，泄及便脓血。

数动阳脉也，一代阳邪伤其血气也，故为泄脓血。

肝满肾满肺满皆实，即为肿。肺之壅，喘而两胁满。肝壅，两胁满，卧则惊，不得小便。肾壅，脚[①]下至少腹满，胫有大小，髀胻大跛，易偏枯。

满，邪气壅滞而为胀满也。三经皆能为满，若其脉实，当为浮肿。肺居膈上，其系横出腋下，故肺壅则喘而两胁满。肝之脉环阴器布胁肋，故壅则两胁满不得小便。肝主惊，卧则愈壅，故多惊也。肾脉循内踝，上腨出腘，络膀胱而上行，故壅则胁下至少腹满也。或肿或消，是谓大小跛。易偏枯，不能运行所致。

心脉满大，痫瘛筋挛。肝脉小急，痫瘛筋挛。

心脉满大，火有余也，火盛则血涸，故痫瘛筋挛。肝藏血，小为血不足，急为邪有余，故为是病。夫痫瘛筋挛病一也，而心肝二经皆有之，一以内热，一以风寒，寒热不同，血衰一也。

肝脉骛暴，有所惊骇，脉不至若喑，不治自已。

骛，驰骤也。惊骇肝病，肝脉急乱，因惊而然。此特一时气逆耳，通则无喑也。

肾脉小急，肝脉小急，心脉小急，不鼓皆为瘕。

① 脚：原作“胁”，据《素问·大奇论》改。

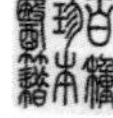

三脉细小而急，阴邪聚于阴分也，故当随经而为瘕。

肾肝[1]并沉为石水，并浮为风水，并虚为死，并小弦欲惊。

水病有阴阳，肾肝在下，肝主风，肾主水。俱沉者阴中阴病也，石水凝结少腹，沉坚在下。俱浮者阴中阳病也，风水游行四体，泛浮于上。并虚者，一为根本，一为发生，根本空虚，有表无里，当死。并小真阴虚，小而兼弦木邪胜，气虚胆怯，故为欲惊。

肾脉大急沉，肝脉大急沉，皆为疝。

疝者，寒气结聚所为。急者，挟肝邪。沉者，在阴分。沉急而大，阴邪盛也。肝肾之脉络小腹，结于阴器，寒邪居之，故疝。按疝病乃寒邪挟肝邪之证，或结小腹，或结睾丸，或结于丸之左右上下。而筋急绞痛，脉必急搏者，多以寒邪结聚阴分，而挟风木之气也。经曰肝风疝、脾风疝，皆兼一风字，其必挟肝邪可知。

心脉搏滑急为心疝，肺脉沉搏为肺疝。

心脉搏滑急，寒挟肝邪乘心。肺脉沉搏，寒挟肝邪乘肺。

三阳急为瘕，三阴急为疝。

三阳，太阳也。三阴，太阴也。阳为瘕聚，阴为疝气。凡脉急，皆邪盛也。寒邪气聚，皆可名疝，故五脏

---

① 肾肝：原作“肝肾”，据《素问·大奇论》改。

皆有之。

二阴急为痫厥，二阳急为惊。

二阴，少阴也。二阳，阳明也。脉急者为风寒邪乘心肾，故为痫为厥；木邪乘胃，故发为惊。

脾脉外鼓，沉为肠澼，久自已。肝脉小缓为肠澼，易治。肾肝小搏沉，为肠澼下血，血温身热者死。心肝澼亦下血，二脏同病者可治，其脉小沉涩为肠澼，其身热者死，热见七日死。

肠澼，下痢也。凡心、肝、脾、肾皆主阴分，或寒湿，或热，各有所伤，乃至[①]大肠下血，均谓肠澼。血温身热者，邪火有余，真阴衰败，故死。心主血，肝藏血，故二脏澼于下血，同病为顺而可治。若肝脾同病，为土败木贼，其难治也明矣。小沉而涩为肠澼者，以阴不足而伤血也。然脉沉细不当热，今身热，是为逆。七日，六阴败尽也。

胃脉沉鼓涩，胃外鼓大，心脉小坚急，皆膈偏枯。

沉鼓涩，阳不足也。外鼓大，阴受伤也。小坚而急，心火郁而内热也。胃为水谷之海，胃气既伤，心部又病，此上下痞满，膈偏枯矣。

脉至而搏，血衄身热者死，脉来悬钩浮为常脉。

搏，脉坚强，阴虚最忌。若血衄脉搏身热，真阴败脱也。然失血之证多阴虚，阴虚之脉多浮大，故悬钩浮

① 至：原作“自”，径改。

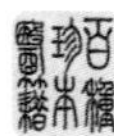

乃其常脉，无足虑也。

脉至如喘，名曰暴厥，暴厥者不知与人言。脉至如数，使人暴惊，三四日自已。

如数，非真数之脉，以猝动肝心之火，故令人暴惊。

心脉搏坚而长，当病舌卷不能言；其软而散，当消环①自已。

心脉坚搏，肝邪乘心，脏气亏甚。少阴脉从心系上挟咽，故令舌卷不能言。搏坚之脉，皆肝邪盛也，五脏皆畏之。盖五脏以胃气为本，脉无胃气则死。凡木强者土必衰，脉搏者胃多败，故坚搏为诸脏所忌。搏之微，邪亦微；搏之甚，则几于真脏矣。故当以搏之微甚，而察病之浅深。

肺脉搏坚而长，当病唾血；其软而散者，当病灌汗，至今②其不复散发③也。

肺脉搏坚，邪乘肺也。肺系连喉，故为唾血。软散，肺虚不敛，汗出如水且亡阳，故不可更为发散。

肝脉搏坚而长，色不青，当病坠若搏，因血在胁下，令人喘逆；其软而散色泽者，当病溢饮。溢饮者，渴暴多饮，而易入肌皮肠胃之外也。

---

① 环：原作“坏”，据《素问·脉要精微论》及嘉庆本改。

② 今：原作“令”，据《素问·脉要精微论》改。

③ 散发：原作“发散”，据《素问·脉要精微论》改。

胃脉搏坚而长，其色赤，当病折髀，其软而散者[1]，当病食痹。

胃脉搏坚，木乘土也。色赤，则阳明火盛也。木火交炽，胃经必伤，阳明下行者，从气街下行抵伏兔，故病髀如折也。软散则胃气本虚，食则气逆，滞闷不行，而为食痹。

脾脉搏坚而长，其色黄，当病少气；其软而散色不泽者，当病足骱[2]肿，若水状也。

邪脉乘脾，脾虚无以生血，故本脏之色见。脾弱不能生肺，故为少气。若软散色不泽者，尤见脾虚，脾络内踝前廉，循骱骨后，故病足胫肿。若水状，以脾不制水也。

肾脉搏坚而长，其色黄而赤者，当病折腰；其软而散者，当病少血，至今不复也。

邪干肾气必衰，色黄赤为火土有余，故病腰如折也。软散则本虚，肾主水以生化津液，今肾气不化，故病少血。按五脏病脉，一曰搏坚，一曰软散，而其为病多皆不足。盖搏坚之脉，邪胜于正，是谓邪之所凑，其气必虚。软散者，本原不足，谓正气夺则虚也。有邪致虚，无邪本虚。虚若一而病本不同，所当辨也。

阴搏阳别，谓之有子。

阴，主少阴而言。肾主子宫，胎孕之所主也。阳别

---

① 者：原脱，据《素问·脉要精微论》改。

② 骱：原作“胫”，据《素问·脉要精微论》改。

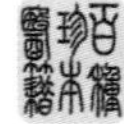

者，言阴脉搏手，似乎阳邪，然其鼓动滑利，本非邪脉。盖以阴中见阳，而别有和调之象，是谓阴搏阳别也。然犹当察孕妇之强弱老少，及平日之偏左偏右，尺寸之素强素弱，斯足以尽其义矣。

脉急者，曰疝瘕少腹痛。脉滑曰风。脉涩曰痹。缓而滑曰热中。盛而紧曰胀。

缓因胃热，滑以阳强，故病热中。缓谓纵缓之状，非迟也。盛则中气滞紧，则邪有余，故为胀也。

阴阳虚，肠澼死。

阴阳虚，尽寸俱虚也。胃气不留，魄门不禁而阴阳虚者，脏气竭也，故死。

阳加于阴，谓之汗。

阳言脉体，阴言脉位，汗液属阴，而阳加以阴，阴气泄矣。

阴虚阳搏，谓之崩。

阴虚，沉取不足；阳搏，浮取有余。阳实阴虚，故曰内崩失血。

三阴俱搏，二[1]十日夜半死。二阴俱搏，十三日夕时死。一阴俱搏，十日[2]死。三阳俱搏且鼓，三日死。三阴三阳俱搏，心腹满。发尽不得隐曲，五日死。二阳俱搏，其病温，死不治，不过十日死。

---

① 二：原作“三”，据《素问·阴阳别论》改。

② 日：“日”字下原有“平旦”二字，据《素问·阴阳别论》删。

三阴俱脾肺也。搏即真脏之击搏。二十日，肺脾成数。夜半阴极气尽，故死。二阴俱心肾也。十三日，心肾之成数。夕时阴阳相半，水火分争也。一阴俱心主与肝也。平旦木火旺极，而邪更甚，故死。三阳俱手足两太阳也。水一火二，故死。在三日，既搏且鼓，阳邪盛极矣。三阴三阳，四脏俱搏，则上下俱病。故在上则心腹满胀，至于发尽；在下则不得隐曲，阴道不通也。四脏俱病，惟以胃气为主，五谷尽而死矣。二阳俱，大肠胃也。独阙一阳，必脱简。

病主脉

脉气上虚[①]尺虚，是谓重虚。气虚者，言无常也。尺虚者，行步恇然。脉虚者，不象阴也。如此者，滑则生，涩则死。

气虚，语言轻微。尺虚，筋脉无力。脉虚亡血可知，故云不象阴也。滑则血未亡，故生。

寒气暴上，脉满[②]而实，实而滑则生，实而逆则死。

脉满而实，伤寒之脉，尺寸俱紧也。逆，涩也。滑则阴血不亏。阴虚则涩，不任大寒也。

脉浮而涩，涩而身有热者死。

---

① 脉气上虚：原作“脉虚气虚”，据《素问·通评虚实论》改。

② 满：原作“涩”，据《素问·通评虚实论》改。

涩为无血，浮而身热，为邪盛，为孤阳。不必问四时，死。

乳子而病热，脉悬小者，手足温则生，寒则死。乳子中风热，喘鸣[①]肩息者，脉实大也，缓则生，急则死。

乳子，婴孩也。病热而脉悬小，阳证得阴脉，为大禁。乳子为纯阳，故手足温者生。脉实大而缓，为有胃气，故生。

肠澼便血，身热则死，寒则生。肠澼下白沫，脉沉则生，脉浮则死。肠澼下脓血，脉悬绝则死，滑大则生。肠澼之属，身不热，脉不悬绝，滑大则生，悬涩者死，以脏期之。

肠澼便血，赤痢也。身热则血败，而孤阳独存，故死。寒则营气未绝。故生。白沫，白痢。沉则阴气无伤，浮则无阴而虚阳上泛，此死生之判也。脓血，赤白痢也。悬绝，搏而无胃气也。滑为阴血，大为阳气，气血得存，故生。悬涩，异常涩也。肠澼之久，大肠之气将绝，故自显其真脉。以脏期之，则丙、丁、午、未，其期也。

癫疾脉搏大滑，久自已；脉小坚急，死不治。癫疾之脉，虚则可治，实则死。

搏，过于有力也，此为肝实。大为气有余，滑为血有余，故久自已。若脉来小而坚急，则肝之真脏脉也，

① 鸣：原作“而”，据《素问·通评虚实论》改。

绝无胃气，故死不治。虚则邪气微，实则邪气盛，故虚可治。

消瘅脉实大，病久可治；脉悬小坚，病久不可治。

消瘅，消中而热，善饮善食也。脉实大，真气未漓。脉悬小坚，则胃气已竭，病久则死。

病温，汗出辄复热，而脉躁疾，不为汗衰，狂言不能食，病名阴阳交，死。热病已得汗而脉尚躁盛，此阴脉之极也，死。其得汗而脉静者，生。热病脉尚盛躁①而不得汗者，此阳脉之极也，死②。脉盛躁③得汗静者，生。

诊法脉案

人病④胃脘痈者，诊当何如？曰：诊此者当候胃脉，其脉当沉细，沉细者气逆，逆者人迎甚盛，甚盛⑤则热。人迎者胃脉也，逆而盛，则热聚于胃口而不行，故胃脘为痈也。

此下六条，皆《内经》脉案，教人以诊之法也。诊者无失色脉，而于脉尤当从容比类，循上及下以求索

① 盛躁：原作“躁疾”，据《灵枢·热病》篇改。
② 死：原脱，据《灵枢·热病》篇补。
③ 盛躁：原作“躁疾”，据《灵枢·热病》篇改。
④ 病：原作“有”，据《素问·病能论》改。
⑤ 甚盛：原脱，据《素问·病能论》补。

之，而得其病情。若此条胃脘有痈，当候胃脉。今胃脉即沉细，则胃气不升。人迎在上而盛，则热聚于上而不行。此以本经上下推求而得之也。

有病厥者，诊右脉沉而紧，左脉浮而迟，病主安在？岐伯曰：冬诊之，右脉固当沉紧，此应四时；左脉浮而迟，此逆四时。在左当主病在肾，颇关在肺，当腰痛也。少阴脉贯肾络肺，今得肺脉，肾为之病，故肾为腰痛之病也。

病厥者左右脉既不伦，则以逆四时者推之。在左则当主肾，以冬令肾为主也，况当腰痛，则诚肾厥矣。此以时令逆从而推得之者也。

有癃者，一日数十溲，此不足也。身热如炭，颈膺如格，人迎躁盛，喘息气逆，此有余也。太阴脉细微如发者，此不足也。其病安在？曰：病在太阴，其盛在胃，颇在肺，病名曰厥，死不治，此所谓五有余二不足也。五有余者，五病之气有余也；二不足者，亦病气之不足也。今外得五有余，内得二不足，此其身不表不里，亦正死明矣。

癃者气化不及州都，而外证如炭如格，躁盛[①]，喘息气逆，皆以阳盛。或人独太阴脉细如发，则知太阴肺气不得下输膀胱，是中虚已极，已从脉细微见之。而外五有余，此格阳之诊也，故病名厥。日死不治，此从脉

① 盛：原作“气”，据清抄本及合刊本改。

细与病瘥二不足者决之也。

有人头痛筋挛骨重，怯然少气，哕噫腹满，时惊不嗜卧，此何脏之发也？脉浮而弦，切之石坚，所以三脏者何也？曰：夫从容之谓也。年长则求之于腑，年少则求之于经，年壮则求之于脏。今子所言皆失，八风菀热，五脏消铄，传邪相受①。夫浮而弦者，是肾不足也。沉而石②者，是肾气内著也。怯然少气者，水道不行，形气消索也。咳嗽烦冤者，是肾气之逆也。一人之气，病在一脏也。若言三脏，不在法也。

此条为证多端，头痛筋挛可入太阳，哕噫腹满可入太阴，时惊不嗜卧可入阳明。而脉则浮弦石坚，又可疑浮为太阴，弦为厥阴，石坚为少阴。只以骨重、怯然少气为的属少阴，故诸证皆决于肾也。其浮为有表无里，弦为肾不养肝，石坚则肾之内著，可知是诸证皆不归元之诊也。此从其病根所在而断之也。

有人四肢懈惰，喘咳血泄，而诊以为伤肺，切脉浮大而紧，粗工下砭石多出血，血止身轻，何也？曰：子治与此病失矣。夫圣人之治，循法守度③，援物比类，化之冥冥④，循上及下，何必守经。今夫脉浮大虚者，是脾气之外绝，去胃外归阳明也。夫二火不胜三水，是

① 受：原作"染"，据《素问·示从容论》改。

② 石：原作"实"，据《素问·示从容论》改。

③ 循法守度：原作"循守法度"，据《素问·示从容论》改。

④ 冥冥：原作"宣之"，据《素问·示从容论》改。

以脉乱而无常也。四肢懈惰，此脾精之不行也。喘咳者，是水气并阳明也。血泄者，脉急血无所行也。以为伤肺，不引比类。夫伤肺者，脾气不守，胃气不清，经气不为使，真脏坏决，经脉旁绝，五脏漏泄，不衄则呕，此二者不相类也。

病见四肢懈惰，喘咳血泄。切脉浮大而紧，大为脾脉，带浮而紧，则脾伤气不内归，故喘咳血泄，如所指言者。若以为肺伤，不惟无此脉证，亦无此诊矣。经脉傍绝，五脏漏泄，不衄则呕，盖其证已与伤脾殊，此从其比类以知之也。

诊得心脉而急，此为何病？曰：病名心疝。少腹当有形也。心为牡脏，小肠为之使，故曰，少腹当有形也。

诸急者多寒，心脉独急，宜结寒于心。然心牡脏，卒不得结，心结于小肠，以小肠为其使，故当移之于此也。此得之以心不受病，而知病之移于使也。诊家之治法，不可概列枚举，就《内经》脉案而悟之，斯过半矣。

附脉诊总论

罗东逸曰：经云：微妙在脉，不可不察。古今察脉之精，莫过《内经》。《内经》之诊法甚详，脉法甚约。自叔和《脉经》兴，而脉象繁，为二十四，撰出七表八里九道之名，以为诊病莫尽于此。不知名象愈繁，诊道莫准，将求精而愈失之。盖由不知脉为胃气之本源，其阴阳精要即相为对待，相去悬绝之间，有甚精之察，而不必多名象之求也。

夫诊脉求病，求其病之表里寒热虚实顺逆而已。《内经》说脉，止于浮、沉、缓、急、大、小、滑、涩八脉，特于对待、微甚、悬绝，著其相去之三[①]等，而脉之情尽变极，察之极精。及仲景，又兼以阴阳著脉为十，以浮、数、动、滑、大为阳，沉、涩、弱、弦、微为阴。而察阴阳之法，又莫过于此。于是诊脉之精，至此大备。

何以言之？人之先天本于阴阳，而阴阳复生于胃气，惟谷神兴而营气足，故脉行焉。中涵先天四时五脏之正，而养于胃气，以微见其间，是以脉常有神，而可诊以阴阳逆从之法。故阴阳逆顺之法，必首诊其胃气、五脏、四时。诊胃气者诊其力，诊五脏者诊其神，诊四时者诊其顺。

何谓力？胃之在三阳，搏而勿浮；在三阴，搏而勿沉。其为洪圆有力，阴阳两和，是平胃脉也。四时而闰以太息，为五至，于何有病？此谓有力。若胃气衰耗，已先见不搏而浮沉矣。何谓神？五脏五神而主五行，则恒见微弦、微钩、微软、微毛、微石之平衡，所谓脏真也。过则相凌，弱则受克而藏神失，再过则真脏现矣，

① 三：原作“二”，据清抄本、合刊本及本节下文改。

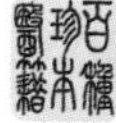

此谓有神。何谓顺？五脏以胃气各自主时而奉天令，故春肝、夏心、秋肺、冬肾，如天之被物，生、长、化、收、藏。以一旺主时，而群脏从焉，毋得以错迕事见者，所谓顺也。反顺则为逆矣，逆时则逆脏，并逆胃矣，此谓以顺。是三者病本之诊也。

于是审其阴阳，以别柔刚，而知其逆顺之所在。是以别于阳者，知病起时；别于阴者，知死生之期。此诊之大源，不可不知也。

嗣是乃有相去之三诊，则于其病情而知之。一法为对待，如浮沉对待，缓急、大小、滑涩各对待，皆两不相侔，判然可识者也。一法为微甚，从对待而推之，或甚浮微浮、甚沉微沉之过不及，以从容而知之也。一法为悬绝，如太过、三倍、四倍、不及之迥绝、绝无之殊。此为关格、真脏之见脉，可察而辨也。辨其对待，以察生克；辨其微甚，以察间甚；辨其悬绝，以察生死。而又察仲景之阴阳十脉。合而察之，前三法为经，后四法为纬。不待多脉之名象。而死生顺逆之机，了若指掌矣。

诸家脉论附

张景岳脉神章十一条

罗东逸删辑

脉者，血气之神，邪正之鉴也。有诸中必形诸外，故血气盛者脉必盛，血气[①]衰者脉必衰。无病脉正，有病脉乖。

人之疾病，无过表里虚实寒热六字，其中只虚实两字足以尽之。盖表症、里症、寒症、热症，无不皆有虚实，既知表里寒热，而能以虚实二字决之，则千万病情可一贯矣。

治病之法无逾攻补。用攻用补，无逾虚实。欲察虚实，无逾脉息。虽脉之浮沉主病各异，然一脉能兼诸病。一病能兼诸脉，且以诸脉中皆有虚实之变，病值危难，在乎能辨虚实，使虚实得真，则标本阴阳万无一失。或脉有疑似，必兼证以察其孰主孰客，孰缓孰急。能知本末先后，是即神之至矣。

① 血气：原作"气血"，据《景岳全书》卷五脉神章中改。

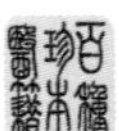

论脉象

浮脉，举之有余，按之不足。凡洪、大、芤、革之属，皆其阳之类也，主中气虚、真阴不足。其病伤风、伤暑，为表热；或胀满不食，为喘急。其浮大为伤热，浮紧为伤寒，浮滑为宿食，浮缓为风为湿，浮芤为失血，浮数为风热，浮洪为狂躁。虽有分司，全在治法，不可执一也。虽浮为在表，然有真正风寒外感，脉反不浮者。其有紧数而略兼浮者，便是表邪，必发热无汗，身有酸疼，是其候也。若浮而兼缓，多有非表邪者。大都浮而有力有神者，为阳有余，阳有余则火必随之，或痰见于中，或气壅于上，可类推也。若浮而无力空豁者，为阴不足，阴不足则水亏，或血不营心，或精不化气，中虚可知也。若以此等为表证，则害莫大。其浮大弦硬之极，甚至四倍以上者，谓之关格。此非有神之谓，乃真阴虚极而阳亢无根，大凶之兆。凡脉见何部，当随其部而察其症。诸脉皆然。

沉脉，轻取不见，重手乃得，为阴。凡细、小、隐伏、反关之属，皆其类也。此阳郁之候，主气郁，为寒为水。其病停饮，为症为瘕，为胀实，为厥逆，为洞泄。若沉细，为少气，为寒饮，为胃中冷，为腰脚痛，为痃癖。沉迟为痼冷，为精寒。沉滑为宿食，为伏痰。沉伏为霍乱，为胸腹痛。沉数为内热。沉弦沉紧为胸腹痛。沉虽属里，然必察其有力无力，以辨虚实。沉而实者多滞气，故曰下手脉沉，便知是气。气停积滞者，宜消宜攻。若沉而虚者，因阳不达，因气不舒。阳虚气陷者，宜温宜补。其有寒邪外感，阳为阴蔽，脉见沉紧而数，及有头痛、身热等症，且属表邪，不得以沉为里也。

迟脉，不及四至，为阴，脉凡代、缓、结、涩之属，皆相类也。主阴盛阳亏之候，其病为寒为虚。浮而迟者内气虚，沉而迟者表气虚。迟在上则气不化精，迟在下则精不化气。气寒则不行，血寒则凝滞。若迟兼滑兼大者，多风痰顽痹之候；迟兼细小者，必真阳亏损而然。或阴寒留蓄于中，则为泄为痛；或元气不营于表，则寒栗拘挛。大都脉来迟慢者，总由元气不充，不可妄施攻击。

数脉有阴有阳，今皆以数为热。详考《内经》则曰：诸急者多寒，缓者多热。滑者阳气盛，微有热。粗大者，阴不足阳有余，为热中。缓而滑者，为热中。及《难经》云：数则为热，迟则为寒。而今世宗之。然余历验，凡内热伏火等症，脉反不数，惟洪滑有力，每如经文所言。夫数脉之辨，大约有七：一在寒邪外感，脉必暴见紧数。寒邪初感，本无热邪，所以只宜温散。惟数大滑实，阳气太重，方可言热。若数而无力，仍是阴症，只宜温中，不可作热治也。一虚损有之，凡阳虚者脉必数而无力，或兼细小，证见虚寒，温之且不暇，尚堪作热治乎？又有阴虚之数脉，必数而弦滑，虽有烦热诸证，慎用寒凉。若但清火，必致脾泄而败矣，且患虚

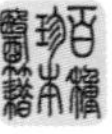

损者，脉无不数；数脉之病，惟损最多。愈虚则愈数，愈数则愈危。若以虚数作热数，万无生理矣。一疟脉有之，疟作之时，脉必紧数；疟止之时，脉则和缓。岂作则有火，止则无火乎？且火症无止时，能作能止者，唯寒邪之进退耳，不可尽以为热。一痢脉有之，痢之作率由寒热内伤，脾肾虚损，所以脉数。但兼弦、涩、细、弱者，总皆虚数，非热数也。温补命门，百不一失。其有形症多火，年力强壮，亦必见洪、滑、实、数，乃为可清。一痈疡有之，凡脉数身无热而恶寒，饮食如常者，或身有热得汗不解者，即痈疡之候也。然疮疡之发，有阴有阳，可攻可补，亦不得尽以数为热症。一痉症有之，以邪毒未达也，达则不数矣。此当以虚实大小分阴阳，亦不得以数为热脉。一癥瘕有之，凡积滞不行，脉必见数。若积久成疳，而致口臭牙疳发热等证者，宜清胃火。如无火症，而脉见细数者，非热矣。一胎孕有此，以冲任气阻，本非火也。当以强弱分寒热，勿以圣药属黄芩矣。

已上数脉诸证，凡邪盛者多数脉，虚甚者尤多数脉。其是热非热，诸所未尽，可类推矣。

洪脉为阳，举按皆有余，大则实也。主血气燔灼内外，大热之候。或为二便不通与动血，为头疼、面热、狂躁、烦渴、咽干、喉痛等证，或为痈疡、瘢疹。此阳实阴虚，气实血虚之候。若洪大至四倍以上者，即阴阳离绝之脉也。

微脉，纤细无神，柔弱之极，是谓阴脉。凡细小虚濡之属，皆其类也。乃阴阳俱虚之候，主畏寒恐惧，中寒少气；或胀满食不化，为呕哕泄泻；或腰腹痛，为眩运厥逆，皆系元阳亏损，伤精失血而然。

滑脉，往来流利，如珠走盘。凡洪、大、芤、革之属，皆其类也。乃血热气壅之候，为食滞痰逆，满闷呕吐等症。滑大滑数为内热，上为头目咽喉心肺之热，下为小肠二便之热。妇人脉滑数而经断，为有孕。若平人脉滑而和缓，此营卫充实，佳兆也。如过于清火，则为邪热。凡病虚损者多弦滑，阴虚然也；泻痢多弦滑，以脾肾受伤也，不得通以火论。

涩脉为阴，往来艰涩，如雨沾沙，如刀刮竹。凡虚、细、微、迟、结、促之类，皆相似也。主气血俱虚之候，为脾寒少食，胃寒多呕，二便违和，四肢厥冷，痹痛拘挛麻木，为忧烦，为无汗，为失血，男子伤精，女子不孕，月事不调。凡脉见涩滞，多由七情不遂，营卫耗伤，血无以充，气无以畅。在上则有上焦之不舒，在下则有下焦之不运，在表则有筋骨之疲劳，在里则有精神之短少，总属阳虚。诸家言气多血少，岂以脉之不利，犹有气多者乎？

弦脉，按之有余，如张弓弦，与坚搏紧急相类，阳中伏阴之象也。主气血不和，为气逆邪胜，肝强脾弱，为虚劳寒热，疟痢痹疝，胸胁疼痛，痰饮宿食，积聚胀满，拘挛等证。若洪弦相搏，外紧内热，欲发疮疽也。弦从木化气，通于肝，可以阴亦可以阳。但弦大兼滑者，便是阳邪；弦紧兼细者，便是阴邪。凡脏腑得胃气

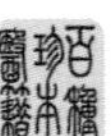

所及，则五脏相安；肝邪所浸，则五脏俱病。盖以木之滋生在水，培养在土，若木气过强，则水因食母而耗，土以克贼而伤。肾为精血之本，胃为水谷之海，根本受伤，生气败矣。所以木不宜强也。唯脉见和缓者吉，弦强者凶，若弦甚者土必败。

芤脉，浮大中空，按如葱管。风浮豁虚散之属，皆相类也。此孤阳脱阴之候，为阴虚发热，失血脱血，头晕目眩，惊悸怔忡，喘急盗汗，为气无所归，血无所附。芤虽阳脉，而阳实无根，大虚之兆。

紧脉，急疾有力，坚搏抗指，有转索之状。凡弦、数之类相似也，阴多阳少。乃阴邪击搏之候，主为痛为寒。紧数在表，为伤寒发热，头痛项强，浑身筋骨疼痛，咳嗽鼻塞，为痹为疟。沉紧在里，为心胁疼痛，胸腹胀痛，为中寒逆冷，吐食泻痢，阴疝痃癖，风痫反张。在妇人为气逆经滞，在小儿为惊风抽搐。

缓脉有三：从容和缓，浮沉得中者，此平人正脉；若缓而滑大者多实热，如《内经》所言者是也；缓而迟细者多虚寒，即诸家所言者是也。然实热者必缓大有力，多为烦热口臭[1]、胀满、痈疡、二便不利，或伤寒、温疟初愈，而余热未清者，多有此脉。若虚寒者必缓而迟细，为阳虚畏寒，气怯眩运，痹弱痿厥，怔忡[2]诞妄，饮食不化，飧泄疼痛，精寒肾冷，小便频数。在女子为

---

① 臭：原作“鼻”，据嘉庆本改。

② 忡：原作“冲”，据嘉庆本改。

经迟血少，失血下血等证。凡诸疹毒，及中风产后，但得缓脉者易愈。

结脉，脉来忽止，止而复起，总谓之结。旧以数来一止为促，促者为热为阳极；缓来一止为结，为寒为阴极。通谓之气血痰食，积聚癥瘕，七情郁结。浮结为寒邪在经，沉结为积聚在内。以余验之，促类数也，未必热结；类缓也，未必寒，但见中止者，总是结脉。多由气血渐衰，精力不继，所以断而复续，续而复断，常见永病者多有之，虚劳者多有之，或误用攻击消乏者亦有之。但缓而结者多阳虚，数而结者为阴虚。缓者犹可，数者更剧。此可以结之微甚，察元气之消长也。至如留滞郁结等病，本此脉之虚，然必形强气实，举按有力者方是。又有无病而一生结脉者，素禀之异也。如病久不退，而渐见结脉，多气血衰残，速宜培本。

伏脉，如有如无，附骨乃见。此阴阳潜伏，阻隔闭塞之象。或火闭而伏，或寒闭而伏，或气闭而伏。为痛极、霍乱、疝、痫、闭结、气逆、食滞、忿怒、厥逆、水气等症。伏脉之见，虽与沉、微、细、脱者相类不而不同。盖脉之伏者，以其本有如无，一时隐蔽不见耳。有胸腹痛剧而伏者；有气逆于经脉，道不通而伏者；有偶因气脱，不相接续而伏者，然必暴病暴逆者乃有之，调其气而脉自复矣。此外有积困绵延，脉本细微，而渐而隐伏者，乃残炉将绝之兆，安得尚有所伏哉？

虚脉，无力无神，正气虚也。浮而无力为血虚，沉而无力为气虚，数而无力为阴虚，迟而无力为阳虚。不

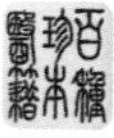

特微、濡、细、弱、迟、涩之属为虚类，但诸脉之中见指下无神者，总是虚脉。经曰按之不鼓，诸阳皆然，即此谓也。故凡洪大无神者，即阴虚也；细小无神者，即阳虚也。阴虚即金水亏残，龙雷易炽，而五液神魂之病生焉，或盗汗遗精，或上下失血，或惊悸不宁，或喘咳劳热；阳虚则火灶受伤，真气日损，而君相化源之病生焉，或头目昏眩，呕恶亡阳，或隔塞胀满，或泄痢疼痛。救阴者，壮水之主；救阳者，益火之源。渐长则生，渐消即死，此实生死之关也。

实脉，举按皆强，鼓动有力，邪气实也。弦、洪、紧、滑之属皆相类，为三焦壅塞之候。表邪实者，浮大有力，以风寒暑湿，外感于经；里邪实者，沉实有力，因饮食七情，内伤于脏；火邪实者，洪滑有力；寒邪实者，沉弦有力，为诸痛滞症。凡在气在血，脉有兼见者，当以类求。然实脉有真假，真者易知，假者难辨，必所因，兼察形证，必得其神，庶几勿误。

诊七情

脉有七情之伤，而为九气之别：怒伤于肝，脉促而气上冲；惊伤于胆，脉气乱而动掣；过喜伤心，脉散而气缓；过思伤脾．脉短而气结；忧伤肺，脉涩而气沉；恐伤肾，脉沉而气怯；伤于寒者脉迟，其人气收；伤于热者脉数，其人气泄。故脉促而人气消，因悲伤而心系掣也。

明常变

凡众人之脉，有素大素小，素阴素阳者，此赋自先天。若邪变之脉，有倏缓倏疾，乍进乍退者，此病之骤至，脉随气见也。故凡诊脉者，必须先知脏脉，而后可以察病脉；先识常脉，而后可以察变脉。于常脉中可察人之器局寿夭，于变脉中可察人之疾病死生。

审真伪

脉言浮表沉里，数热迟寒，弦强为实，微细为虚，是固然矣。然疑似中尤有真辨，不可不察也。如浮为在表，而凡阴虚血少，中气亏损者，脉必浮而无力，是浮不可概言表。沉为在里，而凡表邪初感，寒束皮毛，脉不能达，则必沉紧，是沉不可概言里。数虽为热，而真热者未必数，凡虚损之症，阴阳俱困，虚甚者数必甚，是数不可概言热。迟虽为寒，然伤寒初退，余热未清，脉多迟滑，是迟不可概言寒。弦强类实，而真阴虚损，胃气太亏，阴阳关格等证，脉必豁大而弦强，是强不可概言实。微细类虚，而凡痛极，气闭营卫，壅滞不通者，脉必伏匿，是微不可概言虚。凡诸脉之中，皆有疑似，皆有真辨，诊家大要，当先知此。

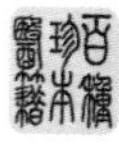

知从舍

治病之法，有当舍症从脉者，有当舍脉从症者。盖脉有真假，症有真假，凡见脉症有不相合者，则必有一真一假隐乎其中，故有以阳症见阴脉，有以阴症见阳脉，有以虚症见实脉，有以实症见虚脉，此阴彼阳，此虚彼实，欲将何从？余尝熟察之，夫实症脉虚者，必其症为假实；脉实症虚者，必其脉为假实也。何以见之？如外虽烦热，而脉见微弱者，必火虚也；腹虽胀满，而脉见微弱者，必胃虚也。虚火虚胀，其堪攻乎？此宜从脉之虚，不宜从症之实也。其有本无烦热，而脉见洪数者，非火邪也；本无胀滞，而脉见弦强者，非内实也。无热无胀，其堪泻乎？此宜从症之虚，不宜从脉之实也。盖实有假而虚无假，假实者病多变幻，此其所以有假也；虚者亏损既露，此其所以无假也。故凡脉症不合者，中必有奸，必先察其虚以求其根本，不易之要法也。

然真实假虚，非曰必无。如寒邪内伤，或食停气滞，心腹急痛，以致脉过沉伏，或促或结，此邪闭经络而然，脉虽若虚，而必有痛胀等症可据，是诚假虚之脉，本非虚也。又若四肢厥逆，或恶风怯寒，而脉见滑数，以热极生寒，外虽若虚，而内有烦热便结等证可据者，是诚假虚之病，本非虚也。又若是实脉而无是实症，即假实脉；有是实症而无是实脉，即假实证。知假知真，即知所从舍矣。

又有从脉从症之法，以病之轻重为期。如病本轻浅，别无危候，可因现在以治其标。若病关脏气，稍见疑难，必须详辨虚实，凭依下药，方为切当。所以轻者从症，十惟一二；重者从脉，十尝八九。故虽脉有真假，实由人见之不真耳，脉何尝假哉。

操独见

脉义之见于诸家者，六经有序，脏象有位，三部九候有则，详且备矣。学者按部以索象，按脏以索病，咸谓无遁情矣。

然索部位，审之于寸，似乎病在心肺；索之于关，似乎病在肝脾；索之于尺，似乎病在两肾。乃有不然者，如头痛一证，病本在上，两寸其应也。若以经脏言，则少阳、阳明之痛，不应在两半关乎？太阳之痛，不应在左尺乎？如淋遗等症，病本在下，尺中所主也。若气有不摄，病脉见右升矣；神有不固，病脉见左寸矣。使必以部位言，则上下相关，不可泥也；使必以经脏言，则承制相移，有不必执也。故善为脉者，贵在察神，不可察形；贵在众中见独，不在部中泥证。

然独之为义有三：有部位之独，谓诸部无恙，一部稍乖，乖处藏奸。有脏气之独，不得以部位为拘，如诸见洪者皆心脉，诸见弦者皆肝脉，肺之浮，脾之缓，肾之石。五脏之中，各有五脉，五脉互见，独乖者病。乖

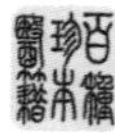

而强者，即本脏之有余；乖而弱者，则本脏之不足。有脉体之独，《内经》曰：独小者病，独大者病，独疾者病，独迟者病，独[1]陷者病是也。三者之独，但得其一，即见病之本矣。故曰得一之精，以知死生，正此谓矣。

察胃气

经曰：脉无胃气亦死。又曰：脉弱以滑，是有胃气。又曰：邪气来也紧而疾，谷气来也徐而和。是谷气即胃气，胃气即元气也。凡诊脉者，无论浮、沉、迟、数，但于邪脉得兼软滑徐和之象者，便是有胃气。虽诸病叠见，必无害也。

若今日尚和缓，明日更弦急，则知邪气之愈进。若今日甚弦急，明日稍和缓，知胃气之渐至，则病当渐清矣。即如顷刻之间，初急后缓者，胃气之来也；初缓后急者，胃气之去也。

察邪正进退之法，死生之光，惟以胃气为主。盖脾胃属土，脉本和缓，土惟畏木，木脉弦强，凡脉见弦急者，为土败木贼。

别死脉

雀啄连连三五啄，屋漏半日一点落，鱼翔似有又如

---

① 独：原脱，据《素问·三部九候论》补。

无，虾游静中忽一跃，弹石硬来寻即散，搭指散乱为解索。

观顺逆

有余之病，脉当有神有力，忌见阴脉，如沉、涩、细、弱而不应手者，逆也；不足之症，脉当和缓软柔，忌见阳脉如浮、洪、紧、数而搏击者，逆也。暴病脉宜浮、洪、数、实，久病脉宜微、缓、软、弱。若新病而沉、弱、微、细，久病而浮、数、滑、实者，皆逆也。元气衰败之脉，有极微欲绝者，用回阴救本之药，脉气渐出为佳。若暴出忽如复元者，假复也，必至复脱不治。

平病脉

伤寒其脉，以浮紧而有力无力，表之虚实可知；沉紧而无力，里之虚实可知；中而有力无力，阴阳之吉凶可知。浮为在表，沉为在里，此古今相传之法也。然沉脉亦有表证，以阴实阳虚寒胜者然也；浮脉亦有里症，以阳实阴虚水亏者然也。故凡欲察表邪者，不宜单据浮沉，只当以紧数与否为辨。盖寒邪脉皆紧数，若紧数浮洪有力，邪在阳分，即阳证也；紧数浮沉无力者，邪在阴分，即阴症也。以紧数之脉而兼见表症者，其为外感无疑，即当治从解散。然内伤之脉亦有紧数症者，但内

伤之紧其来有渐，外感之紧发于陡然，以此辨之，最为得当。其有似紧非紧，但较之平昔。稍见滑疾而不甚者，亦有外感之症。以其邪轻，或以初感而未甚，亦多见此脉，是又不可不兼证而察之也。若其和缓全无紧疾，脉虽浮大，自非外邪。

脉大者为病进，因邪气胜①，病日甚也。脉渐缓者为病退，缓为胃气至，病将愈也。然亦有宜大不宜大者，如脉体本大，而再加洪数，此为病进之脉也；如脉体本小，自服药后而渐见滑大有力，此自阴转阳，必将汗解，乃为吉兆。盖脉至不鼓，由气虚而然，无阳岂能作汗？

虚损之脉，凡甚急、甚数、甚细、甚弱，甚涩，甚滑、甚短、甚长、甚浮、甚沉、甚弦、甚紧、甚洪、甚实，皆劳伤之脉。然无论浮沉大小，但渐缓则渐有生意。若弦甚者病必甚，数甚者病必危。若以弦细，再加紧数，则百无一生矣。

东垣发明内伤辨脉一条，以左为人迎主表，右为气口主里，外感则人迎浮紧，内伤则气口脉大，至今相习以为确然，不知其短于论脉，不容不辨。夫人迎本在结喉两傍，本太阴肺脉，两寸口同称也。内伤外感之分，一表一里，如肝肾在左，岂无里乎？脾胃在右，岂无表乎？即仲景之论伤寒，亦浮大为表，沉细为里。仲景之

---

① 胜：原脱，据清抄本及合刊本补。

前，未闻以左右言表里者，迨自叔和之后，悉宗其谬。尝试论之：脉见紧数，此伤寒外感也，然未有左数而右不数者。又如所云左大为风邪，右大为饮食，则又不然。人生禀赋，右脉大者十居八九，左脉大者十居一二。若果阳邪在表，则大者更大，岂以右脉本大而可认为食乎？若饮食在腑，则强者愈强，岂可以左脉本大而可认为寒乎？不知此之大而紧，则彼之小者亦紧；彼之小而缓，则此之大者亦必缓。若因其偏强而即起偏见，则忘其本体者多矣。故以大小言脉体有不同，可以左右分也。若以迟疾言，则息数本相应，不可以左右分也。矧左右表里之说，既非经旨，亦非病征，乌足信哉。夫亦六脉俱有表里，左右各有阴阳。外感者两手俱紧数，内伤者左右俱缓大，又必以有神无神辨虚邪实邪。然必察脉之常体，以参久暂之病，斯可得脉症之真，因辨之为东垣之一助云耳。

诸病惟心腹痛一症，脉多难辨。虽滑实有力者固多实邪，虚弱无神者固多虚邪，然暴痛之极，每多沉伏细涩，最是极虚之候。不知气为邪逆，脉道不行而伏沉异常，此正邪实之脉也。若火邪作痛则不然，辨此之法，暴病痛急而脉忽细伏者多实邪，痛缓而脉本微弱者为虚邪，酌之以理可矣。

王仲旸痰脉论

一切痰症，脉有虾游、雀啄、代止之形，须知其痰

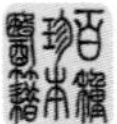

凝气滞，关格不通，脉因有不动者，有两三路乱动者，有时无者，或尺寸一有一无者，有关上不见者，或时动而大小不常者，有平居之人忽然而然者，有素禀痰病不时而然者，有僵仆暴中而然者，皆非死脉也，实因痰而然。

柯韵伯脉论二则

脉有对看法，有正看法，有反看法，有平看法，有侧[①]看法，有彻底看法。如有浮即有沉，有大即有弱，有滑即有涩，有数即有迟。合之于病，则浮为在表，沉为在里；大为有余，弱为不足；滑为血盛，涩为气少；动为搏阳，弦为搏阴；数为在腑，迟为在脏，此对看法也。如浮、大、滑、动、数脉，气之有余，名阳，当知其中有阴病阳胜之机；沉、弱、涩、弦、迟脉，气之不足，名阴，当知其中有阴胜阳病之机。此正看法也。夫阴阳之在天地也，有余而往，不足随之；不足而往，有余从之。知从知随，气可与期。故其始也为浮、为大、为滑、为动、为数，其继[②]也反沉、反弱、反涩、反弦、反迟，是阳消阴长之机，其病为进；其始也为沉、为

---

① 侧：原作“仄”，据柯韵伯《伤寒论翼》卷上平脉准绳第七改。

② 继：原作“始”，据柯韵伯《伤寒论翼》卷上平脉准绳第七改。

弱、为涩、为弦、为迟，其继也微浮、微大、微滑、微动、微数，是阳进阴退之机，其病为欲愈。此反看法也。浮为阳，如更兼大、动、滑、数之阳，是为纯阳，必阳盛阴虚之病矣；沉为阴，更兼弱、涩、弦、迟之阴脉，是为重阴，必阴盛阳虚病矣。此为平看法。如浮而弱、浮而涩、浮而弦、浮而迟者，此阳中有阴，其人阳虚而阴气伏于阳脉中也，将有亡阳之变，当以扶阳为急务矣；如沉而大、沉而滑、沉而数者，此阴中有阳，其人阴虚而阳邪下陷于阴脉中也，将有阴虚之患，当以存阴为深虑矣。此为侧[①]看法。如五阳脉体不变，而始为有力之阳强[②]，终为无力之阳微[③]，知阳将绝矣。五阴脉虽喜变阳，如忽然暴见，是阴极似阳，知反照之不长，余烬之易灭也，是为彻底看法。更有真阴真阳之看法。所谓阳者，胃脘之阳也，脉有胃气，是知不死；所谓阴者，真脏之脉也，脉见真脏者死。然邪气来也紧而疾，谷气来也徐而和，此又不得以迟数等定阴阳矣。盖十脉中，浮沉是脉体，大弱是脉势，滑涩是脉气，动弦是脉形，迟数是脉息，总是病脉，而非平脉也。

---

① 侧：原作“仄”，据柯韵伯《伤寒论翼》卷上平脉准绳第七改。

② 阳强：原作“强阳”，据柯韵伯《伤寒论翼》卷上平脉准绳第七改。

③ 阳微：原作“强阳”，据柯韵伯《伤寒论翼》卷上平脉准绳第七改。

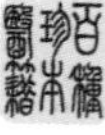

先哲云：浮而无力为阳虚，沉而无力为阴虚。此道其常耳。然阳虚者必反见阴脉，故阳愈虚脉愈沉。如沉之极而复浮，是微阳欲脱之兆也。若服药而渐浮，仅得中脉为吉。若忽然而浮，浮而短涩是肺之真脏见，浮而散大是心之真脏矣。阴虚反见阳脉[①]，然阴愈虚则愈浮，如浮极而复沉，是真阴已绝之兆。若服补剂而渐沉，得中脉者吉。忽然而沉，或沉之散涩，或绵绵欲绝者，不可复治矣。此阴阳反作之脉法。

喻嘉言脉论三则 痉损水

痉病异于常症，痉脉异于常脉。其曰：太阳病发[②]热，脉沉而细者名曰痉，为难治。发热为太阳证，沉细为少阴脉。凡见微脉即阳之微，见细脉即阴之细。微则易于亡阳，细则易于亡阴，所以难治。其曰：太阳病，脉反沉迟，此为痉。虽亦阳症阴脉，而迟与微细大有不同，迟为营血不为充养筋脉而成痉，治不与少阴同法。两证夹阴之脉，其辨如此。《脉经》云痉家其脉伏坚，直上下，而复以按之紧如[③]弦，直上下行，互发其义。

---

① 阴虚反见阳脉：原作“阳脉反是阴虚”，据清抄本及合刊本改。

② 发：原脱，据《金匮要略·痉湿暍病脉证》，及喻嘉言《医门法律》卷四痉脉论补。

③ 如：原作“而”，据喻嘉言《医门法律》卷四痉脉论改。

明伏非伏藏，按之可得，即所谓其脉沉也。坚即紧如弦，不为指挠，邪气坚实也。直上下行者，督脉与太阳合行脊里，太阳邪盛，督脉亦显其盛，故见直上直下。《脉经》曰：直上直下者，督脉也。见则大人癫，小儿痫者是也。惟其夹于沉脉之内，所以病癫及痉。若举指即见，则病为阳狂，登高俞垣，勇力且倍平昔，何至挛缩如是？痉脉中有阳，其辨又如此。盖体强其脉亦强，求其柔软和缓，必不可得。况强脉恒杂于阴脉之内，所以沉弦沉紧，邪深脉锢，难于亟夺耳。可见痉证之欲解，必紧实之脉转为微弱，乃可渐解也。

后人所述损脉，宗本越人，以脉来软者为虚，缓者为虚，滞为虚，芤为中虚，弦为中虚，脉来细而微者血气并虚，脉小者血气俱少，脉沉小迟者脱气。虚损之脉，似可一言而毕，实未足以尽其底里。仲景曰虚劳之脉，多兼浮大，所以男子平人脉大为劳，极虚亦为劳。又谓脉浮者里虚。又谓劳之为病，其脉浮大，手足烦，春夏剧，秋冬瘥。男子脉浮弱而涩，为无子。脉得诸芤动微紧，男子失精，女子梦交。脉极虚芤迟，为消谷、亡血、失精。脉虚弱细微者，善盗汗。而总结其义曰：脉弦而大，弦则为减，大则为芤，减则为寒，芤则为虚，虚寒相搏，此名为革，妇人半产漏下，男子则亡血失精。可见浮大弦紧，外象有余，中藏不足。不专泥迟缓微弱一端以验脉，而脉之情状，莫逃于指下。

《金匮》有论迟数之脉曰：寸口脉浮而迟，浮脉则热，迟脉则潜，热潜相搏，名曰沉。趺阳脉浮而数，浮

脉即热，数脉即止，热止相搏，名曰伏。沉伏相搏，名曰水。沉则络脉虚，伏则小便难，虚难相搏，水走皮肤，即为水矣。如是言脉，令聪明知见，全不得入。夫寸口肺脉所过，趺阳胃脉所过，二脉合诊表里。《内经》：三阴结，谓之水。当以寸口、趺阳定其诊也。寸口脉浮而迟，浮为卫为阳，迟为营为阴，卫不与荣和，其阳独居脉外则为热，营不从卫匿于脉中则为潜，营卫之间，热潜之邪[①]，相搏而至，则肺气不能布化，故自结而沉也。脾与胃以膜相连而为表里，趺阳脉浮而数，胃阳不与脾阴相合，浮而独居于表则为热；脾阴不得胃阳以和，反为阳气所促而变数，数则阴血愈虚而止矣。数止相搏名曰伏者，趺阳之脉本不伏，以热止之故而脉伏也。寸口之沉，趺阳之伏，相搏于中则为水，岂非三阴结一定之诊乎？然肺合皮毛者也，皮肤者络脉之所过，肺沉而气不为充，营潜而血不为养，则络脉虚；脾为胃行津液者也，脾伏则津液不入膀胱，故小便难。络虚便难，水之积者乘虚而走皮间为肿矣。

程郊倩曰：脉浮、数、大、动、滑，此名阳矣。仲景于浮大脉有曰：浮则无血，大则为寒。于数脉有曰：数为虚，虚为寒。于动、滑脉有曰：此三焦伤也。曰：滑则为哕。此等虚实关头，即阴阳转换处，学者未辨到脉理之精微，穷其变伏，防其胜复，则于脉疑处无有犀

① 邪：原作“脉”，据喻嘉言《医门法律》卷六水肿脉论改。

烛，何能于病难时下得雷斧？

张隐庵曰：识脉难，审脉更难。如浮、沉、迟、数、滑、涩，及二十四脉，以对待之法识之，犹易分别于指下。所谓审脉者，体认所见[1]之脉何因，所主之病何症，以心印心，而后得确者。叔和曰：浮为在表，沉为在里，数为在腑，迟为在脏。又曰：浮则为热，浮则为风，浮为气实，浮为气虚，浮则无血，浮则为虚。是将为外感乎？为内伤乎？为气乎？为血乎？为实乎？为虚乎？是必审其证之表里阴阳，寒热虚实，病之久病新病，脉之有力无力，而断之以意也。

① 体认所见：原作"体气强壮"，据清抄本及嘉庆本改。

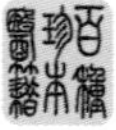

卷之三　病能集一　杂证九门

新安罗美东逸父选辑

阴病门

喻嘉言曰：经云：身之阳气，如天之与日，失其所则折寿而不彰。又言：阳气者蔽塞，地气者冒明。冒明者，以阴浊而冒蔽阳明也。仲景已后，英贤辈出，从未有阐扬其烈者。惟韩祗和于中寒微有发明，诲人以附子、干姜为急。至丹溪、节斋诸先生，多以贵阴贱阳立说，制补阴丸，畸重乎阴，畴非至理。第于此道，未具点眼。

夫阴病之不可方物，以其无阳。每见病者，阴邪横发，上干清道，必显畏寒腹痛，下痢上呕，自汗淋漓，肉瞤筋惕等证。失此不治，浊阴从胸而上入者，咽喉肿痹，舌胀睛突；浊阴从背而上入者，颈筋粗大，头项若冰，浑身青紫而死。故仲景于阴盛亡阳之症，必用真武汤以救逆，所以把住关门，坐镇北方，不使龙雷升腾霄汉。柰医学阙此，诚为漏义。

盖卒中寒者，阳微阴盛，最危最急之候。经曰：阴盛生内寒。寒气积于胸中而不泄，则温气去，寒独留，留则血凝，血凝则脉不通。其脉盛大以涩，故中寒。夫经既言阴盛生内寒，又言故中寒，岂非内寒先生，外寒后中之耶？既言血凝脉不通，又言脉盛大以涩，岂非以外寒中，故脉盛大，血脉闭，故脉涩耶？夫人身卫外之阳最固，太阳卫身之背，阳明卫身之前，少阳卫身之两旁。今不由三阳，而直中少阴，岂是从天而下？缘厥气上逆，积于胸中则胃冷，胃冷则口食寒物，鼻吸寒气，皆得入胃。肾者胃之关也，外寒斩关直入少阴肾脏，故曰中寒也。然其脉盛大以涩，虽曰中寒，尚非卒病。卒病中寒，其脉必微。

仲景言伤寒传入少阴，则曰脉微细。若寒中少阴，又必但言脉微，不言脉细。何者？微则阳之微也，细者阴之细也，伤寒寒邪传肾，其亡阳亡阴尚未有定，至中寒则但有亡阳而无亡阴，故知其永必不细也。若果见细脉，则其阴先已内亏，何由而反盛耶？且在伤寒惟少阴有微脉，他经则无。其太阳膀胱，为肾之腑，总见微脉恶寒，仲景蚤从少阴施治，而用附子、干姜矣。盖脉微恶寒，正阳微所致，肾中既以阳微寒自内生，复加外寒斩关直入，或没其阳于内，或逼其阳于外，其人顷刻亡阳，故仲景以为卒病也。

夫人身血肉之躯，皆阴也。其一点元阳，先身而生，藏于两肾之中，而一身之元气由之以生，故谓之生气之原。而六淫之外邪，毫不敢犯，又谓守邪之神。苟为不然，阳微必阴盛，阴盛愈益阳微。是以肾中真阳得水以济之，留恋不脱，得土以堤之，蛰藏不露，除施泄

而外，屹然不动。而手足之阳为之役使，流走周身，固护腠理，而捍卫于外；而脾中之阳，法天之健，消化饮食，传布津液，而运行于内；而胸中之阳，法日之驭，离照当空，消阴除翳，而宣布于上。此三者丰亨有象，肾中真阳安享太平。

若在外在中在上之阳衰微不振，阴气乃始有权，或肤冷不温，渐至肌硬不柔，卫外之阳不用矣；或饮食不化，渐至呕泄痞胀，脾中之阳不用矣；或当膺阻碍，渐至窒塞不开，胸中之阳不用矣。乃取水土所封之阳出而任事，头面得阳而戴赤，肌肤得阳而燥熯，脾胃得阳而除中，即不中寒，其能久乎？

故治阴之法，不可不谨。治之之法，其难有八。夫寒中少阴，行其严令，埋没微阳，肌肤冻裂，无汗而丧神守，急用附子、干姜，加葱白以散寒，加猪胆汁引入阴分。然恐药力不胜，熨葱灼艾，外内悉攻，乃足破其坚凝。少缓须臾，必无及矣。此一难也。

若其人真阳素扰，腠理素疏，阴盛于内，必逼其阳亡于外，魄汗淋漓，脊项强硬，用附子、干姜、猪胆汁，即不可加葱及熨艾，恐助其散，令气随汗[①]脱，而阳无由内返也。宜扑止其汗，陡进前药，随加固护腠理。不尔，恐其阳复越。此二难也。

用附子、干姜以胜阴复阳者，取飞骑突入重围，使

① 汗：原作“景”，据喻嘉言《医门法律》卷二论治中寒病八难改。

既散之阳望帜争趋。不知此义者，加增药味，和合成汤，反牵制其雄入之势，必至迂缓无功，此三难也。

其次，前药中即须首加当归、肉桂，兼理其荣，以寒邪中入，先伤荣血故也。不尔，药偏于卫，与病即不相当，邪不尽服，必非胜算。此四难也。

其次，前药中即须加人参、甘草，调元转饷，收功帷幄。不尔，姜附之猛，直将犯上无等矣。此五难也。

用前药二三剂后，运动颇轻，神情颇悦，更加黄芪、白术、五味、白芍，大队阴阳平补，不可歇手。如怠缓不为善后，必堕前功。此六难也。

若其人素有热痰，阳去早已从阴而变寒，至此，则无形之阴虽散，而有形之寒痰尚有留为阻塞窍隧者，姜附固可勿施，其牛黄、竹沥一切寒凉，断不可用，用则阴复用事，必堕前功。此七难也。

用平补后，总有寒痰，但宜甘寒助气开通，不宜辛辣助热。阳既安堵，即宜休养其阴。不尔，转生他患。此八难也。

中风证

喻嘉言曰：《金匮》云：夫风之为病，当半身不遂，或但臂不举[①]者，此为痹病。脉微而数，中风使然。又

① 举：喻嘉言《医门法律》卷三中风论亦作“举”，按《金匮要略·中风历节病脉证并治》作“遂”。

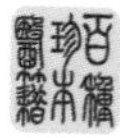

云：寸口脉浮而紧，紧则为寒，浮则为虚，虚寒相搏，邪在皮肤。浮者血虚，络脉空虚，贼邪不泻，或左或右，邪气反缓，正气即急。正气引邪，㖞僻不遂。邪在于络，肌肤不仁。邪在于经，即重不胜。邪入于腑，即不识人。邪入于脏，舌即难言，口流涎沫。又云：寸口脉迟而缓，迟则为寒，缓则为虚。荣缓则为亡血，卫缓即为中风。邪气中经，则身痒而瘾疹，心气不足。邪气入中，则胸满而短气。以及五脏风脉死症，语语金针。

仲景以后，英贤辈出，中风一证，方书充栋，竟鲜画一之法。世咸知仲景之立方之祖，然仲景首推侯氏黑散为主方，后人罔解其意，谨以明之。夫八风之邪，皆名虚邪，人身经络营卫素盛者，无从入之。入之者，因其虚而袭之耳。《内经》谓以身之虚，而逢天之虚，两虚相感，其气至骨，入则伤五脏，工候救[①]之，不能伤也。又谓贼风数至，虚邪朝夕，内至五脏骨髓，外伤空窍肌肤。《灵枢》谓圣人避邪如避矢石，是则虚邪之来，为害最烈。然风为阳邪，人身卫外之阳不固，阳邪乘阳，尤为易人。即如偏枯不仁，要皆阳气虚馁，不能充灌所致。又如中风卒倒，其阳虚更审。设非阳虚，其人必轻矫便捷，何得卒倒耶？仲景之谓脉微而数，微者指阳之微也，数者指风之炽也。所出诸证诸脉，字字皆本阳虚为言。然非仲景之言，而《内经》之言也。《内

① 救：原作“禁”，据《素问·八正神明论》改。

经》谓：天明则日月不明，邪害空窍。可见风性善走空窍，阳虚则风居空窍，渐入脏腑。此惟离照当空，群邪始得毕散。若胸中之阳不治，风必不出矣。扁鹊谓虢太子尸厥之病，曰上有绝阳之络，下有破阴之纽，见五络之纵于头者，皆为阳络，而邪阻绝于上，其阳之根于阴，阴阳相纽之处，而正复破散于下，故为是病。古人立言之精若此。

仲景以后，医脉斩为中断。后贤之特起者，河间主火，是火召入风，火为本，风为标矣；东垣主气，是气召风入，气为本，风为标矣；丹溪主痰，是痰召入风，痰为本，风为标矣。然一人之身，每多兼三者而有之，曷不曰阳虚邪害空窍为本，而风从外入者，必挟身中素有之邪，或火或气或痰而为标耶？王安道谓：审其火、气、痰，则从三子；审其为风，则从《内经》。亦为无权执一。从三子固各有方论可守，从《内经》果何著落耶？中风之初，治其表里，风邪非不外出，而重门洞开，出而复入，乃至莫御者矣。又谓一气微汗，一旬微利[①]，要亦五十步之走耳。仲景取侯氏黑散为主方，则驱风之中兼填空窍，空窍一实，庶风出而不复入，其病瘳矣。仲景所谓心折者，原有所本，乃遵《内经》久塞其空，真切精粹。诸家中风方论，直是依次葫芦，不足观矣。

---

① 一气微汗，一旬微利：原作“一旬微汗，一气微利”，据喻嘉言《医门法律》卷三中风论改。

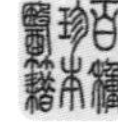

侯氏黑散

菊花　桔梗　防风　细辛　川芎　桂枝　当归　人参　白术　茯苓　牡蛎　矾石　黄芩　干姜①

右十四味，杵为散。酒服方寸匕，日三服。初服二十日，用温酒调服。禁一切猪肉、大蒜。常宜冷食，六十日止，即药积在腹中不下也。热食即下矣，冷食自能助药力。

右治中风四肢烦重，心中恶寒不足者。《外台》用之以治风癫。仲景制方皆匠心独创，乃于中风症首引此散，岂非深服其方乎？夫立方而但驱风补虚，谁不能之？至于驱补之中，行其堵截之法，则非思议可到。方中取矾石以固涩诸药，使之留积不散，以渐填其空窍，服之日久，风自以渐填而熄。所以初服二十日，不得不用温酒调下，以开其痹著。以后则禁诸热食，惟宜冷服，如此再四十日，则药积腹中不下，而空窍填矣。空窍填则旧风尽出，新风不受矣。盖矾性得冷即止，故嘱云热食即下矣。冷食自能助药力，抑何用意之微耶。

脉法

新中风挟旧邪，或外感，或内伤，其脉随之忽变。兼寒则脉浮紧，兼风则脉浮缓，兼热则脉浮数，兼痰则脉浮滑，兼气则脉沉涩，兼火则脉盛大，兼阳虚则脉微，亦大而空，兼阴虚则脉数，亦细如丝；阴阳两虚则

① 干姜：干姜下原有“甘草”，按清抄本、嘉庆本均无，侯氏黑散原方亦无甘草，从删。

微数或微细；虚滑为头中痛，缓迟为营卫衰。大抵阳浮而数，阴濡而弱，浮滑沉滑，微虚散量，皆为中风。然虚浮迟缓，正气不足，尚可补救；急大数疾，邪不受制，必死无疑。若大数未至急疾，犹得不死。

《内经》言偏枯者不一，曰汗出偏阻，曰阳盛阴不足，曰胃脉内外大小不一，曰心脉小坚急，曰肾水虚。《灵枢》亦叙偏枯于热病篇中，皆不言风，亦不言其本于何邪。岂非以七情、饥饱、房室，凡能虚其脏气，致营卫经脉痹而不通者，皆可言邪？即河间主火，即肾水虚阳盛阴不足之一端也；东垣主气，即七情抑遏之一端也；丹溪主痰，即饮食伤脾之一端也。一病之中，每多兼三者而有之，安在举一以括其余？《素问》云：不能治其虚，安问其余？偏枯阳盛阴不足固有之，而阳气虚衰，痹而不通尤多，可问其余耶？

中络者肌肤不仁，中经者躯壳重著，中腑即不识人，中脏即舌难言，口流涎沫。然中腑必纳胃腑，中脏必归心脏也。

腑邪必归胃者，风性善行空窍，水谷入胃，则胃实肠虚，风邪即进入肠中，少顷水谷入肠，则肠实胃虚，风复进入胃中，见胃风必奔迫于二肠之间也。风入胃中，胃热必盛，蒸其精液，结为痰涎，壅塞隧道，胃之支络心者，才有壅塞，即堵其神气出入之窍，故不识人也。诸脏受邪至盛，必进入于心而乱其神明，神明无主则舌纵难言，廉泉开而流涎沫也。

治中风亦如治伤寒，不但邪在三阳引入三阴为犯大

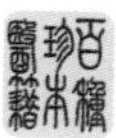

禁，即邪在太阳引入阳明、少阳亦为犯禁也。故风初中络，即不可引之入经，中经即不可引之入腑，中腑即不可引之入脏。引邪深入，酿患无穷。又毋论中风浅深，但见自汗，则津液外出，小便自少。若更利之，使津液下竭，则营卫之气转衰，无以制风火之势，必增其烦热，而其阴日亡也。况阳明利小便，尤为陆禁；少阴利小便，必失溲而杀人矣。且风中经络，只宜宣之使散，误下则风邪乘虚入腑入脏，酿患无穷。若夫中风之候，多有平素积虚，脏真不守者，下之立亡。惟在腑一证，内实便闭，间有可下。然不过解其烦热，非大下也。虽中腑日久，热势深极转入脏者，此属可下，必使风与热俱去为善。若开其壅塞，反增风势，何以下之哉。李士材曰：凡中风昏倒，先须顺气，然后治风，用竹沥、姜汁调苏合香丸。如口噤，抉开灌之。如抉不开，急用牙皂、生半夏、细辛为细末，吹入鼻中，有嚏可治，无嚏则死。最要分别闭与脱二证明白：如牙关紧闭，两手握固，即是闭症，用苏合香丸，或三生饮之类开之。若口开心绝，手撒脾绝，眼合肝绝，遗尿肾绝，声如鼾肺绝，即是脱证。更有吐沫、直视、肉脱、筋骨痛、发直、摇头上窜、面赤如妆、汗出如珠，皆脱绝之证，宜大剂理中汤灌之，及灸脐下，虽曰不治，亦可救十中之一。若误服苏合香丸、牛黄至宝之类，即不可救矣。盖斩关夺门之将，原为闭证设，若施之脱症，如人既入井而又下之石也。世人蹈此弊而死，不可胜数，故特表而出之。惟中脏之症，是闭而非脱者，宜苏合丸、牛黄丸、至宝丹、活命金丹之类。若中腑与中血脉之症，断不宜用。为内有麝香入脾治肉，牛黄入肝治筋，龙脑入肾治骨，恐反引风邪深入骨髓，如油入面，莫之能出。

不语

心脾受风，故舌强不语。风寒客于会厌，故卒然无音。若因痰迷心窍，当清心火。若因温痰，当清脾热。若因风热，当清肝火。若因风痰，当导痰涎。若因虚火，当壮水之主。若因虚寒厥逆，当益火之源。神仙解语丹、涤痰汤、加味转舌膏、八味丸随证选用。

手足不随

诸阳之经皆起于手足，风寒客于肌肤始为痹，复伤阳经，随其虚处而停滞，与血气相搏，故风痹而手足不随。实者脾土太过，当泻其湿；虚者脾土不足，当补其气。血枯筋急者四物汤，木旺风淫者四物汤加钩藤、秦艽、防风，多痰者加秦艽、天麻、竹沥、姜汁。

半身不遂

偏枯一症，皆由气血不周。经曰：风气通于肝，风搏则热盛，热盛则水干，水干则气不荣，精乃亡。此风病之所由作也。故曰：治风先治血，血行风自灭。

痰涎壅盛

宜用吐法，稀涎散。或橘红一斤，运流水七碗，煎至二碗，顿服，白汤导之，吐痰之圣药也。二陈汤、星香散加竹沥、姜汁。虚者六君子同星香散。脉沉伏无热者，三生饮加全蝎。一用养正丹，可以坠下痰，镇安元气。

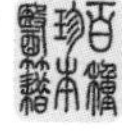

张子和《中风论》曰：口眼㖞斜，俗工与[①]中风掉眩症一概治之，然而不愈者，盖知窍而不知经，知经而不知气故也。人之七窍，如肝窍目，目为肝之外候；肺窍鼻，鼻为肺之外候；心窍舌，舌无窍，心与肾合而寄窍于耳，故舌与耳俱为心之外候。俗工[②]只知目病归之肝，口病归之脾，鼻病归之肺，耳病归之肾，舌病归之心，更无改张。岂知目之内眦，上下三纲，足太阳及阳明起于此。目之锐眦，足少阳起于此，手少阳至于此。鼻之左右，足阳明、手阳明夹乎此。口之左右，亦此两经环之。此七窍有病，不可独归之五脏，当归之六阳经也。然求之世之能知十二经所起所会所交所合，与夫循环过注、上下夹贯、种种所别，千万人而不得一二人。于其所知，又不过执十二经便为本，以阳经为热，阴经为寒，检方寻药治之而已。讵知《灵枢》经曰：足之阳明、手之太阳，筋急则口目为僻。此十二经受病之处也，非为病者也。及为病者，天之六气也。俗工不识，往往纷然。然则口眼㖞斜治之若何？曰：足之太阳、足之阳明，右目有之，左目亦有之；足之阳明、手之阳明，口左有之，口右亦有之，此两道也。《灵枢》又言：足阳明之筋，其病颊筋有寒则急，引颊移口；热则筋

---

① 与：原作“于”据张子和《儒门事亲》卷二证口眼㖞斜是经非窍辨十八改。

② 工：原作“上”据张子和《儒门事亲》卷二证口眼㖞斜是经非窍辨十八改。

弛，纵缓不胜收，故僻。左寒右热，则左急而右缓；右寒左热，则右急而左缓。故偏于左者，左寒而右热；偏于右者，右寒而左热也。夫寒不可轻用辛热之剂，盖左中寒而迫热于右，右中风则逼热于左，阳气不得宣行故也。而况风者甲乙木也，口眼阳明皆为胃土，风偏贼之，此口眼之所以僻也。或曰七窍惟口眼㖞斜，而耳鼻独无此病者，何也？曰动则生风，静则风息，天地之常理也。考之《易》象有足相符者。震、巽主动，坤、艮主静。动则皆属木，静则皆属土。观卦者视之理也，视者目之用也，目之上网则眨，下网则不眨，故观卦上巽而下坤；颐卦者养之理也，养者口之用也，口之下[①]颔则嚼，上颔则不嚼，故颐卦上艮而下震。口目常动，故风生焉。耳鼻常[②]静，故风息焉。当思目虽斜而目之眶未常斜，口虽㖞而口之辅[③]车未尝㖞，此经之受病而非窍之受病明矣。此病气虚风入而为偏，上不得出，下不得泄，真气为邪气所陷，此宜灸承泣、地仓，不效当灸人迎。又风火交胜，两手脉必急数弦实。盖火胜则制金，金衰则木茂，木茂则风生，止可流湿润通郁为主，而用

① 下：原脱，据《儒门事亲》卷二证口眼㖞斜是经非窍辨十八补。

② 常：原作"尝"，据《儒门事亲》卷二证口眼㖞斜是经非窍辨十八改。

③ 辅：下原有"颊"，据《儒门事亲》卷二证口眼㖞斜是经非窍辨十八，系衍字，从删。

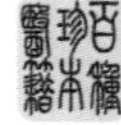

及姜、附、乌、桂、起石、硫黄之剂者，是耶？非耶？

薛立斋曰：中风者，即《内经》所谓偏枯、风痱、风懿、风痹是也，而有中腑、中脏、中血脉之分焉。夫中腑者为在表，中脏者为在里，中血脉者为中。在表者宜微汗，在里者宜微下，在中者宜调荣。中腑者多著四肢，如手足拘急不仁、恶风寒。如数者病浅，皆易治，用加减续命汤之类。中脏者多滞九窍，如眼瞀者中于肝，舌不能言者中于心，唇缓便闭者中于脾，鼻塞者中于肺，耳聋者中于肾。此数者病深，多难治。中血脉者，外无六经之症，内无便溺之阻，肢不能举，口不能言，用大秦艽汤主之。中腑者多兼中脏，如左关脉浮弦，面目青、左胁偏痛、筋脉拘急、目瞤、头目眩、手足不收、坐踞不得，此中胆兼中肝也，用犀角散之类。如左寸脉浮洪，面舌赤、汗多恶风、心神颠倒、言语蹇涩、舌强口干、惊悸恍惚，此中小肠兼中心也，用麻黄散之类。如右关脉浮或浮大，面唇黄、汗多恶风、口喎语涩、身重、怠惰嗜卧、肌肤不仁、皮肉瞤动、腹膨不食，此中胃兼中脾也，用防风散之类。如右寸脉浮涩而短、面色白、鼻流清涕、多喘、胸中冒闷，短气自汗、声嘶、四肢痿弱，此中大肠兼中肺也，用五味汤之类。如左尺脉浮滑，面目黧黑、腰脊痛引少腹、不能俯仰、两耳虚鸣、骨节疼痛、足痿善恐，此中膀胱兼中肾也，用独活散之类。此皆言真中风也，而有气血之分焉：盖气虚而中者，由元气虚而贼风袭之，则右手足不仁，用六君子汤加钩藤、姜汁、竹沥；血虚而中者，由阴血虚而贼风袭之，则左手足不仁，用四物汤加钩藤、姜汁、竹沥；气血俱虚而中者，则左右手足皆不仁，用八珍汤加钩藤、姜汁、竹沥。

其与中风相类者，则有中寒、中湿、中火、中气、食厥、劳伤、房劳等症。如中于寒者，谓冬月卒中寒气，昏冒、口噤、肢挛、恶寒、脉浮紧，用麻黄、桂枝、理中之类。中于暑者，谓夏月卒冒炎暑，昏冒痿厥，吐泻喘满，用十味香薷饮之类。中于湿者，丹溪所谓东南之人多因湿土生痰，痰生热，热生风也，用清燥汤之类，加竹沥、姜汁。中于火者，河间所谓非肝木之风内中，六淫之邪外侵，良由五志过极，火盛水衰，热气怫郁，昏冒而卒倒也，用六味丸、四君子、独参汤之类。内有恚怒伤肝，火动上炎者，用柴胡汤之类。中于气者，由七情过极，气厥昏冒，或牙关紧急，用苏合香丸之类，误作风治者死。食厥者，过于饮食，胃气自伤，不能运化，故昏冒也，用六君子加木香。劳伤者，过于劳役，耗损元气，脾胃虚衰，不任风寒，故昏冒也，用补中益气汤。房劳者，因肾虚精耗，气不纳源，故昏冒也，用六味丸。凡此皆类中风也。夫《内经》主于风，河间主于火，东垣主于气，丹溪主于湿。愚之斯论，攒补前人之缺。若夫地之南北，人之虚实，固有不同，其男子女人，大约相似。

附医案

蕲阁老夫人，先胸胁胀满，后四肢不收，自汗如水，小便自遗，口紧目瞤，饮食不进，十余日矣。或以

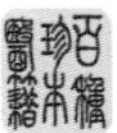

为中脏，公甚忧。余曰：非也。若风既中脏，真气既脱，恶症既见，祸在反掌，焉能延之。乃候其色，面目俱赤，而时或青。诊其脉，左三部洪数，惟肝尤甚。余曰：胸乳胀痛，肝经血虚，肝气痞塞也。四肢不收，肝经血虚不能养筋也。自汗不止，肝经风热，津液妄泄也。小便自遗，肝经热甚，阴挺失职也。大便不实，肝木炽盛，克脾土也。遂用犀角散四剂，诸症顿愈。又用加味逍遥散调理而安。后因郁结，前症复作，兼发热呕吐，饮食少思，月经不止。此木盛克土，而脾不能摄血也。用加味纳脾汤为主，佐以加味逍遥散，调补肝脾之气，清和肝脾之血而愈。

非风证

张景岳曰：非风症，诸书皆云气体虚弱，邪气乘虚而入，此言感邪之由。然有邪无邪，何可不辨？有邪者，即伤寒、疟、痹之属，寒热走注，肿痛偏枯。此病由于经，宜先扶正气，而通经逐邪之品，不得不用以为佐。无邪者，即非风衰败之属，本无寒热痛苦，肢体忽废，言语变常。此病由乎脏，故精虚则气去，为眩运卒倒；气去则神失，为昏愦无知。此时救本不暇，尚可杂用以伤及正气乎？凡非风卒倒等症，无非气脱而然。七情酒色，先伤五脏之真阴，此致病之本也。内外劳伤，或年力衰迈，积损为颓，此发病之因也。阴亏于前，阳损于后，阴陷于下，阳乏于上，阴阳相失，精气不交，以致卒尔昏愦倒仆，皆阳气暴绝之候。其为病者，忽然汗出，荣卫之气脱也；或遗尿者，命门之气脱也；或口开不合者，阳明经之气脱也；或口角流涎者，太阴脏气之脱也；或四肢瘫软者，肝脾之气败也；或昏倦无知，语言难出者，神败于心，精败于肾也。此皆冲任气脱，形神俱败而然，故于中年之后，多有此症，治此若痰气阻塞，必须大剂参附峻补元气，以先其急；随用地黄、当归、枸杞之类，填补真阴，以培其本。盖精即气之根，经曰精化为气是也。若误指风痰，治从消散，必不救矣。

风厥之症，独重肝邪。肝有胃气之贼，人无胃气则死。病为强直掉眩之类，皆风木之化。病为四肢不用，痰涎壅盛，皆脾虚之候。虽曰东方之实，然以五阳俱败，肝失所养，责在脾肾之虚。使脾胃不虚，肝木虽强，必无乘肾之患；使肾水不虚，则肝木得养，何有强直之虞？夫所谓胃气者，即二十五阳也，非独阳明为言；所谓肾水者，即五脏六腑之精，非独少阴为言。阴阳一败，真脏自见。真脏者，肝邪也，无胃气也。此即非风类风病之大本也。

非风多痰者，悉由中虚。夫痰即水也，其本在肾，其标在脾。在肾者，以水不归源，水泛为痰也；在脾者，以饮食不化，土不制水也。故人不能食者，反能生痰。此以脾虚不能化食，而食即为痰。凡病虚劳，其痰必多，正以脾愈虚则水液悉化为痰。故凡瘫痪瘛疭，半身不遂等症，虽痰在经络，使果荣卫和调，则

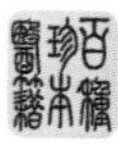

津血自充且行，何痰之有？惟元阳亏损，则水中无气，津凝血败，皆化为痰。若谓痰在经络，非攻不去，则安有独攻其痰，而津血无动乎？津血复伤，元气愈竭，惟宜温脾强肾，以治痰之本，使根本渐充，则痰不治而自去矣。

治痰之法，凡初病痰气不盛者，必不可疑其为痰，而妄用痰药。若果痰涎壅盛，填塞胸膈，则不得不先开其痰，以通药食之道。而开痰之法，唯吐为捷，如独圣散、茶调散、稀涎散之属。恐元气大虚，不能当此峻剂，或用牛黄丸、抱龙丸之类，但使咽喉气通，能进汤药即止。故治痰之法，必察其可攻与否，然后用之，斯无误也。若其眼直咬牙，肢体拘急，面赤强劲有力者，虽见昏沉，亦为可治。如形症已定，痰气不甚，万勿治痰，当调其气血。若果痰涎，须分虚实治之。若气不甚虚，或寒或湿生痰者，六安煎、二陈汤。因火者，清膈饮及竹沥、童便。火甚者抽薪饮。脾虚兼呕多痰者，六君子汤、五味异功散。阴虚不足，兼燥而咳者，金水六君煎。阴虚水泛为痰者，六味丸、八味丸。脾胃虚寒，不能运化为痰者，但宜温补根本。中气虚者，理中汤、温胃饮。阴不足者，理阴煎。若死证已具，吐亦无益，若痰气甚极不能吐者，皆不治之症。盖形气大虚，忌用吐法，是皆不可攻者也。

凡非风口眼㖞斜，半身不遂，及四肢无力，掉摇拘挛之属，皆筋骨之病。肝肾精血亏损，不能滋养百骸，故筋有缓急，骨有痿弱。如树木之衰，津液不到，即一枝枯槁。人之偏废，亦犹是也。经曰：足得血而能步，掌得血而能握。今偏废如此，讵非衰败之故乎？陈济川曰：医风先医血，血行风自灭。盖为肝邪之见，本由肝血之虚，肝血虚，燥气乘之矣。而木从金化，风必随之，宜养血以除燥，则真阴复而假风自散矣。若用风药，血必愈燥，大非宜也。然阴中有血亦有气，血中无气，则为纵缓废弛；气中无血，则病抽掣拘挛。盖气主动，无气则不能动，斯不能举矣；血主静，无血则不能静，斯不能舒矣。故筋缓者，当责其无气；筋急者，当责其无血。无气宜五福饮、四君子汤、十全大补汤，无血宜大、小营煎主之。其与痿症之不动，痛风之不静，义稍不同。凡非风症，多因表里俱虚而病，治法当以培补元气为主。若无兼症，亦不宜攻补兼施。盖形骸之坏，神志之乱，皆根本伤败之病，何邪之有？能复其元，庶乎可愈。

一、非风有火盛者，即阳证也。火甚者专治其火，如抽薪饮、白虎汤；火微者兼补其阴，如加减一阴煎。但使火去六七，即当调治其本。然阳胜者阴必病，故治热必从血分，甚者用苦寒，微者用甘凉。

寒甚者即阴症也，专宜益火。寒微者宜温胃饮、八味丸，寒甚者宜回阳饮、理中、四逆汤。然寒胜者阳必病，故治寒之法必从气分，如阳脱寒甚者，宜灸关元、气海、神阙，以回其阳气。

一、非风掉眩惑乱者，总由气虚于上而然。经曰：上气不足，脑为之不满，头为之苦倾，目为之苦眩。又

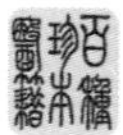

曰：上虚则眩。此明训也。微觉有此，当以五福饮之类，培其中气。虚甚大补元煎。否则，卒倒之渐，所由至也。

一、非风麻木不仁，因气血不至，所以不知痛痒。盖气虚则麻，血虚则木，麻木不已，偏枯痿废，此魄虚之候也。经曰：痱之为病，身无痛者，四肢不收，智误不甚，其言微知，可治，甚则不能言，不可治。又经曰：营气虚则不仁；卫气虚则不用；营卫俱虚，则不仁且不用，肉如故也。人身与志不相有曰死，即此类也。凡遇此症，只宜培养血气，勿得误认为痰。

一、非风烦热自汗，小水不利，不可以药利之。盖津液外泄，小水必少，再用渗利，则阴水愈竭，无以制火，而烦燥益甚。但使热退汗止，小水自利，况自汗多属阳明，忌利小便，宜生脉散、一阴煎。

一、非风遗尿者，由肾气虚脱，最为危候，宜参、芪、归、术补之。然必命门火衰，所以不能收摄，甚者须加桂、附。

论用药佐使

凡非风有兼症，则通经佐使之法，本不可废。盖脉络不通，皆由血气。血气兼症，各有所因：如因于风者必闭，宜散而通之，如麻、桂、柴、羌、辛、芷之属；因于寒者必凝涩，宜热而通之，如葱、椒、桂、附、甘、姜之属；因于热者必干涸，宜凉而通之，如芩、连、栀、柏、石膏、知母之属，因于湿者必壅滞，宜温利而通之，如苍术、茵陈、萆薢、五苓之属；血滞者宜活，如芎、归、牛膝、红花、桃仁、硝黄之属；气滞者宜行，如木香、香附、乌、沉、枳壳之属；痰滞者宜开，如星、半、牛黄、天竺黄、朱砂、海石、元明粉之属；气血虚弱者惟宜温补，如参、芪、归、术、熟地、枸杞、牛膝之属。然虚实之异，尤当详审。盖通实者，各从其类，使无实邪，而妄用通药，必伤元气。通虚者，或阴或阳，尤当知要。如参、芪所以补气，而气虚之甚者，非姜、附之佐，必不能追散失之元阳；归、地所以补精血，而阴虚之极者，非桂、附之引，必不能复无根之生气。寒邪在经而客强主弱，非桂、附之勇则血脉不行；痰湿在中而土寒水泛，非姜、附之暖则脾肾不健。此通经之法，实者可以用寒凉，虚者必宜温热也。但附子性刚勇而热，阴虚水亏多热燥者非所宜。但涉阳虚，非此莫达。

一、经病之轻症：皮毛枯涩、汗出、眩运、鼻塞者，肺之经病。血脉不荣、颜色憔悴者，心之经病。肌肉消瘦，浮肿不仁，肉瞤筋惕，四肢不用者，脾之经病。筋力疲困，拘急掉瘛，胁肋胀痛者，肝之经病。口眼歪斜，足阳明及肝胆经病。骨弱无力，坐立不能者，肾之经病。

一、经病之危症：皮腠冰冷，滑汗如油，畏寒之甚者，肺之经病。眼瞀昏黑，筋痛极者，肝肾经病。耳聋无闻，骨痛极者，肾之经病。反张戴眼，腰脊如折，膀胱经病。舌强不能言者，心肾经病。唇缓口开，手撒，脾之经病。

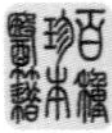

一、脏痛之稍轻症：咳嗽微喘短气，悲尤不已者，病在肺脏。言语无伦，神昏多笑，不寐者，病在心脏。腹满少食，吐涎呕恶，吞酸嗳气，谵语多思者，病在脾脏。胸胁气逆，多惊多怒者，病在肝脏。小腹疼痛，二便不调，动气上冲，呻吟多恐者，病在肾脏。

一、脏病之危症：气大急大喘，或气脱失声，色灰白或紫赤[①]者，肺肾气绝。神色脱，昏沉不醒，色赤黑者，心脏气[②]绝。痰涎壅极，吞吐不能，呃逆不止，腹胀极，色赤黑者，脾胃气绝。眼闭不开，急躁扰乱，懊侬囊缩，色青灰白者，肝脏气绝。声瘖寒厥，便闭泄不禁，肾脏气绝。

痿病门

张子和曰：痿之为状，两足痿弱，不能行用。由肾水不能胜心火，心火上烁肺金，肺金受火制，六叶皆焦，皮毛虚弱，急而薄者，则生痿躃。躃者，足不能伸而行也。肾水者，肺金之子也。今肾水衰少，随火上炎，肾主两足，故骨髓衰竭，由使内太过而致。然《至

---

① 赤：下有“色”字，据《景岳全书》卷十一杂证谟·非风及清抄本，系衍字，从删。

② 气：原作“色”，据《景岳全书》卷十一杂证谟·非风及清抄本改。

真要大论[1]》云：诸痿喘呕[2]，皆属于上。上者，上焦也。三焦者，手少阳相火也。痿、喘、呕三病，皆在膈上，属肺金之部分也。故肌痹传为脉痿，湿痹[3]不仁传为肉痿，髓竭足躄传为骨痿，房室太过为筋痿，传为白淫。大抵痿之为病。皆因客热而成，好欲贪色，强力过度，渐成痿疾。故痿躄属肺，脉痿属心，筋痿属肝，肉痿属脾，骨痿属肾。总由肺受火邪叶焦之故，相传于四脏，痿病成矣。故痿病无寒，其人脉必浮而大。治之之法，与治痹颇异，风寒湿痹犹可汤蒸燔炙，时或一效，惟痿用之转甚。盖痿以肺热为本，叶焦而成痿，以此传于五脏，若作寒治，是不刃而杀也。《内经》谓治痿之法，独取阳明。阳明者，胃脉也，五脏六腑之海也，主润养宗筋。宗筋主束骨，又主大利机关。机关者，身中大关节也，以司屈伸。是以阳明虚则宗筋纵，宗筋纵则带脉不引，两足痿弱。然取明阳者，胃脉也，胃为水谷之海，人之四季以胃气为本，本固则精化，精化则髓充，髓充则足能履矣。

丹溪先生曰：诸痿起于肺热，只此一句，便见治法

---

① 至真要大论：原作"至真大论大要论"，据所引内容及张子和《儒门事亲》卷一指风痹痿厥近世差玄说改。

② 呕：下原有"吐"字，据《素问至真要大论》及张子和《儒门事亲》卷一指风痹痿厥近世差玄说删。

③ 湿痹：原作"湿痿湿痿"，据张子和《儒门事亲》及《素问·痿论》改。

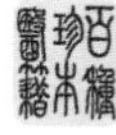

大意。盖肺金体燥而居上，主气，畏火者也。脾土性温而居中，主四肢，畏木者也。火性炎上，若嗜欲无节，则水失所养，火寡于畏而侮所胜，肺得火邪而热矣，木性刚急，肺受热则金失所养，木寡于畏而侮所胜，脾得木邪而伤矣，肺热则不能管摄一身，脾伤则四肢不能为用，而诸痿之病作。经曰：东方实，西方虚，泻南方，补北方。夫泻南方则肺金清而东方不实，何脾伤之有？补北方则心火降而西方不虚，何肺热之有？故阳明实则宗筋润，能束骨而得机关矣。治痿之法，无出于此。骆龙吉亦曰：风火既炽，当滋肾水。

李士材曰：丹溪之言，治痿当矣，惜乎其未备。经言病本虽五脏各有，而独重太阴肺；治法虽诸经各调，而独重阳明胃。盖肺主气化，以行令于一身，五脏之热火熏蒸，则金被克而肺热叶焦，故致疾有五脏之殊，而手太阴之地未有不伤者也。胃主受水谷以灌溉于四肢，肺金之受邪失正，则本无制而侮其所胜，故治法有五脏之施，而足阳明之地未有或遗者也。然而独取阳明，所谓真气所受于天，与谷并而充身，阳明虚则五脏无所禀，不能行气血、濡筋骨、利机关，故百体中随其不得受水谷处不用而为痿，不独取阳明，而何取哉？丹溪申明泻南补北之说固当，若胃虚减食者，当以芳香辛温之剂治之。若拘于泻南之说，则胃愈伤矣。诚能本此施治，其于痿思过半矣。治法：心气热脉痿，铁粉、银箔、黄连、苦参、龙胆草、石蜜、牛黄、龙齿、秦艽、白藓皮、牡丹皮、地骨皮、雷丸，犀角之属；肝气热筋痿，生地、天冬、百合、紫薇、白蒺藜、杜仲、萆薢、菟丝子、川牛膝、黄芩、黄连之属；脾气热肉痿，二术、二陈、霞天膏之属；肾气热骨痿，金刚丸、牛膝丸、加味四斤丸、煨肾丸；肺气热痿躃，黄芪、天冬、麦冬、石斛、百合、山药、犀角、通草、桔梗、枯芩、山栀、杏仁、秦艽之属；挟湿热，健步丸加黄柏、苍术、黄芩，或清燥汤；湿痰，二陈、二术、竹沥、姜汁；血虚，四物汤合二妙散、补阴丸；气虚，四君子汤合二妙散；气血俱虚，十全大补汤；食积，木香槟榔丸；死血，桃仁、红花、蓬术、川山甲、四物汤；肾肝下虚，补益肾肝丸。

痰饮门

王节斋曰：痰者病也。人之一身，气血清顺则津液流通，何痰之有？惟夫气血浊逆，则津液不清，熏蒸成聚，而变为痰焉。痰之本水也，原于肾；痰之动湿也，主于脾。古人用二陈汤为治痰通用者，所以实脾燥湿，治其标也。然以之而治湿痰、寒痰、痰饮、痰涎，则固是矣。若夫痰因火上，肺金不清，咳嗽时作，及老痰、郁痰，结成粘块，凝滞喉间，吐咯难出，此等之痰，皆因火邪上炎，熏于上焦，肺气被郁，故其津液之随气而升者，为火熏蒸，凝浊郁结而成，岁月积久，根深蒂固，故名老痰、郁痰。而其原则火邪也，病在上焦心肺之分，咽喉之间，非中焦脾胃湿痰、

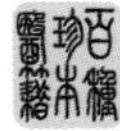

冷痰、痰饮、痰涎之比也。故汤药难治，亦非半夏、茯苓、苍术、枳实、南星等药所能治也。惟开郁降火，清润肺金，而消化凝结之痰，缓以治之，庶可取效。故制老痰丸，用天冬、黄芩、海粉、瓜蒌仁、桔梗、香附、连翘、青黛、芒硝、橘红。大率饮酒之人，酒气上升为火，肺与胃脘皆受火邪，故郁滞而成，此天冬、黄芩泻肺火也，海粉、芒硝咸以软坚也，瓜蒌润肺除痰，香附开郁降气，连翘开结降火，青黛解郁火，故皆不用辛燥之药。

痰属湿热，乃津液所化，因风寒湿热之感，或七情饮食所伤，以致气逆液浊，变为痰饮。或吐咯不出，或凝滞胸膈，或留聚肠胃，或流注经络、四肢，随气升降，遍身上下，无处不到。其为病也，为喘，为咳，为恶心、呕吐，为痞膈壅塞、关格异病，为泄，为眩运，为嘈杂、怔忡、惊悸，为颠狂，为寒热，为肿痛。或胸间辘辘有声，或背心一点常如冰冷，或四肢麻痒不仁，皆痰所致。百病中多有兼痰者，世所不知也。痰有新久轻重之殊：新而轻者，形气清白稀薄，气味亦淡；久而重者，黄浊稠粘凝结，咳之难出，渐成恶味，酸辣咸苦，甚至带血而出。治法：痰生于脾胃，实脾燥湿。又随气而升，宜顺气为先，分导次之。又气升属火，顺气在于降火，热痰则清之，湿痰则燥之，风痰则散之，郁痰则开之，顽痰则软之，食积痰则消之，在上者吐之，在中者下之。又中气虚者，宜固中气以运痰。若攻之太重，则胃气虚而痰愈甚[①]矣。主方用二陈汤，总治一身之痰。如要下行加引下药，上行加引上药。湿痰多软，如身体倦怠之类，加苍术、白术。寒痰痞塞胸中，加半夏，甚者加麻黄、细辛、乌头之类。痰厥头痛，亦加半夏。风厥加南星、枳壳、白附子、天麻、僵蚕、猪牙皂角之类。气虚者则更加竹沥，气实加荆沥，俱用姜汁。热痰加黄芩、黄连。痰因火盛逆上，降火为先，加白术、黄芩、石膏、黄连之类。眩运嘈杂，火动其痰也，亦加山栀、黄连、黄芩。血虚有痰者，加天冬、知母、瓜蒌、香附、竹沥、姜汁。带血者，更加黄芩、白芍、桑皮。血滞不行，中焦有饮者，取竹沥，加姜、韭自然汁。气虚有痰者，加人参、白术。脾虚者，宜补中益气以运痰。下陷加白术、白芍、神曲，兼用升麻提起。内伤挟痰，加参、芪、白术之类，姜汁传送，或加竹沥尤妙。食积痰，加神曲、山楂、麦芽、炒黄连、枳实以消之。甚者必用攻之，宜丸药。兼血虚者，用补血药送下。中焦有痰者，食积也。胃气亦赖所养[②]，若攻之，尽则虚矣。老痰用海石、半夏、瓜蒌仁、香附、连翘之类。五倍子佐他药，大治顽痰，宜丸药。喉中有物，咯不出，咽不下者，此痰结也。用药化之，加咸味软坚之类，宜瓜蒌、海石、桔梗、连翘、香附，少佐朴硝、姜

---

① 甚：原作“盛”，据王纶《明医杂著》卷二痰饮改。

② 养：下有“卒之便虚”，据王纶《明医杂著》卷二痰饮，系衍文，从删。

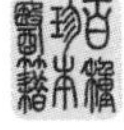

汁，蜜化噙服。脉涩者，卒难开，痰在膈上，必用吐法。胶固稠粘者，脉浮名，痰在经络间者，必用吐，吐中有发散之义。凡用吐，升提其气便吐，如防风、川芎、桔梗、芽茶、生姜、韭汁之类，或瓜蒂散。凡吐，用布紧勒肚，于不通风处。痰在肠胃可下，枳实、甘遂、巴豆、大黄、芒硝之类。凡痰用利药过多，肠胃易虚，则痰易生而多。痰在胁下，非白芥子不能除。痰在皮里膜外，非姜汁、竹沥不可及。在四肢，非竹沥不开。在经络中，亦用竹沥，必佐以姜汁、韭汁。膈间有痰，或颠狂，或健忘，或风痰，俱用竹沥，与荆汁同功。气虚少食，用竹沥。气实能食，用荆沥。凡人身上中下有块，是痰也，问其平日好食何物，吐下后方用药。凡人头面颈颊身中有痰核，不痛不红，不作脓者，皆痰疰也。宜随处用药消之。滚痰丸功泻肠胃痰积，及小儿食积痰，急惊痰盛者，最为要药，常令合备，但量人虚实用之。

薛立斋曰：痰者脾胃之津液，或为饮食所伤，或因七情六淫所扰，故气壅而痰聚。谚云肥人多痰，而在瘦人亦有之者，何也？盖脾统血，行气之经，气血俱盛，何痰之有？皆由过思与饮食所伤，损其经络，脾血既虚，胃气独盛，是以湿因气化，故多痰也。游行周身，无所不至。痰气既盛，客必胜主，或夺于脾之大络之气，则倏然仆地者，此痰厥也。升于肺者则喘急咳嗽，迷于心则怔忡恍惚，走于肝则眩运不仁、胁肋胀满，关于肾不咯而多痰唾，留于胃脘则呕泄而作寒热，注于胸则咽嗝不利、眉棱骨痛，入于肠则辘辘有声，散则有声，聚则不利。窃谓若脾气虚不能消，宜用 补中益气汤加茯苓、半夏。若脾气虚弱，湿热所致，宜用东垣清燥汤。若因胃气虚弱，寒痰凝结，宜用人参理中汤。若因脾胃虚寒，而痰凝滞者，宜理中化痰丸。若因脾虚而痰滞气逆者，宜用六君子加木香。若因脾胃虚弱而肝木乘侮，宜六君子加柴胡，头痛宜用白术半夏天麻汤。若因脾胃虚弱，寒邪所乘以致头痛，宜用附子细辛汤。《脉诀》云热则生风，故云风自火出。若风邪气滞，痰蕴于胸中者，宜用南星、枳壳、白附子、天麻、僵蚕、牙皂之类。若因肺经风热而生痰者，宜用金沸草散。若因风火相搏，肝经风热炽盛而生痰者，宜用牛黄抱龙丸，或牛黄清心丸。若因肝经血燥而生痰者，宜用柴胡栀子散。若因中气虚弱，不能运化而生痰者，宜用六君、柴胡、钩藤。

李士材曰：五痰五饮症各不同，至于脾、肺二家之痰，尤不可混。脾为湿土，喜温而恶寒润，故二术、星、夏为要药；肺为燥金，喜凉润而恶湿燥，故二母、二冬、地黄、桔梗为要药。二者易治，鲜不危困。每见世欲恶半夏之燥，喜贝母之润，若是脾痰，则土气益伤，饮食忽减矣。即使肺痰，毋过于凉润以伤中州，合胃药以生肺金，方为善治。故曰：不理脾胃，非其治也。

王仲旸曰：古今医方，痰论已尝喻及。顾外淫之病，当祖仲景专科。若七情之方，虽有多门，原其本

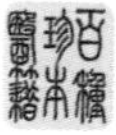

标，半因痰病，盖亦有因病而生痰者也。故痰之为病，不出六经。医书以脾为中州，合胃为表里，胃为水谷之海，其气熏蒸，上朝肺为华盖，主司皮毛，周流内外，充润百骸，氤氲为荣卫之气，合会为津液不源。随经变化，在肝名津，在肺名液，在心名血，在肾为精，在胃为涎。元和纯粹，谷气相资，升降无穷。髓、脑、涕、唾、精、津、气、血、液，同出一源，而随机应感，故凝之则为败痰。夫痰者，湿类也，属足太阴湿土所司，故肿满至极则必浮，在方则有理气消肿之药。故不言痰也。肺为贮痰之器，痰实郁勃而湿热化，化属乎少阴君火所司，在方则有除热清剂，故不言痰也。火盛金衰，木无以制，属足厥阴风木所司，风性飘荡，动静不常，干犯诸经，在方则有一百二十种风，故不言痰也。痰乃败精结实之形，窒碍朝会隧道，气不流畅，在方则有七十二般气，故不言痰也。津既为痰，不复合气，氤氲停留肺胃之间，自为恶物，其冷如冰。积之日久，或咳不咳，或喘不喘，或呕唦涎沫，或不吐痰，或面青唇黑，四肢厥逆，或恶风，或恶寒，或头疼身痛，或多汗如雨，或即无汗。本因肺气，状若伤寒，属足太阳寒水所司，在方则合分治法，故不言痰也。或因志不遂，忧思郁结，或因惊伏痰，或因伏痰怔忡，如畏人捕，拂勃至甚，火气上炎，性好夸大，语言错谬，狂乱悲笑，逾垣上屋，邪阳独盛，膂力过人，属少阳相火所司，在方则有宁志镇心之剂，故不言痰也。中风者，涎痰浮凝，津不润下，大便燥涩。有伏痰者，肺气不治，开合失常，服食辛热①，或天气郁蒸，内外交烁而壅，或冲冒风寒，则毛窍骤开，肺壅痰塞，甚至皮毛枯竭皱燥，并属阳明燥金所司，在方则各方证类，故不言痰也。盖因痰而致病者，先治其痰，后调余病；因病而致痰者，先调其病，后逐其痰。其有败痰既下，诸症悉除。经又云：有治本而得者，有治标而得者。此之谓也。

戴元礼曰：凡人忽患胸、背、手、足、头、项、腰、胯痛不可忍，连筋骨，牵引吊痛，坐卧不安，走易不定，俗医不晓，谓之走疰，用风药及针灸，非也。以药贴，亦非也。或头痛不可举，或神思昏倦多睡，或饮食无味，痰唾稠粘，夜间喉中如锯声，多流涎唾，手足重坠痹冷，脉不通，误认为瘫痪，亦非也。乃是痰饮顽涎伏在心膈上下，变为此疾。

张子和曰：留饮之证，不过蓄水而已。然其得之，由来有五：肝愤郁而不得伸则乘脾，脾气不化，故为留饮。肝主虑，久虑而不决，则饮食不行；脾主思，久思而不已则脾结，故亦为留饮。因劳役远行，乘困饮水，脾胃力衰，因而嗜卧，不能布散于脉，亦为留饮。饮酒过多，肠胃已满，又复增之，脬经不及渗泄，久久如斯，亦为留饮。隆暑津液焦涸，喜饮寒水，本欲止渴，乘快过多，逸而不勤，亦为留饮。人病饮者，不能出此五者之外。然水者阴物也，积水则生湿，停酒则发燥，

① 服食辛热：原作“衣食卒热”，嘉庆本作“衣食辛热”，据清抄本改。

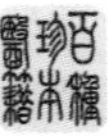

久则成痰。在左胁者同肥气，在右胁者同息贲，上入肺则多嗽，下入大肠则为泄，入肾则为涌水，濯濯如囊浆，上下无所不之，故在太阳则为支饮，皆由气逆而得之。故湿在上者，目黄面浮；在下者，股膝肿厥；在中者，支满痞膈。痰逆在阳不去者，久则化气；在阴不去者，久则成形。今代刘河间，依仲景十枣汤，制三花神佑丸，而加大黄、牵牛。新得之痰，下三五十丸，气流饮去。在上可以瓜蒂散通之，下以禹功丸去之，然后以痰剂流其余蕴。复未尽者，可以苦葶苈、杏仁、桑皮、椒目等逐水之药，伏水皆去矣。夫黄连、黄柏可以清上燥湿，黄芪、茯苓可以补下渗湿，二者可以收后，不可以先驱。治病有先后，邪未去时，慎不可补耳。

戴院使曰：有饮癖积成块，在腹胁之间，类积聚，用破块药多不效，此当行其饮，宜导痰汤。何以知其为饮？其人先曾病瘥，口吐涎沫、清水，或素来多痰者是也。又多饮人结成酒癖，腹胁积块，胀急疼痛，或全身肿满，肌黄少食，宜十味大七气汤，红花酒煎服。

王仲旸曰：一切无痰不嗽不唠者，世人莫知为痰。又见之于脉，有虾游、雀啄、代止之形，亦时有痰气关格者。若非谙练扬历，未免依经断病，而贻笑大方。盖痰凝气滞，关格不通，其脉固有不可动者。有两三路乱动，时有时无者，或尺寸一有一无者，有关脉绝滑不见者，或时动而大小不常者，有平居之人忽然而然者，有素禀痰病不时而然者，有僵仆暴中而然者，非皆死脉也，实因乎痰而然。

然痰之为症，方书散入杂症，是以大小七气汤、治中、二陈、半夏茯苓汤，细辛、白术、薄荷、石膏、白矾、皂角、南星、贝母、常山，以至青州白丸子、寿星散，种种消酒化气、去风宽膈、止恶诸方，皆显仁藏，用于其间。古人治痰，莫不在斯。

而余因制滚痰丸一方，获效万无一失。惟脱形不食，及水泄并孕妇不服外，自数岁已上至入旬者，皆可量度饵之。或常人大便频去，或稍腹痛，或微觉后重，但看其色焦黄稠粘者，并是痰泻，正宜服之。逐去顽痰，脏腑清利，自然不泄也。

喻嘉言曰：痰饮之证，留伏二义，最为难明。《金匮》论留饮者三，伏饮者一。曰：心下有留饮，其人背寒如掌大。曰：留饮者，胁下痛引缺盆。曰：胸中有留饮，其人短气而渴，四肢历节痛。言胸中留饮，阻抑上焦心肺之阳而为阴噎，则有深入于背者有冷无热，并阻督脉上升之阳，而背寒[①]如掌大，无非阳火内郁之象也。胁下为手足厥阴上下之脉，而足少阳之脉，则由缺盆过季胁，故胁下引缺盆而痛，为留饮偏阻，是木火不伸[②]之象。饮留胸中，短气而渴，四肢历节痛，为肺不行气，脾不散精之象也。合三条而观之，心、肺、肝、脾，痰饮皆可留而累之矣。至伏饮，曰：膈上病痰，满

---

① 寒：原脱，据喻嘉言《医门法律》卷五痰饮留伏论补。

② 伸：原作“升”，据喻嘉言《医门法律》卷五痰饮留伏论改。

喘咳吐[1]，发则寒热，背痛腰疼，目泣自出，其人振振身瞤，剧则必有伏饮。言胸中乃阳气所治，留饮阻抑其阳，则不能发动。然重阴终难蔽晛，有时阳伸，忽而吐发。然伸而复屈，太阳不伸，作寒热、腰背痛[2]、目泣；少阳不伸，风火之化，郁而并于阳明土中，阳明主肌肉，遂振振身瞤而剧也。留饮之伏而不去，其为累更大若此。治法无大于用温药和之，而急以通其阳，若仲景苓桂术甘汤等，虽治支满目眩，可于此仿其意矣。

又曰：小儿慢脾风，痰饮阻塞窍隧，星附六君汤[3]以醒之。老人肾虚水泛，痰饮上涌，崔氏八味丸以摄之。若脾胃虚寒，饮食不思，阴气痞[4]塞，呕吐涎沫者，宜温其中。真阳虚者，更补其下。然热痰乘风火上入，目暗耳鸣，多似虚证，误行温补，转锢其痰，永无出路，医之过耳。

滞下门

刘宗厚曰：滞下之病，皆由肠胃日受饮食之积余不

---

① 满喘咳吐：原作“饮喘嗽吐”，据喻嘉言《医门法律》卷五痰饮留伏论及《金匮要略·痰饮咳嗽病脉证并治》改。

② 痛：原脱，据喻嘉言《医门法律》卷五痰饮留伏论补。

③ 汤：原作“阳”，据清抄本及嘉庆本改。

④ 痞：原作“痰”，据喻嘉言《医门法律》卷五痰饮留伏论改。

尽，留滞于内，湿蒸热淤，郁结日深，伏而不作，时逢炎暑大行，相火司令，又调摄失宜，复感酷热之毒，至秋阳气始收，火气下降，蒸发蓄积，而滞下之证作矣。以其积滞之滞行，故名之曰滞下。其湿热积淤，干于血分则赤，干于气分则白，赤白兼下，气血俱受邪矣。久而不愈，气血不运，脾积不磨，陈积脱滑，凝若鱼脑矣。甚则肠胃空虚，关门失守，浊液并流，色非一类，错杂混下，状如豆汁矣。脾气下陷，虚坐努力，便出色如白脓矣。其热伤血深，湿毒相淤，粘结紫色，则紫黑矣。其污浊积而欲出，气滞而不与之俱出，所以下迫窘痛，后重里急，圊不能便，起止不安，此皆大肠经有所壅遏，窒碍不得宣通故也。

尝见世方一偏，妄用兜涩，下以巴硇，或指湿热，与以淡渗，非其治矣。长沙论云：痢之可下者，悉用大黄之剂；可温①者，是姜附之类。河间亦言：后重则宜下，腹痛则宜和，身重则除湿，脉弦则去风，脓血稠粘以重药竭之，身冷如汗以重药导之，风邪内蓄宜汗之，鹜溏为痢当温之，在表者汗之，在里者下之，在上者涌之，在下者竭之，身表热内疏之，小便涩者分利之。用药轻重之别，又加详载。行血则便脓自愈，调气则后重自除。而丹溪又谓：有大虚大寒者，法当温补。观此治法，讵可胶柱鼓瑟？

① 温：原作“温用”，据清抄本及合刊本删去“用”字。

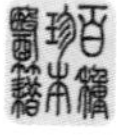

又有胃弱而闭不食，此名噤口痢。内格呕逆，火起上炎之象。此则胃虚木火乘之，是土败之贼也，多成危候。

李士材曰：治痢之法，庸工谓痛无补法，是以百无一补。而世之病痢者，十有九虚，请悉言之。气本下陷，而再行其气，后重不益甚乎；中本虚衰，而复攻其积，元气不愈竭乎？湿热伤血者自宜调血，若过行推荡，血不转伤乎；津亡作渴者自宜止泄，若但与渗利，津不转耗乎？且曰直待痛止方补，不知因虚而痛者，愈攻则愈虚，愈虚则愈痛矣。此皆本末未明，据有形之疾病，不思无形之元气也。是故脉来微弱者可补，形色虚薄者可补，疾后而痢者可补，因攻而剧者可补。尤有至要者，则在脾肾两脏，如先泄而后痢者，脾传肾，为贼邪，难治；先痢而后泄者，肾传脾，为微邪，易治。是知在脾者病浅，在肾者病深。肾为胃关，未有久痢而肾不损，故治痢不知补肾，非其治也。凡四君、归脾、十全、补中，皆补脾虚，未尝不善。若病在火衰，土位无母，设非桂附大补命门，以救脾家之母，则饮食何由而进，门户何由而固哉？后重，有邪迫而后重者，至圊稍减，未几复甚；虚滑而后要者，圊后不减，以得解愈虚故也。下后仍后重者，当甘草缓之，升麻举之。

噤口，食不得入，到口即吐。有邪在上膈，火气冲逆者，黄连、木香、桔梗、橘红、茯苓、菖蒲；有胃虚呕逆者，治中汤；有阳气不足宿食未消者，理中汤加砂仁、木香、陈皮、豆蔻；有肝气呕吐者，木香、黄连、茱萸、青皮、芍药之类；有积秽在下恶气熏蒸者，承气汤，石莲为末，陈米汤调下。石莲即莲子之老者，市中皆木莲，不可用。丹溪用人参、黄连，浓煎，加姜汁，细细呷之。但得呷下咽便开。

不治症

下纯血者死，如屋漏水者死，大孔如筒者死，唇若涂朱者死，发热不休者死。色如鱼脑、如猪肝者半死半生。脉细、皮寒，气少，前后泄痢，饮食不入，是谓五虚，死。惟用参附，十可救一。

喻嘉言曰：治疟之法，当从少阳；治痢之表，法亦当从于少阳，盖水谷之气，由胃入肠，疾趋而下，始焉少阳生发之气[①]不伸，继焉少阳生发之气转陷，故泛而求之阳明，不若专而求之少阳。俾苍天清净之气，足以升举，物产之味，自然变化精微，输泄有度，而无下痢奔迫之苦矣。况两阳所藏之精液，既已下泄，尤不可更发其汗。在伤寒经禁，明有阳明禁汗之条，而《金匮》复申下痢发汗之禁，所以当从少阳半表之法，缓缓逆挽其下陷之清气，俾身中行春夏之令。究竟亦是和法，其下陷之气已举矣。

凡先泄后痢者逆也，复通之而不已者虚也。脉微迟宜温补。脉弦数为逆，主死。产后痢亦宜温补。腹痛因肺金之气郁于大肠之间者，以苦梗发之，后用痢药。肛

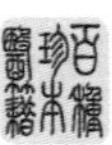

① 之气：原脱，据喻嘉言《医门法律》卷五痢疾论补。

门痛，热留于下也。初病身热，脉洪大，宜清之，黄芩芍药汤。病久身冷自汗，宜温之，理中汤。下血者，宜凉血活血，当归、黄芩、桃仁之类。风邪陷下者，宜升提之。湿热伤血者，宜行湿清热。下坠异常，积中紫黑血，而且痛甚者，此为死血，用桃仁、滑石行之。血痢久不愈者，属阳虚阴脱，用八珍汤加升举之药。甚有阵阵自下，手足厥冷，脉渐微缩，此为元气欲绝，急灸气海，用附子理中汤，稍迟无救。久痢[①]血，脉沉弱，诸药不效，十全大补加姜枣入蜜煎服。

治痢有标本先后：以肠胃论，大肠为标，胃为本；以经脉论，手足阳明为标，少阳相火为本。故胃受湿热，水谷从少阳之火化，变为恶浊，传入于大肠，不治少阳，但治阳明，无益也。少阳生发之气，传入土中，因而下陷，不先以辛凉举之，而以苦寒夺之，痢无止期矣。且病情有虚实，实者邪气实，虚者正气虚。七实三虚，攻邪为先；七虚三实，扶正为本。十分实邪，即为壮火食气，无正可扶，急去其邪，以留其正；十分虚邪，即为奄奄一息，无实可攻，急补其正，听邪自去可耳。

王节斋曰：痢是湿热、食积，治[②]者别五色以属五脏，白者伤气分，赤者伤血分，赤白相杂者气血俱伤，黄者食积。治法：泄肠胃之湿热，开郁结之气，消化积

① 痢：原作“则”，据喻嘉言《医门法律》卷五痢疾论及清抄本、嘉庆本改。

② 治：原作“三”，据王纶《明医杂著》卷二痢疾改。

滞，通风通用。其初只是下之，下后未愈，随证调之。痢稍久者，不可下，胃虚故也。痢多属热，亦在虚与寒者。虚者宜补，寒者宜温，年老人及虚弱者不宜下。主方：黄芩、黄连、白芍（此三味痢疾必用之药）、木香、枳壳、槟榔、炙甘草。

若腹痛，加当归、砂仁，再加木香、芍药。

若后重，加滑石，再加枳壳、槟榔、白芍、生用条芩。

若白痢，加白术、茯苓、滑石、陈皮。初欲下之，加大黄。兼食积，加山楂、枳实。

若红痢，加当归、川芎、桃仁。初欲下之，加大黄。

若红白相杂，加川芎、当归、桃仁以理血，滑石、陈皮、苍术以理气，有食积亦加山楂、枳实。

若白痢久，胃弱气虚，或下后未愈，去槟榔、枳壳[①]，减芩、连、芍，加白术、黄芪、茯苓、陈皮、砂仁，再加炙干姜。

若红痢久，胃[②]弱血虚，或下后未愈，减芩、连，加当归、川芎、熟地、阿胶、陈皮、白术。

若赤黑相杂，此湿胜也，小便赤涩短少，加木通、泽泻、茯苓、山栀，以分利之。

---

① 去槟榔、枳壳：原脱，据王纶《明医杂著》卷二痢疾补。

② 胃：下原有“气”字，据王纶《名医杂著》卷二痢疾，系衍字，从删。

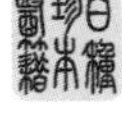

若血痢，加当归、川芎、生地、桃仁、槐花。久不愈，减芩、连、枳、槟，加阿胶、炒侧柏叶、黑干姜、白术、陈皮。

若久利后重不去，此大肠坠下，去槟榔、枳壳，用条芩加升麻以提之。

若呕吐食不得下，加石膏、陈皮、山栀，入姜汁，缓呷之，以泄胃口之热。

如气血虚而痢者，四物汤加人参、白术、陈皮、芩、连、阿胶之类以补之，而痢自止。

若寒痢，用黄连、木香、酒芍、当归、炙干姜、砂仁、厚朴、肉桂之类。

若误服湿热之药止涩之，虽积久亦宜用前法以下之，下后方调之。若下之未愈，又用前法调理而久不愈，此属虚寒滑脱，宜用温补①，更加龙骨、赤石脂、粟壳、乌梅等收涩之药。

张景岳曰：凡治痢疾，最当察虚实、辨寒热。此泄痢中最大关系，而阴阳之诊为尤急。如实症，必形气强壮，脉息滑实，或素纵口腹，多胀满坚痛，及年少新病，脾气未损者，方可用治标之法，行之利之泄之。若虚症，形体薄弱，颜色青白，脉虽紧数而无力无神，脉见真弦，中虚似实；或素禀阳衰，素多痰积②；或偶犯

---

① 温补：原作“补寒”，据清抄本、嘉庆本改。

② 痰积：原作“淡薄”，据《景岳全书》卷二十四杂证谟·痢疾改。

生冷，偶中雨水阴寒，总惟脾弱之辈，多有此症。

寒热之辨：果热则必畏热而喜冷，不欲衣被，渴其饮水，小便热涩而痛，下痢纯血鲜红，脉滑实有力，形躁急多烦。若无此症而泄痢不止，必是虚寒。

至于阴阳之用，欲其相济不欲其相贼，阳贼阴则为焦枯，阴贼阳则为寂灭。盖阴常喜静而恶动，阳常喜暖而恶寒。及其相贼，阴畏阳之亢，所以阴遇阳邪，非枯即槁；阳畏阴之毒，所以逢阴寇，不走即飞。凡诸病剧而有假真疑似者，即其症也，而尤于伤寒痢疾为最。

今之痢甚者，多见上下皆有热证，而实非真热，如烦则似热非热，躁则似狂非狂，懊侬不宁，莫可名状，此非真热之证也。盖以精血败伤，火中无水，而阴失其静，故烦躁若此也。

又如飞于上则为口渴、喉疮，或面红身热；走于下则孔热、孔痛，便黄便血，此非实热症也。盖以水火相刑，阳为阴逐而火离其位，故飞走若此也。今人但见此等症，佥曰热矣，而讵知烦躁之为阴虚，飞走之为阳虚耶？

且如肌表皆有[①]热症，本当恶热，而反不舍衣被，或脐腹喜暖，宜熨宜按者，此外虽热而内有寒也。

又如九窍皆有热症，必喜冷饮，然口虽欲寒而腹畏之，或寒冷下咽，反增呕恶腹疼，或噎塞不行，反生胀

① 有：原作“由”，据《景岳全书》卷二十四杂证谟·痢疾及清抄本、嘉庆本改。

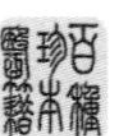

闷，或口舌[①]虽有疮痛而反欲热汤，此则上下虽热而中焦有寒也。此[②]外有阳气素弱，脉色少神等症，若再犯寒凉，必致飞者益飞，走者益走，欲孤阳之不灭，不可得也。

凡治此者，但能引火归源，使丹田暖则火就燥，下元固则气归精，此阴阳颠倒之神理也。

凡泄痢腹痛，有实热虚寒之辨。实热或因食积、火邪，然多胀满坚硬，痛而拒按。此属停滞，微则行之，甚者逐之。火邪显有内热，清之利之。大都邪实于中者，必多气逆，治法无论是食是火，皆当行气为先。

虚寒者由寒气之在脏，故腹痛也。盖元气不足于内，则虽无外受寒邪，而中气不暖，即寒症也。泄痢不止，胃气受伤，膏血切肤，安能不痛？此其为痛，乃因剥及肠脏而然。凡寒侵脏腑，及络脉受伤，血动气滞者，皆能为痛。但察其不实不坚，喜按熨胸腹，似饥而不欲食，胃脘作呕，而多吞酸，无实热等症，总属虚寒。速宜温养脾胃，不得再加消伐。如痛之甚，少加木香以顺其气，或多加当归以和其血，俟痛稍减，则当去此二味。盖又恐木香之耗气，当归之滑肠也。盖寒在下焦而作痛，必加吴茱萸。或痛不至甚，只以温补脾肾为主，使脾胃安则痛自止。

---

① 舌：原作“苦”，据《景岳全书》卷二十四杂证谟·痢疾及清抄本改。

② 此：原脱，据《景岳全书》卷二十四杂证谟·痢疾补。

泄痢之症，必多口渴，当审其有火无火。若火盛熏脾烁胃，津液耗竭，好饮冰水，多而不厌，随饮随消者，此热渴，治宜凉也。若虽饮水而不至甚多，或是喜凉，复不喜凉，此即寒聚于中，而无根之火浮载于上，不宜凉也。于喜热喜凉，即可辨其寒热。似渴者干也，非渴也。口虽干而不欲汤饮，则尤非热症。盖水泄于下，必津涸于上，故不免于渴。渴而欲饮，正以内水不足，欲得外水以相济也，讵必皆因于火乎？且气为水母。其有气虚不能生水者，必补其母；土为水生，其有脾虚不能约水者，必强其主，而渴止矣。使能不治其渴，而治其所以渴，何渴病之有？

凡痢小水必多不利，其寒热虚实，大宜详察。若暴注之泄，清浊不分，水谷并归于大肠，其不利者暂也。若非其热，则或以中寒而逼阳于下，或泄痢亡阴而水亏色变，或下焦阳气不暖而水无以化，或妄用渗利和涕逼汁干者，俱有之。但察其三焦无火，则虽黄虽涩，纵皆亡阴亡液之症，速当培补真阴，是为良法。

凡里急后重，病在广肠下肛，其病本则在脾胃，凡热痢、寒痢、虚痢皆有之，不得尽以为热也，盖中焦有热，则热邪下迫；中焦有寒，则寒邪下迫；脾胃气虚，则气陷下迫。欲治此者，当散其所因，以治脾胃之本，则无有不愈。然病在广肠，已非食积，而所留者，惟下陷之气，气本无形，故虽欲出而实无所出，是皆气之使然耳。河间谓行血则便脓自愈，调气则后重自除，是固然矣。然调气之法，如气热者凉之，寒者温之，虚者补

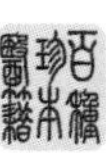

之，陷者举之，皆调也，必使气和，乃为调气。若但以木香、槟榔、当归、大黄行血散气之属，谓之调和，不知此所以行散者，皆中焦之气，气既下陷，而复行之散之，则气必更陷，其能愈乎？

痛有大孔痛者，脾胃不和，水谷之气失其正化，而浊恶难堪之味出之孔道，此痛之不能免也。又若火因泄陷，阳为阴逐，则胃中阳气并逼于下，无从解散，此肿之所由生也。故寒痢、热痢皆为肿痛，痢多则痛多，痢少则痛少，痛与不痛，亦由气之陷与不陷耳。治此者，但治其痢，则痛肿自散。

凡积聚之辨，果以饮食之滞，或积聚成块，或胀满硬痛，不化不行，乃谓之积，所当逐也。至于脓垢，非糟粕之属，实附肠著脏之脂膏，皆精血之属也，无论瘦人、肥人，皆有此脂。今之患此者，必以五内受伤，脂膏不固，故日剥而下。若脏气稍强，则随去随生。若脏气剥削殆尽，或以久泄久痢，但见血水，及如屋漏者，此败竭极危之候也，惟安之固之，犹恐不及. 况攻之逐之，用苦寒以滑之利之乎？

凡痢纯血鲜红者多热症，以火性急速，迫而下也。紫红、紫白者少热症，以阴凝血败，损而然也。纯白者无热症，以脏寒气薄，滑而然也。然有以无红而亦因热者，此亦暴注之类，而非之痢之谓也。有以红紫虽多而不可言热者，此以阴络受伤，而非暴注之比也。黄深而秽臭者，此有热症。若浅黄色淡不甚臭，或兼腥馊气者，此即不化之类，皆寒症也。黑而脓厚大臭者，此焦色也，多有火症。若青黑而臭薄者，此肝肾腐败之色也。凡痢之见血者，无非阴络受伤，或寒或热，但伤络脉，则无不见血，故不可必认为热，当以脉色形气兼而察之，庶不误耳。

凡痢有发热者，似乎属火，然实热之证，反未必发热。惟痢伤精血，阴虚水亏者，多为热症。或虚中有火，脉见有力，惟保其阴。若脉本无力，全属虚火，宜壮水补阴，六味、八味。若阴虚格阳为外热，则胃关煎、右[①]归饮。

一噤口不食，最危急之候。丹溪以胃口热甚用黄连、人参治之，不知噤口不皆实热，而虚寒者居多。果火郁胃中，脏腑必多炽热，脉见洪数。若察其胃口无胀满、火邪，但见其有出无入，脏气不能容受。一由脾胃之弱，或呕恶、恶闻食臭，或饥不能食，此以中焦不运，责在脾也。一由肾气之弱，命门不暖，则大肠不固，小肠不化，而胃气不能行，此以下焦失守，化源无主，责在肾也。欲健中焦，非参、术、姜、草之属不可。欲实下焦，非熟地、附子、吴茱萸、肉桂之属不可。脾肾强而食自入，其理甚明矣。

① 右：下原有“关”字，据《景岳全书》卷二十四杂证谟·痢疾，系衍字，从删。

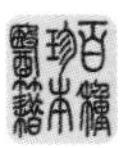

吐泻门　霍乱　水泄　脾泻　肾泻

张子和曰：风、湿、暍三气，合而成霍乱吐泻转筋，风应厥阴肝木，湿应太阴脾土也。又曰：厥阴所至，为胁痛呕泄；少阳所至，为呕涌；太阳所至，为中满霍乱吐下；太阴所至，为濡化也。转筋者，风主肝，肝主筋，风急甚，故转筋也。吐者暍也，火主心，心主炎上，故呕吐也。泄注者，土主湿，脾湿下注，故泄注也。脾湿，土气为风木所克，土化不行矣。亢无雨，火盛过极，上怒发焉，甚则雷霆骤雨，大水横流，山崩岸落，讵非太阴怒发之象耶？故人病心腹满胀、肠鸣，而为数便，甚则心痛胁胀，呕吐霍乱，厥发则注下，跗肿身重。启元子谓已上病症，皆脾湿所生，是矣。

王海藏曰：夫呕吐而利者，霍乱也。三焦者，水谷之道路。邪在上焦者，则吐而不利；邪在下焦者，则利而不吐；邪在中焦，既吐且利。以饮食不节，冷热不调，清浊相干，阴阳乖隔，遂成霍乱。挥霍撩乱，重也；吐利而已，轻也。风湿暍外至，生冷硬内生，内外合而为病。六淫所伤，各有先后；饮食所滞，各有多少；内外传变，各有轻重。以经脉脏腑，随所应见治之。吐利止后，见外症者，只作外伤治之。

薛立斋曰：泄泻，米食所伤，用六君子加谷芽；面食所伤，加麦芽；肉食所伤，加山楂。若兼寒热作呕，乃肝木侮脾土，用六君子加柴胡、生姜。兼呕吐腹痛，手足厥冷，乃寒水侮土，六君加姜、桂；不应，用钱氏益黄散。若元气下陷，发热作渴，肢体倦怠，用补中益气汤。若泄泻色黄，乃脾土之真色，用六君加木香、姜、桂。若泻在五更，清晨饮食少思，乃脾肾虚弱，五更服四神丸，日间用白术散；如不应，或愈而复作，或饮食少思，急用八味丸补命门火，以生脾土为善。

朱丹溪曰：泄泻有湿、火、气虚、痰积、食积。湿用四苓散加苍术，甚者苍白二术同加，燥湿并渗泄。火用四苓散加木通[①]、黄芩，伐火邪。痰积宜豁之，用海粉、青黛、黄芩、神曲，糊丸服之。在上者用吐提，在下陷者宜升提之，用升麻、防风。气虚用人参、白术、炒芍药、升麻。食积二陈汤和泽泻、苍术、白术、山楂、神曲、芎䓖，或吞保和丸。泻水者仍用五苓散。久病大肠[②]气一泄，用熟地半两，炒白芍、知母各三钱，升麻、干姜各二钱，炙甘草一钱，为末，粥丸服之。仍用艾炷[③]于百会穴灸三壮。脾泻当补脾气，健运后常用炒白术四两，炒神曲三两，炒芍药三两半，冬月及春初用肉豆蔻代之，或散或汤，作饼子尤佳。脾泄已久，大肠不禁，此脾已脱，宜急涩之，以赤石脂、肉豆蔻、干[④]姜之类。

---

① 通：原作“香”，据《丹溪心法》卷二泄泻改。

② 肠：原作“伤”，据《丹溪心法》卷二泄泻及清抄本改。

③ 炷：原作“注”，据《丹溪心法》卷二泄泻及清抄本改。

④ 干：原作“甘”，据《丹溪心法》卷二泄泻改。

戴元礼曰：凡泻水腹不痛者，是湿。饮食入胃不住，或完谷不化，是气虚。腹痛泄水，肠鸣，痛一阵泻一阵，是火。或时泻[①]，或时不泻，或多或少，是痰积。腹痛，甚而泻，泻后痛减者，是食积。

王节斋曰：凡泄泻病，误用参、芪等甘温之药，则病不能愈，而或变为黄瘅，盖泻属湿，甘温之药能生湿热，故反助病邪，久则湿热甚，而为瘅矣。惟用苦温、苦寒之药以治之则愈，若寒泻湿热，苦温除湿寒也。泄止后脾胃虚弱，方可参、芪之药以补之。

赵养葵曰：泻痢，东垣著脾胃之论，其间治脾泄之症，庶无余蕴矣，特未及乎肾泄也。仲景云：下利[②]不止，医以理中与之，利[③]益甚。理中者，理中焦也。此利[④]在下焦，当以理[⑤]下焦法，则愈矣。昔赵以德云：闻先师言泄泻之症，其类多端，得于六淫、五邪、饮食所伤之外，复有杂合之邪，似难执法而治。乃见先师治气暴脱而虚，顿泻不知人，口眼俱闭，呼吸甚微，凡欲绝者，灸气海，饮人参膏十余斤而愈。治积痰在肺，致其所合大肠之气不固者，涌出上焦之痰，则肺气不降，而大肠之虚自复矣。治忧思太过，脾气结而不能升举，

---

① 泻：原作“泄”，据清抄本改。

② 利：原作“痢”，据《伤寒论》及清抄本、嘉庆本改。

③ 利：原作“痢”，据《伤寒论》及清抄本、嘉庆本改。

④ 利：原作“痢”，据《伤寒论》及清抄本、嘉庆本改。

⑤ 理：原作“痢”，据《伤寒论》及清抄本、嘉庆本改。

陷入下焦而成泄泻者，开其郁结，补其脾胃，使谷气升发也。治阴虚而不能司禁固之权者，峻补其肾而愈也。凡此之类甚多，先生治之，圆机活法，无他，熟在《内经》耳。经曰：肾主大小便。又曰：肾司开阖。又曰：肾开窍于二阴。肾既虚衰，则命门之火熄而水独治，故每天五更天明时，正亥子水旺之刻，故特甚也。惟八味丸以补其阳，则肾中之水火既济，而开阖之权得宜，况命门之火旺，火能生土，而脾亦强矣。古方有椒附丸、五味子散，皆治肾泄之神方，不可不考也。

秦越人《难经》有大瘕泄者，即肾泄也。注云：里急后重，数至圊而不能便，茎中痛。世人不知，误为滞下，治之祸不旋踵。此是肾虚之症。

《褚氏精血论》中云：精已耗而复竭之，则大小便牵痛，愈痛则愈便，愈便则愈痛，须以补中益气汤倍升麻送四神丸，又以八味丸料加五味子、茱萸、补骨脂、肉豆蔻，多服乃愈。此等症候，以利药致损元气，肢体肿胀而毙者，不可枚举。

方约之曰：久泄肠胃虚脱，止涩之剂不得已而用之，又用药不可太苦太甘，太苦则伤脾，太甘则生湿。惟当以淡剂利窍为最，以渗湿燥脾为主。症虽分湿、火、虚、寒、痰、食六者之殊，而三虚不可不察。三虚者，脾虚、肾虚、肝虚也。脾虚饮食所伤也，肾虚色欲所伤也，肝虚忿怒所伤也。饮食伤脾，不能运化；色欲伤肾，不能闭藏；忿怒伤肝，木邪克土，皆令泄泻。

又尝论之：泻泄、痢、疟，同乎一治，多由暑月脾

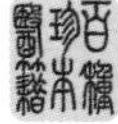

胃气虚，饮食伤损所致。才伤便作，则为泄泻；停积既久，则为疟痢。而疟与痢又有分别：饮食与痰，充乎胸胁，则为疟疾；饮食为积，胶乎肠胃，则为痢症。古人谓无痰不成疟，无积不成痢，有以哉。

王海藏曰：吐泻转筋，身热脉长，阳明本病也，宜和中，四君、平胃、建中选用。自汗脉浮者，四君加桂。胁下痛，脉弦者，建中加木瓜柴胡汤，平胃加木瓜亦可。如吐泻后大便不通，胃中实痛，四君加大黄主之。如腹中痛，体重，脉沉细，四君加芍药、高良姜。四肢拘急，脉沉迟，属少阴，四君加姜、附、厚朴。四肢厥冷，脉微缓，属厥阴，建中加附子、当归。

张景岳曰：泄泻之本，由于脾胃受伤，则水反为湿，谷反为滞，精华之气不能输化。惟脾强者滞去则愈，此可以清利攻逐也。脾弱者因虚，所以易泻[①]，因泻[②]所以愈虚。盖关门不固，则气随泻[③]去，气去则阳衰，而寒从中生。且阴寒之性降下，必及肾，故泻[④]多亡阴，谓亡其阴中之阳耳。所以泄泻不愈，必自太阴传

---

① 泻：原作“泄”，据《景岳全书》卷二十四杂证谟·泄泻改。

② 泻：原作“泄”，据《景岳全书》卷二十四杂证谟·泄泻改。

③ 泻：原作“泄”，据《景岳全书》卷二十四杂证谟·泄泻改。

④ 泻：原作“泄”，据《景岳全书》卷二十四杂证谟·泄泻改。

于少阴，而为肠澼，讵非降泄之甚，而阳气不升，脏气不固之病乎？若复以寒凉攻逐，无不致败。

先哲曰：治泄不利小便，非其治也。然小便不利，其因非一，宜详辨之。如湿胜而不利，以水土相乱，并归大肠而然也。热胜而不利，以火乘阴分，水道闭泻而然也。有寒泻而不利，以小肠之火受伤，气化无权也。有脾虚而不利，以土不制水，清浊不分也。有命门火衰而不利，以真阴亏损，元精枯涸也。凡此小水不利之候，惟暴注新病，形气强壮者可利。若病久形不足，脉症多寒，形气虚弱者不可利。盖虚寒之泄，本非水有余，实因火不足；本非水不利，实因气不行。倘不察其所病之根，未有不愈利愈虚，而速其危者矣。

又气泄症，必先怒时挟食，随触而发。此肝、脾二脏受病，法当补脾之虚，顺肝之气。但虚实有微甚，宜分轻重治之。

程郊倩曰：凡病至而能奠定治安者，全赖脾胃之气为之主。今则邪犯中焦，卒然而起，致令脾胃失其主持，一任邪之挥霍，呕吐不利，从其治处而扰乱之。毋论受寒中暑及挟饮食之邪，皆属中气乖张，阴邪来侮。以其病阴而症则阳，变治为乱，是名霍乱。故中虚受扰，外气辄亦失治，病发热、头痛、身疼、恶寒，夹此吐利而来，其脉则微涩。此属正虚邪胜，阳微阴扰，舍温经散寒、扶阳抑阴外，均非其治。自其初证言之，其有头疼、发热、身疼痛之表症，要以分寒热而治。热多饮水者，五苓散主之，于温经植土中，彻其寒水；寒多

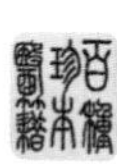

恶饮水者，理中丸主之，一意温中补土。若恶寒脉微复利[①]，利[②]止为亡血，所以更复发热，四逆加人参汤主之，助阳生阴，务复尽真阳为主。若吐利止而身痛不休，当消息和解其外，宜桂枝汤小和之。若吐利汗出，发热恶寒，四肢拘急，手足厥冷者，与既吐且利，水便复利，而大汗出，下利清谷，内寒外热，脉微欲绝者，四逆汤主之，回阳救急，交通其气，用仲景之法可耳。

疟疾门

缪仲淳曰：经云：夏伤于暑，秋必痎疟。疟论一篇，发明已详。盖其间中气不足，脾胃虚弱，暑邪乘虚客之而作，虽随经随症投药解散，必先清暑益气，调理脾胃为主。有食者兼消导夺食，有风兼散风，有老痰、伏饮者，兼豁痰逐饮，感瘴疠者兼消瘴疠，汗多者固表，无汗者解表，泄利兼升发、利小便，便燥者兼益阴润燥。久而不解，必属于虚，气虚补气，血虚补血，两虚者气血兼补，非大补真气，大健脾胃不得瘳也。

盖疟邪由于中气虚，破气则伤中气，邪不能解，甚则中满不思饮食，作泄，恶寒口干。惟伤食宜消，不同此法。若误下则邪气陷于内，变为滞下，或腹痛、肿胀、呕恶、不思食。凡破气下泄药，切戒勿用。宜清暑

① 利：原作“痢”，据嘉庆本改。

② 利：原作“痢”，据嘉庆本改。

益气，健脾开胃，兼消痰。

宜分脏腑、手足六经所见症施治。先清暑热，宜服白虎汤加减，消息用之。其药俱宜黄昏煎以井水，澄冷，露一宿，五更时温服。盖疟乃暑邪，得露则散也。

若足太阳见症，其人腰痛、头痛、头重、寒从背起，先寒后热，熇熇暍暍然，热止汗出难已，或遍身骨痛，小便赤，宜羌活、广皮、黄芩、前胡、甘草、猪苓、知母。若渴者，即兼阳明，宜加石膏，倍知母、麦冬。渴而汗少，加葛根。若涉深秋，或入冬，宜多加姜皮。因虚加人参。虚汗多加黄芪、桂枝，汗止即止，桂枝不可多用。若病人素有热，去桂枝，以芍药、五味代之。若发于阴，并加当归。小便短涩，与六一散二三服，下午服理脾健胃药橘红、豆蔻、茯苓、山楂、麦芽、藿香、人参、白术、白芍、扁豆。有肺火者，去参、术，加麦冬、钗斛、乌梅肉。停食者必恶食，加消导药、食消即已，多服则损中气。胃家素有湿痰者，其症不渴、寒多，方可用半夏、橘红、二术，大剂与之。呕甚者兼用姜皮。

若症见足阳明，其人发热头痛，鼻干，欲引饮，目眴不得眠，甚则烦躁，畏火光、人声、木声，可加葛根。虚而作劳者，加人参。汗多加白术。痰多加贝母、橘红。寒热俱盛，指爪见紫暗者，加桂枝。久而不解，用人参、姜皮两许，下午服理脾健胃药如前。

若症见足少阳经，其人往来寒热，口苦耳聋，胸胁痛或呕，宜服小柴胡汤。渴者去半夏，加石膏、麦冬。

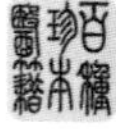

肺热去人参，加知母，倍加麦冬。有痰不渴，本方加贝母、白术、茯苓、姜皮。病人阴虚而有热者，虽呕恶，忌用半夏、生姜，宜竹茹、橘红、麦冬、茯苓、乌梅代之。已上三阳经疟。

邪在三阳，药宜辛寒，如石膏、知母、柴胡，甘寒如葛根、麦冬、竹叶、粳米，苦寒如黄芩之类为君，乃可以散暑邪，除热渴，坠头痛。兼寒甚者，则间用辛温，如姜皮、桂枝以为向导，以伏其邪，则病易退。凡寒甚者，病因于虚，或作劳者，亦因于虚，皆宜甘温，以人参、黄芪、白术为君，佐以辛甘，如桂枝、姜皮之属。脾胃虚弱，饮食不消者，则补之以参术，佐以消导，如白豆蔻、麦芽、砂仁、草豆蔻、枳实、陈皮、山楂之属。在阴分者，则以当归、牛膝为君，佐以姜、桂。如热甚而渴，去姜、桂，加知母、麦冬、竹叶、牛膝、鳖甲。

若足厥阴经，其症先寒后热也，色苍苍然，善太息，甚者状如欲死，或头疼而渴，宜先服三黄石膏汤加鳖甲、柴胡、陈皮，以祛暑邪，后用当归、鳖甲、牛膝、柴胡。如热甚而渴，加花粉、麦冬、知母。如脾胃薄弱或溏泻，去当归，加人参。寒甚者，加桂枝、姜皮、人参。

足太阴见症，先寒后热或寒多。若脾疟，必寒从中起，善呕，呕已乃衰，然后发热，热过汗出乃已，热甚者或渴，否则不渴，喜火，宜服桂枝汤、建中汤。虚者以人参、姜皮各两许。有痰加术、陈皮。

足少阴见症，寒热俱甚，腰痛脊强，口渴，寒从下起，小便短赤，宜先服人参白虎汤加桂枝，以祛暑邪，后用鳖甲、牛膝。热甚者，加知母、麦冬。寒甚者，加桂枝。呕则兼加姜皮。如热甚而呕，去桂枝、姜皮，加竹茹、人参、陈皮。肝肾同一治也。已上三阴经疟。

夫疟病多挟痰，以故热痰须用贝母为君，竹沥、竹茹、花粉、橘红、茯苓佐之。如寒痰发热不渴者，用半夏、白术、陈皮为君，加生姜皮。

疟病多挟风，有风者必用何首乌为君，白术、陈皮为臣，葛根、姜皮、羌活佐之。不头痛除羌活。

劳疟病人阴不足，或作劳，或房劳，发于阴，或间日，或二日、三日一发，为病深，以鳖甲、牛膝、何首乌为君，陈皮为佐。发于夜而便燥者，加当归，脾虚弱者勿加。

薛立斋曰：疟因脾胃虚弱，饮食停滞，或外邪所感，或郁怒伤脾，或暑邪所伏。审系饮食停滞，用六君子加桔梗、苍术、藿香。外邪多而饮食少，用藿香正气散。外邪少而饮食多，用人参养胃汤。劳伤元气，用补中益气汤。若郁怒所伤，用小柴胡兼归脾汤，随证加减用之。病作时大热躁渴，以姜汤乘热饮之，此截疟之良法也。每见发时饮啖生冷，多致脾胃虚损。大抵属外感者主以补养，佐以解散，其邪自退。审系劳伤元气，虽有百症，但用补中益气，其病自愈。若外邪既退，即补中益气，以实其表。若过用发表，亏损脾胃，皆致绵延难治。凡此不问阴阳日夜所发，皆宜补中益气，此不截

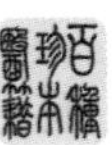

之截也。

夫人以脾胃为主，未有脾胃实而患疟痢者。若专主发表、攻里、降火、导痰，治其末而忘其本也。然此乃疟之大略，如不应，当分六经表里而治之。

大凡久疟多属元气虚寒，盖气虚则寒，血虚则热，胃虚则恶寒，脾虚则发热，阴火下流则寒热交作，或吐涎不食，战栗，泄泻，手足逆冷，皆脾胃虚弱，但补中益气，诸症悉愈。

喻嘉言曰：夫人四体安然，外邪得入而疟之，每伏藏于半表半里，入而与阴争则寒，出而与阳争则热。半表半里者，少阳也。寒热往来，亦[①]皆少阳所主。谓少阳而无他经之症则有之，谓他经而全不涉少阳，则不成其为疟矣。

柴胡汤本阴阳两停之方，可随疟邪之进退以为进退，如加桂枝、干[②]姜，则进而从阳，痹著之邪可以开矣；加黄芩、黄连，即退而从阴，暑留之邪，亦可以解矣。

咳嗽门

徐叔拱曰：咳嗽为患，所感不同，内分经络脏腑，外辨风寒暑湿燥火，冷热虚实之因。咳者声重，从丹田

---

① 亦：原作“一”，据喻嘉言《医门法律》卷五疟证论改。

② 干：原作“甘”，据喻嘉言《医门法律》卷五疟证论及清抄本改。

下起，连咳不已，为肺气伤而不清；嗽者声轻，在上焦中起，因脾湿动而为痰。咳嗽者，有痰有声，痰从声出，痰出而声方止是也。

治之当随脏腑四时，伤感之因，七情内伤，五脏相胜而辨治之。推其何因何脉，以用何药。假令脉浮缓为风，风宜发散，非麻黄、细辛、旋覆花、前胡之属，金沸草散、参苏饮之类，则不能散其风邪。

脉弦紧为寒，寒宜温解，非干姜、官桂、款冬、佛耳草之属，理中汤、温肺汤之类，则不能温其寒邪。

脉虚软为暑，暑当清之，非柴胡、黄芩、地骨皮之属，六和汤中加麦冬、乌梅之类，则不清其暑毒。

脉沉涩为湿，湿当燥之，非苍术、白术辈，不换金正气散、白术散之类，则不能燥其湿。

脉弦滑，在胃中及气口则为痰，痰当利之，非白芥子、皂角、石碱、二陈汤、导痰汤之属，非半夏、南星、茯苓、陈皮之类，则不能去其痰涎。

脉浮盛在气口者，则为气，气当舒之，非紫苏、香附、枳壳、并香砂二陈汤、紫苏子汤、加减三奇汤之属，则不能升降郁结之气。脉虚弱渐细者为虚，虚宜温补，非钟乳、阿胶、黄芪、人参不能补肺之虚。虚而极，作喘急，又当暖补镇坠于下。

脉弦细数者为虚劳，劳则当滋养血气，非人参、天冬、五味子、当归之属，并黄芪鳖甲散、秦艽鳖甲散之类，则不能滋养荣卫。

脉沉实有力者为气实，气实则当泄之，非葶苈、桑

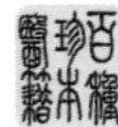

皮之属，以泻白散、平肺汤之类，则不能以泻肺之实。

脉濡而弱者，为肺气耗散，则宜敛之，非粟壳、诃子、乌梅酸涩之类，提金散、细辛五味汤之属，则不能收敛肺气。

中间止有散敛二法，散者为解散寒邪，敛为收敛肺气也。宜散而敛，则敛住寒邪，为害匪轻；宜敛而散，走泄正气，害亦非小。且如感风咳嗽，已经发散，表虚复感，虚邪相乘，又为喘咳，若欲散风则愈重，若收敛又滞其邪，当先清解，渐次敛之，喘嗽自止矣。

喻嘉言曰：内伤之咳，治各不同。火甚壮水，金虚崇土，郁甚舒肝，气逆理肺，食积和中，房劳补丁。内已先伤，药不宜峻。

李士材曰：咳虽肺病，五脏六腑皆能致之。晰其条目，经文尚有漏义；总其纲领，不过内伤外感而已。

风寒暑湿伤其外，则先中于皮毛，皮毛为肺之合，肺邪不解，他经亦病，此自肺而后传于诸脏也；欲劳情志伤于内，则脏气受伤，先由阴分，而病及上焦，此自诸脏而后传于肺也。

自表而入者，病在阳，宜辛温以散邪，则肺清而咳愈；自内而生者，病在阴，宜甘以壮水，润以养金，则肺宁而咳愈。

大抵治表者药不宜静，静则流连不解，变生他病，故忌寒凉收敛，如《五脏生成》篇所谓肺欲辛是也；治内者药不宜动，动则虚火不宁，燥痒愈甚，故忌辛香燥热，如《宣明五气》篇所谓辛走气，气病无多食辛是也。

然治表者虽宜动以散邪，若形病俱虚者，又当补中气而佐以和解。倘专于发散，恐肺气益弱，腠理益疏，邪乘虚入，病反增剧也；治内者虽宜静以养阴，若命门火衰，不能归元，则参、芪、桂、附在所必用，否则气不化水，终无补于阴也。

随所症而调治，在老人、虚人，皆以温养补脾为主，稍稍治标可也。

赵养葵曰：肺为清虚之腑，一物不容，毫毛必咳。又肺为娇脏，畏热畏寒，火刑金故嗽，水冷金寒亦嗽，故咳嗽者必责之肺。而治之之法，不在于肺而在于脾，不专在脾而又归重于肾。盖脾者肺之母，肾者金之子，故虚则补其母，虚则补其子也。如外感风寒而咳嗽者，今人率以麻黄、枳壳、紫苏之类发表散邪。果系形气俱实，一汗而愈。若形气病气俱虚，宜补脾为主，而佐以解表之药。古人所以制参苏饮中必有参，桂枝汤中有芍药、甘草，解表兼实脾也。脾实则肺金有养，皮毛有卫，已入之邪易以出，后来之邪无自入矣。

又《仁斋直指》云：肺出气也，肾纳气也。肺为气之主，肾为气之本。凡咳嗽暴重，动引百骸，自觉气促，脐下逆奔而上者，此肾虚不能收气归元，当以地黄丸、安肾丸主之，毋徒从事于肺。此虚则补子之义也。

有火烁[①]肺金而咳嗽者，宜清金降火。然清金降火

---

① 烁：原作“燥”，据赵养葵《医贯》卷四·咳嗽论及清抄本改。

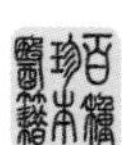

之理，补北方正所以泻南方也，滋其阴即所以降火也。自王节斋论酒色过度损伤肺肾真阴者，不可服参芪，服之过多则死，盖恐阳旺而阴消也。此说行，而世之治阴虚嗽者，视参芪为砒毒，以知柏为灵丹。反不如能寡欲而不服药者，可绵延得活，可悲也。盖病起于房劳亏损真阴，阴虚而火上刑肺金，金不能不伤。当先以壮水之主以补真阴，使水升而火降，随以参芪救肺之品，以补肾之母，使金水相生，则病易愈矣。

又有脾胃先虚，土虚不能制水，水泛为痰，子来乘母而嗽者。初虽起于心火刑金，因误服寒凉，致脾土受伤，寒水挟[①]木势而上，侵于肺胃，水冷金寒。粗工不达，尚谓痰火难除，寒凉倍进，不知此症须用六君子加炮姜以补脾肺，八味丸以补土母而引水归元，否则殆矣。

有嗽而声哑者，盖金实不鸣，金破亦不鸣。实则清之，破则补之。又须知少阴之络入肺中，循喉咙，挟舌本，肺[②]为之标，本虚则标弱，故声乱咽嘶，舌萎声不能前。

---

① 挟：原作“挨”，据赵养葵《医贯》卷四·咳嗽论及清抄本改。

② 肺：原脱，据赵养葵《医贯》卷四·咳嗽论及清抄本改。

卷之四　病能集二　杂证十一门

新安罗美东逸父

暑　证

王节斋曰：夏至后病热者为暑。暑者相火行令也，夏月人感之，自口齿而入，伤心胞络之经。其脉虚，或浮而大散，或弦细芤迟，盖热伤气则气消而脉虚弱。其为证，烦则喘渴，静则多言，身热而烦，心痛，大渴引饮，头痛自汗，倦怠少气，或下血、发黄、生斑，甚者火热制金，不能平木，搐搦不省人事。治暑之法，清心利小便最好。暑伤气，宜补其气为要。又有恶寒，或四肢逆冷，甚者迷闷不省，而为霍乱吐利①，痰滞呕逆，腹痛泻利②，此则非暑伤人，乃因暑而自致之病也。以其因暑而得，故亦谓之暑病，然治法不同也。

若行人或农夫于日中劳役得之者，是动而得之，阳

---

① 利：原作“痢”，据王纶《明医杂著》卷三暑病及清抄本，嘉庆本改。

② 利：原作“痢”，据王纶《明医杂著》卷三暑病及清抄本、嘉庆本改。

症也。其病必苦头痛、发躁热，恶热，扪之肌肤火热，必大渴引饮，汗大泄，无气以动，乃天热外伤元气也。宜清暑益气，用香薷、黄连、扁豆、人参、黄芪、五味、知母、石膏之类。

暑热发渴、脉虚，用人参白虎汤，或竹叶石膏汤。

若暑热之时，无病之人，或避暑热，纳凉于深堂大厦、凉台水阁，大扇风车，是静而得之，阴症也。其人必头痛恶寒，身形拘急，肢节疼痛而烦心，肌肤大热，无汗，此为阴虚所遏，使周身阳气不得伸越。宜用辛温之剂以解表散寒，用厚朴、紫苏、葛根、藿香、羌活、苍术之类。

若外既受寒，内复伤生冷瓜果之类，前药再加干姜、砂仁、神曲之类。此非治暑也，治因暑而致之病也。

若外不受寒，止是内伤冰水冷物，腹痛泄泻，或霍乱吐逆，宜缩脾饮，或理中汤加神曲、麦芽、砂仁、苍术，温中消食也。

若吐泻脉沉微者，不可用凉药，宜用大顺散加熟[①]附等分，或附子理中汤加炒白芍。

若既伤暑热，复伤生冷，外热内寒，宜先治其内，温中消食，次治其外，清暑益气，而以理脾为主。东垣立方，已兼此意。其用黄芪、升麻、人参、白术、甘

---

① 熟：原作“热”，据清抄本、嘉庆本改。

草、麦冬、当归、五味、黄柏、葛根，是清暑补气也；苍术、神曲、青皮、陈皮、泽泻，是补脾也。

朱丹溪曰：暑病之外，又有注夏，属阴虚元气不足。夏初春末，头疼脚软，食少体热者，宜补中益气汤去升柴，加炒黄柏、白芍。挟痰加半夏、橘红，或用生脉[①]汤。

喻嘉言曰：暑症，日中劳役而触冒其暑，此宜清凉，解其暑毒。若深居广厦，袭风凉，餐生冷，遏抑其阳而病者，一切清凉之方，即不得径情直施。如无汗，仍须透表，以宣其阳。如吐利[②]，急须和解，以安其中，甚者少用温药以从治之。故冒暑之霍乱吐泻，以治暑为主；避暑之霍乱吐泻，以和中温中为主，不可不辨也。

元丰朝立和剂局，萃聚医家经验之方，于中暑一门独详。夏月暑症，五方历试，见闻广耳。其取小半夏茯苓汤，不治其暑，专治其湿。又以半夏、茯苓，少加甘草，名消暑丸，见消暑在消其湿，名正言顺矣。其香薷饮，用香薷、扁豆、厚朴为主方。如热盛则去扁豆，加黄连为君，治其心火。湿盛则去黄连，加茯苓、甘草，治其脾湿。其缩脾饮，则以脾为湿所浸淫而重滞，于扁豆、葛根、甘草中，佐以乌梅、砂仁、草果，以快脾而去脾所恶之湿。甚则用大顺散、来复丹，以治暑症之多

① 脉：原作“麦”，据《丹溪心法》卷一中暑及清抄本改。

② 利：原作“痢”，据喻嘉言《医门法律》卷四热湿暑三气门及清抄本、嘉庆本改。

泄利[①]者，又即缩脾之意而推之也。医者于热湿虚寒，浅深缓急间酌而用之，其利溥矣。

而后来诸贤，以益虚继之。河间之桂苓甘露饮、五苓三石，意在生津液以益胃之虚。子和之桂苓甘露饮，用人参、葛根、甘草、藿香、木香，益虚之中又兼去浊。或用十味香薷饮，于局方五味中增参、芪、术、陈、木瓜，益虚以去湿热。

乃至东垣之清暑益气汤、人参黄芪汤，又补中实卫以去其湿热。肥白内虚之人，勿论中暑与否，所宜频服也。中暑必显躁烦热闷，东垣仿仲景竹叶石膏汤之制，方名清燥汤，仍以去湿为首务。夫燥与湿相反者也，而清燥亦务除湿，非东垣具过人之识，不及此矣。

又如益元散之去湿而加辰砂，则并去其热；五苓散之去湿而加人参以补其虚，加辰砂减桂以去热；白虎汤加人参以益虚，加苍术以胜湿。合之局方，则大备矣。然尚有未备者焉。

暑风一症，为心火暴甚，煎熬阴血，其卒倒类乎中风，而不可从风门索治。《百一选方》虽有大黄龙丸，初不为暑风．中暍[②]昏死，以此方灌之立苏。但其人阴血素亏，暑毒深入血分，此方慎不可用。《良方》复有地榆散，治中暑昏迷不省人事而欲死者，但用平常凉血

① 利：原作“痢”，据喻嘉言《医门法律》卷四热湿暑三气门及清抄本、嘉庆本改。

② 暍：原作“旸”，据清抄本、嘉庆本改。

之药，清解深入血分之暑风，良莫良于此矣。

中暑卒倒无知，名曰暑风。大率有虚实两途：实者痰之实也，平素积痰，充满经络，一旦感召盛暑，痰阻其气，卒倒流涎，此湿暍合病之最剧者也，宜先吐其痰，后清其暑，犹易为也；虚者阳之虚也，平素阳气衰微不振，阴寒久已用事，一旦感召盛暑，邪凑其虚，此湿暍病之得自虚寒者也，宜回阳药中兼清其暑，最难为也。

东垣曰：夫脾胃虚弱，至六七月间，人汗沾衣，身重短气，甚则四肢痿软，行走不正，脚欹眼花。黑欲倒者，此肾与膀胱俱竭之状也。当急救之，滋肺气以补水之上源。又汗多则津液伤，筋骨失养则痛或渴，不可作暑热治。

湿　证

《原病式》曰：诸痉强直，积饮痞膈，中满霍乱吐下，体重跗肿，肉如泥，按之不起，皆属于湿。

张三锡曰：湿有天之湿，雾露雨是也。天本乎气，故先中表之荣卫。有地之湿，水泥是也。地本乎形，故先伤皮肉筋骨血脉。有饮食之湿，酒水乳酪之类是也。胃为水谷之海，故伤于脾胃。有汗液之湿，汗液亦气也，止感于外。有人气之湿，太阴湿土之所化也，乃动于中。治外感之湿，当表散，大法湿在上甚而热者，平以苦咸，佐以甘辛，以汗为效而止。治内伤之湿，宜健

脾理胃，利小便。大抵皆宜发汗及利小便，使上下分消可也。

燥　证

张三锡曰：金者水之源，金受火克，不能生水而源于上，则不能荣养皮肤、肠胃、筋骨，诸燥症作矣。情欲无涯，精髓枯竭，劳神过虑，心血耗散，加以浓酒炙煿，辛香厚味，邪火弥炽，真水顿亏。在上则咽干口燥，在中则烦渴不已，在下则肠胃枯涩，为消渴，为噎膈，为经闭身热，为干嗽。治须养血生津，润泽肠胃，使源竭而复流，枝枯而再荣也。医者不察，谬指为火，大汗大下，复损津液，祸不旋踵。《原病式》曰：经云风、热、火同阳也，寒、燥、湿同阴也。然燥金虽属秋阴，而异于寒湿，故反同其风热。燥万物者莫熯于火，故火热胜金，气必衰而风生，风能胜湿，热能耗精，风热相扇而燥也。燥金主于收敛，劲切紧涩，故为病筋脉劲强紧急而口噤也。或消渴痿痹，筋缓毛落，色焦不润，二便阻塞，皆属金燥。如秋燥甚则草摇落，病之象也。是以手得血而能握，足得血而能步。燥之为病，血液衰少，不能荣养四肢百骸也。或病后曾服汗下药，及吐后、产后、老年见诸燥症，脉细涩或洪数者，俱属血液不足，补以润之。又纵欲人多肾虚，以肾主五液。

火　证

张景岳曰：君火者其化虚，相火者其化实。化虚者无形者也，其或衰或旺，惟见于神明。神惟贵足，衰则可畏也。化实者有形者也，其或热或寒，必著于血气。确有证据，方可以言火也。然君火衰则相火亦败，此以无形者亏及有形者也；相火炽则君火亦炎，此亦有形者病及无形者也。

故火得其正，即为阳气，此火不可无，亦不可衰，衰则阳气之虚也；火失其正，是为邪热，此火不可有，尤不可甚，甚则真阴之败也。然阳以元气言，火以病气言，病在元气者不得以火论。盖人之元气止于充足，焉得有余？既非有余，何以言火？所谓无形者其化虚也。惟病在形体者，乃可以察火症，盖其不在气即在血，所谓有形者其火实也。若以形质之间，本无热症可据，而曰此火也热也，是皆妄谈者矣。且火症即具，犹有虚实之殊，真假之异，其可不为详辨乎？

虚火病即假热症也。病有寒热真假之不同，真寒宜温，真热宜清，此正治也。而惟假热假寒为难治，如虚火之病源有二，虚火之外症有四。一曰阴虚者能发热，此以真阴亏损，水不制火也；二曰阳虚者能发热，此以元阳败竭，火不归源也。此病源之二也。至若外症，一曰阳戴于上，而见于头面咽喉之间者，此其上虽热而下则寒，所谓无根之火也；二曰阳浮于外，而发于皮肤肌

肉之间者，此其外虽热而内则寒，所谓格阳之火也；三曰阳陷于下，而见于便溺二阴之间者，此其下虽热而中则寒，所谓失位之火也；四曰阴亢乘阴，而见于精血髓液之间者，此其金水败而铅汞干，所谓阴虚之火也。此外症之四也。

证虽有四，本则惟二，阴虚阳虚尽之矣。第阴虚惟一金水败者是也，治法当壮水，壮水之法只宜甘凉。阳虚有三，上中下者是也，治宜益火，益火之法只宜温热，大忌清凉。但温热之效速，每一二剂便可奏功；甘凉之力缓，非多服不能见效也。然清凉之药，终损脾胃，如不得已，易以甘平。倘甘平未效，则惟有甘温之一法。斯堪实济，否则生气之机，终非清凉所能致也。此义最微，不可不察。

一火有虚实，故热有假真，而察之之法，总当以中气为主，而外寒外热无足据也。故凡假热之证，本中寒也；假寒之症，本中热也。中寒者原是阴症，中热者原是阳症，内有可据，本皆真病，又何假之有？

诸痹门

张子和曰：痹之为状，麻木不仁，以风寒湿三气合而成之。故《内经》曰：风气胜者为行痹。风则阳受之，故其痹行，旦剧而夜静。世俗不知，反呼为走注疼痛、虎咬之疾。寒气胜者为痛痹。寒则阴受之，故其痹痛[①]，旦静而夜剧。世俗不知，反呼为鬼忤。湿气胜者为著痹。湿胜则筋脉皮肉受之，故其痹著者而[②]不去，肌肉削而著骨。世俗不知，反呼为偏枯。

痹则从外入，所受之邪各有浅深，或痛或不痛，或仁或不仁，或筋屈而不能伸，或引而不缩，寒则虫行，热则缩缓，不相乱也。

皮痹不已，而成肉痹；肉痹不已，而成脉痹；脉痹不已，而成筋痹；筋痹不已，而成骨痹。久而不已，内[③]舍其合。若脏腑俱病，虽有智者不能善图也。

凡病痹，其脉沉涩。其病以湿热为源，风寒为兼，三气合而为痹。

李士材曰：痹病初在外，久而不去，则各因其合，而内舍于脏。在外者祛之犹易，入脏者攻之实难。治外者散邪为亟，治脏者养正为先。治行痹者散风为主，御寒利湿仍不可废，大抵参以补血之剂，盖治风先治血，血行风自灭也。治痛痹者散寒为主，疏风燥湿仍不可缺，大抵参以补火之剂，非大辛大温不能释其凝寒之害

---

① 痛：原作“病”，据张子和《儒门事亲》卷一指风痹痿厥近世差玄说及清抄本改。

② 著而：原脱，据张子和《儒门事亲》卷一指风痹痿厥近世差玄说补。

③ 内：原作“乃”，据张子和《儒门事亲》卷一指风痹痿厥近世差玄说改。

也。治著痹者利湿为主，祛风解寒亦不可缺，大抵参以补脾补气之剂，盖土强可以胜湿，而气足自无顽麻也。分条治法，别列于左。

筋痹即风痹也，游行无定，上下左右，随其虚邪与气血相搏，聚于关节，或赤或肿，筋脉弛纵，古称走注，今名流火，防风汤主之，如意通圣散、桂心散、没药散、虎骨丸、十①生丹、一粒金丹、乳香应痛丸。

脉痹即热痹也，脏腑移热，复遇外邪，客搏经络，留而不行，故瘴痹，肌肉热极，唇口反裂②，皮肤色变，升麻汤主之。

肌痹即著痹，湿痹也，留而不移，汗多，四肢缓弱，皮肤不仁，精神昏塞，今名麻木，神效黄芪汤主之。

皮痹者，邪在皮毛，瘾疹风疮，搔之不痛，宜疏风养血。

骨痹即寒痹，痛痹也，痛苦切心，四肢挛急，关节浮肿，五积散主之。

喻嘉言曰：痹症非不有风，然风入于阴分，与寒湿互结，扰乱其血脉，致身中之阳不通于阴，故致痹也。古方多有麻黄、白芷者，以麻黄能通阳气，白芷能行荣卫也。然入在四君、四物等药之内，非专发表明矣。至

---

① 十：原作“千”，据李中梓《医宗必读》卷十痹改。

② 裂：原作“烈”，据李中梓《医宗必读》卷十痹及清抄本改。

于攻里之药，从无用之者，以攻里之药皆属苦寒，用之则阳愈不通，其痹转入诸腑，而成危症者多矣。

朱丹溪《痛风论》曰：气行脉外，血行脉内，昼夜五十营，此平人之造化也。得寒则行迟而不及，得热则行速而不过。内伤于七情，外感于六淫，则气血之运.或迟或速，而病作矣。痛风者，大率因血受热已自沸腾，其后涉冷[①]水，或立湿地，或扇取凉，或卧当风，寒凉外抟，热血得寒，汗[②]浊凝滞，所以作痛。夜则痛甚，行于阴也。治以辛热之剂，流散寒湿，开发腠理，其血得行，与气相和，其病自安。然亦有数种。

东阳傅文年逾六十，性急作劳，患两腿痛，动则更甚。予视之曰：此兼虚症，当补血温血，病当自安。遂与四物汤加桃仁、陈皮、牛膝、生甘草，煎入生姜[③]，研潜行散，热饮三四十贴而安。

又朱宅阃内，年近三十，食味甚厚，性躁急，患痛风挛缩数月。予视之曰：此挟痰与气症，当和血疏气导痰，病自安。遂以潜行散入生甘草、牛膝、炒枳壳、通草、陈皮、桃仁、姜汁，煎服半年而安。

又邻鲍六，年二十余，因患血痢，用涩药取效，后患痛风，叫号撼邻。予视之曰：此恶血入经络症，血受

① 冷：原作“于”，据朱丹溪《格致余论》痛风论及清抄本改。

② 汗：原作“污”，据朱丹溪《格致余论》痛风论改。

③ 生姜：原作“生姜汁”，据朱丹溪《格致余论》痛风论改。

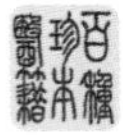

湿热，久必凝浊，所下未尽，留滞隧道，所以作痛。经久不治，恐成偏枯。遂与四物汤加桃仁、红花、牛膝、黄芩、陈皮、生甘草，煎入生姜[①]，研潜行散，入少酒饮之，数十剂而安。

张三锡曰：痛风即《内经》痛痹。但今人多内伤，气血亏损，湿痰阴火流滞经络，或在四肢，或在腰背，痛不可当，一名白虎历节风是也。大抵湿多则肿，热多则痛，阴虚则脉数而重在夜，气虚则脉大而重在昼。

肢节痛须用羌活，去风湿亦宜用之。如肥人肢节痛，多是风湿，与痰饮流注经络而痛，宜南星、半夏。如瘦人肢节痛，是血虚，宜四物汤加防风、羌活。如瘦人性急躁、肢节痛、发热，是血热，宜四物加酒炒黄芩、黄柏。如肢节肿痛脉滑者，常用燥湿，宜苍术、南星，兼行气药木香、枳壳、槟榔，在下加汉防己。若肿痛脉涩数者，此是淤血，宜桃仁、红花、当归、川芎，及大黄微利之。如倦怠无力而肢节痛，此是气虚，兼有痰饮流注，宜参、术、星、半。

戴院使曰：臂痛有血虚一症，血不荣于筋，或致臂痛，宜蠲痹汤、四物汤各半煎服。若坐卧为风湿所搏，或睡后手在被外，为寒邪所袭，遂令臂痛，宜五积散及蠲痹汤、乌药顺气散。审知是湿，蠲痹汤加苍术、防己三四分。

---

① 生姜：原作“生姜汁”，据朱丹溪《格致余论》痛风论改。

方约之曰：风、痿之别，痛则为风，不痛则为痿。经曰：痛则为实，不痛则为虚。曰风曰痿，虚实二者而已。东垣曰：气盛病盛，气衰病衰。何则？人之气血充实，而风寒客于经络之间，则邪正交攻，而疼痛作矣。人之气血虚弱，而痰火起于手足之内，则正不胜邪，而痿痹作矣。故丹溪先生曰：痿症切不可作风治，而用风药。盖以风为实而痿为虚也。曰散邪曰补虚，岂可紊乱乎？

附脚气

张三锡曰：脚气委属湿热。《内经》曰：诸湿肿满，皆属脾土。又曰：伤于湿者，下先受之。盖脾四肢，足居于下，而足多受其湿，湿郁成热，湿热相搏，其病作矣。是以先从气冲穴隐核痛起，及两足红肿，或恶寒发热，状若伤寒，是其候也。或一旬，或半月，复作如故，渐至足筋肿大如瓠者有之。古方名为缓风，宋元以来呼为脚气。原其所由，非止一端，有从外感而得者，有从内伤而得者。所感虽有内外之殊，其湿热为患则一也。凡脚气初起，其热甚微，饮食起居如故。惟卒起脚屈弱不能动为异耳。

风痹

薛立斋曰：手足不随，由风寒湿三气合而为痹。风多者为风痹，其状肌肤尽痛。诸阳之经皆起于手足，而循行于身体，风寒之气客于肌肤始为痹，复伤阳经，随其虚处而停滞，与血气相搏，血气行则迟缓，故风痹而手足不随也。

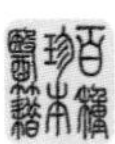

若风邪淫旺[1]，或怒动肝火，血燥筋挛，用加味逍遥散。脾肺气虚不能滋养筋骨，或肝脾血虚而筋痿痹，用六味丸。服燥药而筋挛者，用四物汤加生甘草。气血俱虚，用八珍汤。

何《医林集要》等方，新刊《丹溪心法》附录，云若人大拇指麻木不仁，或手足少力，或肌肉微掣，三年内必有大风之证，宜先服八风汤、天麻丸、防风通圣散以预防之？不知河间云：风者，病之末也，所以中风有瘫痪者，非谓肝木之风内中，亦非六淫风邪外袭，良由五志过极，心火炽盛，肾水虚衰不能制之，则阴虚阳实而热气拂郁，心神昏冒，筋骨无所用，而卒倒无知也。治法当以固元气为主。若遽服八风等药，则反伤元气，适足以招风取中。医风先医血，此论得之经曰：风客淫气，精乃亡，邪伤肝也。夫风搏则热盛，热盛则水干，水干则气不荣，精乃亡。此风病之所由作也。

三　消

刘宗厚曰：三消之症，总由燥热伤阴所致。然因乎饮食失节，肠胃干涸，而气液不得宣平；或耗乱精神，过违其度；或因大病，阴气损而血液衰虚，阳气

---

① 旺：原作“邪”，据清抄本、合刊本改。

悍而燥热益甚；或久嗜咸物，恣食炙煿，饮食过度。亦有服金石丸散，积久实热结于下焦，燥甚于肾，故渴而不饮。

若饮水多而小便多者，名曰消渴。若饮食多而不甚渴，小便数而消瘦者，名曰消中。若渴而饮水不绝，腿消瘦，而小便有脂液者，名曰肾消。此三消者，其燥热同也。

夫肾水属阴而本寒，虚则为热；心火属阳而本热，虚则为寒。若肾水阴虚，则心火阳实，水虚不能制火，阳实热燥其液，是以燥热太甚，而三焦肠胃之腠理怫郁结滞，致密壅寒，而水液不能渗泄浸灌于外，以养乎百骸。故肠胃之外燥热太甚，虽多饮水入于肠胃之内，终不能浸润于外，致渴不止而小便多。水液既不能渗漉浸灌于外，则阴益燥竭，而无以自养，故久而多变为聋盲、疮疡、痤痱之类而危殆。

故治是疾者，补肾水真阴之虚，而泄心火阳热之实，除肠胃燥热之甚，济一身津液之衰，使道路散而不结，津液生而不枯，气血利而不涩，则病日已矣。若日用苦寒，反从火化，不危何待哉。

喻嘉言曰：消渴之患，常始于微而成于著，始于胃而极于肺肾。始如以水沃焦，水入犹能消之；既而以水投石，水去而石自若。至于饮一溲二，则燥火劫其真阴，而势成熇熇矣。

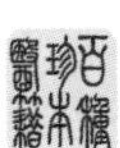

经谓：凡治消瘅、仆击[①]、偏枯、痿、厥、气满发逆，肥贵人则膏粱之疾也。此中消所由来也。夫既瘅成为消中，随其或上或下，火热炽盛之区，以次传入矣。

上消者，胃以其热上输于肺，而子受母累；心复以其热移之于肺，而金受火刑。金者，生水而出高源者也。饮入胃中，游溢精气而上，则肺通调水道而下。今火热入之，高源之水为暴虐所逼，合外饮之水建瓴而下，饮一溲二，不但不能消外水，且并素酝水精竭绝而尽输于下，较大腑之暴注暴泄，尤为甚矣，故死不治也。所谓由心之肺，谓之死阴，死阴之属，不过三日而死者，此之谓也。

至于胃以其热由关门下传于肾，又或以石药耗其真，女色[②]竭其精，阳强于外，阴不内守，而小溲浑浊如膏，饮一溲一，肾消之症成矣。夫惑女色以丧志，精泄无度，以致水液浑浊，反从火化，亦最危候。经云：君火之下，阴精承之。故阴精有余，足以上承心火，则其人寿；精不足，心火直下肾中，阳精所降，其人夭。故肾者胃之关也。关门不开，则水无输泄而为肿满；关门不闭，则水无底止而为消渴。消渴属肾一症，其曰饮一斗溲一斗者，肾气丸主之。于以蒸动精水，上承君火，而止其下入之阳光，可谓其通天手眼。

---

① 击：原本及喻嘉言《医门法律》卷六消渴论俱作“系”，据《素问·通评虚实论》改。

② 色：原作“欲”，据喻嘉言《医门法律》卷六消渴论改。

戴人以承气治壮火，然施之消渴，又无其事。故下消之火，水中之火也，下之则愈燔；中消之火，竭泽之火也，下之则愈伤；上消之火，燎原之火也，水从天降可灭，徒攻肠胃，无益反损。夫地气上而为云，然后天气下为雨，是故雨出地气，地气不上，天能雨乎？故亟升地气，以慰三农；亟升肾气，以溉三焦，皆事理之必然者乎。

《金匮》云：寸口脉浮而迟，浮即为虚，迟即为劳，虚则卫气不足，劳则荣气竭。趺阳脉浮而数，浮则为气，数则消谷而大坚，气盛则溲数，溲数则坚，坚数相搏，即为消渴。举寸口以候胸中之气，举趺阳以候胃中之气。盖阴在内为阳之守，阳在外为阴之固。寸口脉浮，阴不内守，故卫外之阳浮，即为虚也；寸口脉迟，阳不外固，故内守之阴迟，即为劳也。总因劳伤荣卫，致寸口脉虚而迟也。然荣者水谷之精，卫者水谷之悍气，虚而且迟，水谷之气不上充而内郁，已见膈虚胃热一斑矣。更参以趺阳脉之浮数，浮则为气，即《内经》热气熏胸中之变文；数则谷消而大坚，是胃中坚燥不受水之浸润[1]，转从火热之势，急奔膀胱，故溲数，溲去其内愈燥。所以坚数相搏，即为消渴。

① 浸润：原作“润浸”，据喻嘉言《医门法律》卷六消渴续论改。

直引《内经》味过于苦，久[①]从火化，脾气不濡，胃气乃厚意，为消渴之源，精矣微矣。

洁古云：能食而渴者，白虎加人参汤；不食而渴者，钱氏白术散加葛根。末传[②]疮疽者，火邪盛也，急攻其阳，无攻其阴。下焦元气，得强者生，失强者死。此皆虑泉竭之微言。

然火之在阳在阴，分何脏腑，合何脏腑，宜升宜降，宜抑宜伏，各各不同。从其性而治之，使不相扞格，乃为良法。若不治其火，但治其热，火无所归，热宁有止耶？如肾消，阴病用六味，阳[③]病用八味，此亦一法。若谓下消只此一法，其在中消宜下之说，能以寸哉？

瘅成为消中，胃热极深，胃火极炽，以故能食、易饥、多渴。诸家咸谓宜大承气下之，不知渐积之热，素蕴之火，无取急下。下之亦不去，徒损肠胃，转增其困耳。即当用大黄，当久蒸以和其性，更不可用枳、朴助其疾趋之势。大黄与甘草合用，则缓急互用；与人参合用，则攻补兼施，如充国之屯田乃可耳。

张景岳曰：消症有阴阳，不可不察。如多渴者曰消渴，善饥者曰消谷，小便淋浊如膏曰肾消，凡此者多由于火，火盛则阴虚，是皆阳消之症也。

---

① 久：原作“反”，据喻嘉言《医门法律》卷六消渴续论改。

② 传：原作“傅”，据喻嘉言《医门法律》卷六消渴续论改。

③ 阳：原作“汤”，据喻嘉言《医门法律》卷六消渴续论改。

至于阴消之义，则未有知之者。凡阴阳血气之属，日见消败者，皆谓之消，此不可尽以火为言。如《气厥论》曰：心移寒于肺为肺消，饮一溲二，死不治。此正以元气之衰，而金寒水冷，故水不化气，而气悉化水，讵非阳虚之症也。又如《邪气脏腑病形》篇曰：五脏之脉细小者，皆为消瘅。岂以微小之脉，而为有余之阳症也。此《内经》阴消之义显然，而人多未察也。

故古人虽以上焦属肺，中焦属胃，下焦属肾，皆从火治，而不知三焦之火，多有病本乎肾，而无不由乎命门者。夫命门为水火之腑，凡[①]水亏而为消渴者，以水不济火，则火不归原，故有火游于肺而为上消者，火游于胃而为中消者，火铄阴精而为下消者。是皆真阴不足，而水亏于下之[②]消症也。

若火亏而消铄者，以阳不化气，则水精不布，水不得火，则有降无升，所以直入膀胱，而饮一溲二，以致泉源不滋，天壤枯涸，是皆真阳不足，火亏于下之消症也。阴虚之消，治宜壮水矣。若阳虚之消，谓宜补火，人必不信。不知釜底加薪，槁禾得雨，彻顶归巅，所必然耳。

---

① 凡：原作“已”，据《景岳全书》卷十八三消干渴及清抄本、嘉庆本改。

② 之：原脱，据《景岳全书》卷十八三消干渴及清抄本、嘉庆本改。

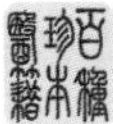

噎膈

朱丹溪曰：气之初病也，其端甚微，或因些小饮食不谨；或外冒六淫；或内感七情；或食味过厚，偏助阳气，积成膈热；或资禀充实，表密无许；或性急易怒，火炎上，以致津液不行，清浊相干。气为之病，或痞或痛，不思饮食，或噫腐气，或吞酸，或糟杂，或膨满。不思原本，遂以辛香燥热之剂投之，暂时得快，厚味仍前不节，七情反覆相因，溺液易于攒聚，如此蔓延，自气成积，自积成痰，此为痰、为饮、为吞酸之由也。良工未遇，谬药又行，痰挟淤血，遂为窠囊，此为痞、为痛、呕吐、为噎、为膈、反胃之次第也。

饮食汤液滞泥不行，渗道蹇涩，大便或秘或溏，下[①]失传化，中焦愈停，求可以温脾壮胃、消积行气，以冀一旦之效。不思胃为水谷之海，多血多气，清和则能受；脾为消化之脏，清和则能运，若香燥偏助，气血沸腾。其始也，胃液凝聚，无所容受；其久也，脾气耗散，传化渐迟。积而久也，血液俱耗，胃脘干槁。其槁在上，近咽之下，水饮可行，食物难入，名之曰噎；其槁在下，与胃为近，食虽可入，难尽入胃，

① 下：原作“不”，据朱丹溪《局方发挥》及康熙抄本改。

良久复出，名之曰膈，亦曰反胃，大便秘少，若羊矢然。

古方用人参以补肺，御米以解毒，竹沥以消痰，归、芎以养血，粟米以实胃，蜜水以润燥，姜以去秽，病邪易伏，其病自安。张鸡峰亦曰：噎是神思间[①]病，惟内观静养可以治之。此言深中病情。夫噎病生于血干，阴主静，内外两静，则脏腑之火不起，而金水二气有养，阴血自生，肠胃津润传化合宜，何噎之有？

赵养葵曰：丹溪之论其妙，惜其分别欠明，且以润血为主，而不直探乎肾中先天之源。故其立方，以四物中牛羊乳之类，加之竹沥、韭汁，化痰化淤，皆治标而不治本也。《内经》曰：三阳结，谓之膈。三阳者，大肠、小肠、膀胱也。大肠主津，小肠主液。大肠热结则津涸，小肠热结则液燥。膀胱为州都之官，津液藏焉，膀胱热结则津液竭。然而三阳何以致结热，皆肾之病也。肾主五液，又肾主大小便，肾水既干，阳火偏盛，煎熬津液，三阳热结则前后闭塞。下既不通，必反于上，直犯清道，上冲吸门，喉咽所以噎食不下也。何为水饮可入，食物难下？盖食入于阴，长气于阳，反引动胃口之火，故难入；水者阴类也，同气相投，故可入。口吐白沫者，所饮之水，沸而上腾

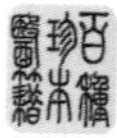

① 间：原作“问”，据朱丹溪《格致余论》改。

也。粪如羊矢者，食入者少，渣滓消尽，肠亦干小而不宽也。此症多是年高五十以①外，其天真已绝，只有孤阳，治之唯以养阴为主。王太仆曰：食入即出，是无水也；食入反出，是无火也。无水者壮水之主，无火者益火之源。褚待中云：上病疗下，直须六味地黄料，大剂煎饮久服，可挽十中之一二。又须远绝房帏，薄滋味可也。若曰温胃，胃本不寒；若曰补胃，胃本不虚；若曰开郁，香燥之品适以助火，无如补阴，光焰自灭。

反胃，东垣书谓吐有三症，气、积、寒也。上焦吐者从气，中焦吐者从积，下焦吐者从寒。若脉沉迟，暮食朝吐，朝食暮吐，小便利，大便闭，此下焦吐也，法当通其闭，温其寒。观此，可见下焦吐乃命门火衰，釜底无薪，不能蒸腐胃中水谷，腹中胀满，不得不吐也。王太仆所谓食入反出，是无火也是矣。须益火之源，先以八味丸补命门火，以救脾土之母，徐以附子理中汤理中焦，万举万全。

李士材曰：噎寒大都属热，反胃大都属寒，然亦不可拘也。脉大有力当作热治，脉小无力当作寒医。色之黄白而枯者为寒虚，色之红赤而泽者为实热。以脉合症，以色合脉，庶乎无误，此症之所以疑难者。方欲健脾理痰，恐燥剂有妨于津液，方欲养血生津，恐润剂有

---

① 以：原作“于”，据赵养葵《医贯》卷五噎膈改。

凝于中州。审其阴虚火旺者，当以养血为亟；脾伤阴盛者，当以温补为先。更有忧恚盘礴，火郁闭结，神不大衰，脉犹有力，当以仓公、河间之法下之。小小汤丸，累累加用，关扃自透。膈间痰盛，微微涌出，因而治下，药势易行。设或不行，蜜盐下导，始终勾引，自然宣通。此皆虚实阴阳之辨，临症之权衡也。

方约之曰：丹溪云年高者不治。盖少年气血未虚，用药劫去痰火，病不复生；年高气血已虚，用药劫去痰火，虽得暂愈，其病复作。所以然者，气虚不能运化而生痰，血虚不能滋润而生火也。丹溪又云此症切不可用香燥药，服之必死，宜薄滋味。予尝用霞天膏加于补虚中治此症，一人则吐泻以去积血，一人则吐泻以去积痰，俱获病安思食。然二人俱不能节戒，随啖肥甘，终不能免。殊不知此症挟虚，脾胃尚弱，肥甘难化，故复病也。霞天膏吐泻后，又宜用人参炼膏补之。

刘河间曰：趺阳脉紧，内燥盛而温气衰。又紧而见涩，其血已亡。上脘亡血，膈间干涩，食不得入；下脘亡血，又并大小肠皆枯，食不得下，故难治也。

张仲景反胃脉症，问曰：病人脉数，数为热，当消谷引食[1]，而反吐者，何也？师曰：以其发汗，令阳[2]

① 食：原作“饮”，据《金匮要略·呕吐哕下利病脉证治》改。

② 阳：原作“阳脉”，嘉庆本同。清抄本、合刊本作“阳气”。今据《金匮要略·呕吐哕下利病脉证治》改。

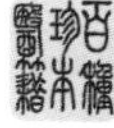

微，膈气虚，脉乃数，数为客热，不能消谷，胃中虚冷故[①]也。脉弦者虚也。胃气无余，朝食暮吐，变为胃反。寒在于上，医反下之，令脉反弦，故名曰虚。

又曰：寸口脉微而数，微则无气，无气则荣虚，荣虚则血不足，血不足则胸中冷。

此二条，仲景形容脉证之微妙。凡阳盛则数，阴盛则迟，其人阳气既微，何得脉反数？脉既数，何得胃反冷？此不可不察，求其故也。阳气微则荣虚，荣[②]虚则不为阳守而浮为客热。阳微则膈气虚，膈气虚则亦不能运阴而为胃冷。况医不知而反下之，致上下之阳俱损，其脉遂从阴而变为弦。因是上之阳不足，日中已前所食，亦不消化；下之阳不足，日暮已后，阳亦不入于阴，而糟粕亦不输于大小肠。故曰胃气无余，所以反胃而朝食暮吐也。盖人身之脉法天地，微则阳不健运，数则阴不尽翕，阴阳两乖其度，荣卫不充而胸中冷。荣卫本生于谷，能复消磨其谷，是荣卫非谷不充，谷非荣卫不化，胸中既冷，胃必不能出纳其谷，证成反胃，又何疑乎？东逸改注。

喻嘉言曰：胸中之阳，如天之有日，其关系纳谷之道，最为扼要，此条所云是也。盖胸中下连脾胃，其阳气虚者，阴血亦必虚，但宜用冲和之剂，以平调脏腑，安养荣卫，舍纯粹以精之药不可用也。肾中之阳如断鳌

① 故：原脱，据《金匮要略·呕吐哕下利病脉证治》补。

② 荣：原作“荣阴”，据清抄本、合刊本删去“阴”字。

立极，其关系命根存亡之机，尤为宏矩，后条四逆汤等是也。盖肾中内藏真阳，其阳外亡者，阴气必极盛，惟从事刚猛之剂，以推锋陷阵。胜阴复阳，非单刀直入之法，不可行也。

痞　满

河间曰：痞与否同，不通泰之义也。其心膈闷而不痛者为痞满，内外皆胀急者为肿胀，二者似同实异。有中气弱不能运行精微而为痞者，又有饮食痰积不能运化而为痞者，又有湿热太甚，上乘心下而为痞者，有误下以致内虚入而痞者，皆土邪之为病。东垣曰：伤寒杂症，下之太过则为痞满，皆血症也。盖下则亡阴，阴者即脾胃之阴亡也。故胸中之气，因阴虚而下陷于心之分，以致心下痞满，宜理脾胃兼阴药治之。若全用气药，则痞益甚。此发前人所未发也。

然痞有虚实之殊：实痞能食而大便闭，黄连、枳实、厚朴苦以泄之；虚痞不能食而大便利，白芍、陈皮酸以收之。有湿则四肢困重，小便短少，苍术、茯苓、半夏、滑石、泽泻以渗之。郁滞不通，食难消化，抚芎、厚朴、香附、苍术、枳实以开之。脾胃虚而运转不舒为痞者，人参、甘草、茯苓、白术甘以温之。饮食过伤痞寒者，青皮、枳实、厚朴、山楂、神曲以消导之。挟痰血成窠囊者，桃仁、红花、香附、大黄之类。右关多弦迟者，必心下坚满，以肝木克脾土，郁结不得开

通，木香顺气丸。如大病后元气未复而痞者，补中益气汤加陈皮。

肿 胀

李士材曰：《内经》之论肿胀，五脏六腑靡不有之。详考全经，如《脉要论》曰：胃脉实则胀。《病形》篇曰：胃病者，腹䐜胀。《本神》篇曰：脾气实则腹胀，泾溲不利。《应象论》曰：浊气在上，则生䐜胀。此四条皆实胀也。《太阴阳明论》曰：饮食起居失节，入五脏则䐜满闭塞。《师传》篇曰：足太阴之别公孙，虚则鼓胀。此二条皆虚胀也。《经脉》篇曰：胃中寒则胀满。《方宜论》曰：脏寒生满病。《风论》曰：胃风膈寒不通，失衣则䐜胀。此三条皆寒胀也。六元正纪、至真等论，云太阴所至为跗肿，及土郁之发，太阴之初气，太阴之胜复，皆湿胜之肿胀也。或曰水运太过；或曰寒胜则浮；或曰太阳司天，太阳胜复；少阳司天，少阳胜复；或曰热胜则肿，皆火胜之热胀也。或曰厥阴司天、在泉，厥阴之复；或曰阳明之复，皆水邪侮土，及金气反胜之肿胀也。由是，则五运六气亦各有肿胀矣。

然经有提其纲者，曰：诸湿肿满，皆属于脾；又曰：其本在肾，其末在肺。皆聚水也。又曰：肾者胃之关也，关门不利，故聚水而从其类也。可见诸经虽皆有肿胀，无不由于脾、肺、肾者。盖脾土主运行，肺金主气化，肾水主五液，凡五气所化之液，悉属于肾；五液所行之气，悉属于肺；转输二脏，以制水生金者，悉属于脾，故肿胀不外此三经也。

但阴阳虚实，不可不辨，大抵阳症必热，热者多实；阴症必寒，寒者多虚。先胀于内．而后肿于外者为实；小便清白，大便泻泄为虚。小便黄赤，大便秘结者为实；小便清白，大便泻泄为虚。滑数有力为实，弦数微细为虚。色红气粗为实，色悴声短为虚。凡诸实症，或六淫外客，或饮食内伤，阳邪急速，甚至必暴，每成于数日之间。若是虚症，或情志多劳，酒色过度，日积月累，其来有渐，每成于经月之后。

然治实颇易[①]，理虚恒难。虚人气胀者，脾虚不能运气也。虚人水胀者，土虚不能制水也。水虽制于脾，实则统于肾。肾本水脏，而元阳寓焉。命门火衰，既不能自制阴寒，又不能温养脾土，则阴不从阳，而精化为水，故水肿之症多属火衰也。

丹溪以为湿热，宜养金以制水，使脾无贼邪之患；滋水以制火，使肺金得清化之权。夫制火固可保金，独不虑其害土乎？惟属热者宜之。若阳虚者，岂不益其病哉。

更有不明[②]虚实，专守下之则胀已之一法，虽得少

---

① 易：原作“异”，据李中梓《医宗必读》卷七肿胀改。

② 明：原作“名”，据李中梓《医宗必读》卷七肿胀改。

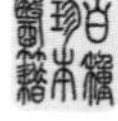

宽于一时，真气愈衰，未几而肿胀再作，遂致不救，殊可叹也。

余于此症，察其实者，直清阳明，反掌收功。苟涉虚者，温补脾胃，渐次康复。其有不大实亦不大虚者，先以清利见功，继以补中调摄。

又有标实而本虚者，泻之不可，补之无功，极为危险。在病名有鼓胀与蛊胀之殊：鼓胀者，中空无物，腹皮绷急，多属于气也；蛊胀者，中实有物，腹形充大，非虫即血也。在女科有气分、血分之殊：气分者，心胸坚大，而病发于上，先病水胀，而后经断；血分者，血结胞门，而病发于下，先因经断，而后水胀。在治法有理肺、理脾之殊：先喘而后胀者，治在肺；先胀而后喘者，治在脾。此其大略也。

腹胀身热者死，腹胀寒热似疟者死。腹大胀，四末清，脱形，泄甚者为逆。腹胀便血，脉大时绝者死。唇黑或肿肝伤。缺盆平心伤。脐突脾伤。足心平肾伤。背平肺伤。五伤死。大便滑泄，水肿不消者死。泻后腹胀而有青筋者死。阴囊及茎肿者死。水肿先起于腹，后散四肢者可治；先起于四肢，后归于腹者死。

中满　赵养葵曰：中满与鼓胀、水肿无异，然而不同者，中满中空似鼓，虚满而非实满也。大约脾肾两虚所致，治者惟知泄水，而不知益胃，是以发而不能制也。

若真知为水湿之气客于中焦，侵于皮肤，如水晶之光亮，手按之随起者，《内经》去菀[①]陈莝、开鬼门、洁净府之法，近如舟车丸、禹功散之类，一服而退，何误之有？

若久病大病后，或伤寒疟痢后，女人产后，小儿痘后，与夫元气素弱，概以前法施之，脾气愈泄愈虚，不可复收矣，故治肿者先以补脾土为主。

或为喘满，而又加纯补，恐益膜胀，必加行气利水之品方妙。不知肺气已虚，不可复行其气；肾水已衰，不可复利其水。纯补之剂，初时似觉不快，过时药力得行，渐有条理矣。

张仲景金匮肾气丸，能补而不滞，通而不泄，为治肿之神方。以中满之病，原于肾中之火气虚不能行水，此方以八味为主，以补肾中之火，则三焦有所禀命，而能行水。又火能生土，土实而能制水矣。如牛膝、车前二味，最为切当。车前利小便而不走气，与茯苓同功，强阴益精；牛膝治老人失溺，补中续绝，壮阳益精。此方试之甚效，故详著焉。

前所论症，乃治脾肾两虚者。至于纯是脾虚，既以参芪四君为主，亦须以八味丸兼补命门火，盖脾土非命门不能生，虚则补母之义也。

喻嘉言曰：从来肿病，遍身头面俱肿尚易治，若只

---

① 菀：原作“莞”，据赵养葵《医贯》卷五气虚中满论，《素问·汤液醪醴论》改。

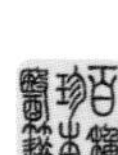

单单腹肿[①]则难治。遍身俱肿者，脏腑俱各有见症，故泻[②]肝、泻[③]肺、泻[④]膀胱、泻大小肠之药，间有取效之时。而单单腹肿[⑤]，则中州之地，久窒其四运之轴，而清者不升，浊者不降，互相结聚，牢不可破，实因脾气之衰，而泻脾之药尚敢漫用乎？或谓肿为大满大实，必从乎泻，则病后肿与产后肿，将亦泻之耶？

世人过信[⑥]刘张之学，以汗、吐、下三法劫除百病，不顾元气之羸劣。所以凡用劫夺之药，其始非不遽消，其后攻之不消矣，后再攻之，如铁石矣。不知者见之，方谓何物邪气，若此之甚。自明者观之，不过为猛药所攻，即以此身之元气，转与此身为难首，实有如驱良民为寇之比。所谓[⑦]赤子盗兵，弄于潢池，亶[⑧]其然哉。

---

① 腹肿：原作“腹胀肿”，据喻嘉言《寓意草》面议何茂倩令嫒单腹胀脾虚将绝之候改。

②③④ 泻：原俱作“泄”，据喻嘉言《寓意草》面议何茂倩令嫒单腹胀脾虚将绝之候改。

⑤ 腹肿：原作“腹胀”，据喻嘉言《寓意草》面议何茂倩令嫒单腹胀脾虚将绝之候改。

⑥ 信：原脱，据喻嘉言《寓意草》面议何茂倩令嫒单腹胀脾虚将绝之候补。

⑦ 谓：原作“以”，据喻嘉言《寓意草》面议何茂倩令嫒单腹胀脾虚将绝之候改。

⑧ 亶：原作“禀”，据喻嘉言《寓意草》面议何茂倩令嫒单腹胀脾虚将绝之候改。

惟理脾一法，可以行之。故有培养一法，补元气是也。三法俱不言泻，而泻在其中，无余蕴矣。

徐东皋曰：经云脏寒生满病，胃中寒则胀满，太阴所至为中满。大抵脾湿有余，无阳不能施化，如土之久于雨水，则为泥矣。惟风和日暖，湿去阳生，自然生长也。治此宜以辛热药主之。若湿热，饮食有余，脾胃充实者，可下。如伤寒邪入于里，而或腹满坚实，大便硬结者，三承气下之。若因脾虚为主，少佐辛热，以行壅滞之气，庶使脾土旺健，胀满运行，经所谓塞因塞用也。

张景岳曰：肿胀之病，气水二字足以尽之，能辨而知其虚实，无余蕴矣。病在气分，当治气为主；病在水分，则治水为先，然气水本为同类，故治水者当兼理气，益气化水自化也；治气亦当兼水，以水行气亦行也。

夫病在气分者，因气之滞，气血之逆，饮食之逆，寒热风湿之逆，气虚不能运化之逆，但治节有不行者，悉由气分作胀。而虚实之治，反如冰炭，必详辨之，乃能因机通变。

若病在水分者，以阴胜于阳，而肌肤皆肿，光薄明润，且肿不速，每自下而上，肿有分界。

欲辨水气之异者，须辨阴阳。若病在气分，阳症、阴症皆有之；若病在水分，则为阴症。盖阳旺则气化，而水即为精；阳衰则气不化，而精即为水。水即身中之血气，为邪为正，总在化与不化耳。水不能化，因气之虚，岂非阴中无阳乎？

然水主于肾，气主于肺，水清于下，而气竭于上，

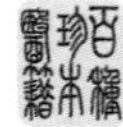

所以下为肿满，上为喘急，标本俱病，危斯亟矣。此宜速救本原，若作实喘，犹然泄肺，无不败矣。

水　肿

喻嘉言曰：病机之切于人者，水火而已矣。水泛溢于表里，火游行于三焦，可无具以应之乎？二[①]阳结谓之消，三阴结谓之水。手足阳明热结而病消渴，火之为害，已论之矣。

而三阴者，手足太阴脾、肺二脏也。胃为水谷之海，水病莫不本之于胃，经乃以属之脾肺者何耶？使足太阴脾足以转输水精于上，手太阴肺足以通调水道于下，海不扬波矣。惟脾肺二脏之气，结而不行，乃胃中之水曰蓄，浸灌表里，无所不到也。是则脾肺之权，可不伸耶？

然其权尤重于肾，肾者胃之关也，肾司开阖[②]，肾气从阳则开，阳太盛则关门大开，水直下而为消；肾气从阴则阖[③]，阴太盛则关门常阖[④]，水不通而为肿。经又以[⑤]肾本肺标，相输俱受为言，然则水病以脾、肺、肾为三纲矣。于中节目，尤难辨晰。

---

①　二：原作“三”，据喻嘉言《医门法律》卷六水肿论，《素问·阴阳别论》改。

②③④　阖：原作“合”，据喻嘉言《医门法律》卷六水肿论改。

⑤　又以：原作“文谓”，据喻嘉言《医门法律》卷六水肿论改。

《金匮》为五水之名，及五脏表里主病，曰风水，曰正水，曰皮水，曰石水，曰黄汗。其风水、皮水、黄汗虽关于肾，属在阳分。至于正水与石水，则阴分之水，一切治阳之法，所不得施。

正水其脉沉迟，外证自喘。北方壬癸自病，故脉见沉迟。肾藏水，肺生水，子病累母，故外证自喘。《内经》曰：肾者胃之关，关门不利，故聚水成病，上下泛溢于皮肤，跗肿腹大，上为喘呼，不得卧。《金匮》正水之名，盖本诸此。石水其脉自沉，外证腹满不喘。此因肾气并于水而不动，故脉沉。水蓄膀胱之内胞，但小腹满硬，气不上于肺，故不喘。《内经》曰：阴阳结斜，阴多阳少，名曰石水。又曰：肾肝并沉为石水。以肝肾两脏之气，皆得贯入于胞中故也。然石水即关于肝肾两脏，肾多即下结而难上，肝多则挟水势上犯胃界，亦势所必至也。后世漫[1]不加察，治水辄宗霸术，可谓智乎？

然水在心之部，则郁心火炳明之化；在肝之部，则郁肝木发生之化；在肺之部，则孤阳竭于外，其魂独居；在脾之部，则阴竭于内，而谷精不布；在肾之部，不但诸阳退伏，即从阳之阴亦且退伏．孤阳独居于下而隔绝也。

故胃中之水，惟恐其有火，有火仍属消渴，而传中满之不救；肾中之水，惟恐其无火，无火则真阳灭没，

① 漫：原作"慢"，据喻嘉言《医门法律》卷六水肿论改。

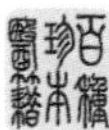

而生气内绝。

其在心之水，遏抑君火，若得脾土健运，子必救母。即在肝、在肺、在肾之水，脾土一旺，水有所制，斯不敢于横发。故当襄陵怀山之日，而欲求土宜稼穑，舍神禹、仲景之道，而谁师乎？

胃之水谷之海，五脏六腑之大源。脾不能散胃之水精于肺，而病于中；肺不能通胃之水道于膀胱，而病于上；肾不能司胃之关门，时其输泄，而病于下。所以胃中积水浸淫[①]，无所底止耳。

仲景论杂症，于水气一门，极其精详，惟恐足太阴脾之健运失职，手太阴肺之治节不行，足少阴肾之关门不开，并其腑膀胱之气化不行，所以方药，皆不蹈重虚之戒，立于无过之地。

后世诸治，不伤脾即泻肺，不泻肺即泻膀胱。水病门中，成方百道，求一救肺气之膹郁而伸其治节之方，无有也；求一救膀胱阻绝而伸其气化之方[②]，无有也。海藏设水气问难、用药大凡，要其方治，浑是后人窠臼，况其他乎？

张景岳曰：凡水肿症，乃脾、肺、肾三脏相干之病。盖肺虚则气不化精而化水，脾虚则土不制水而反

---

① 淫：原作“注”，据喻嘉言《医门法律》卷六论海藏集仲景水气例改。

② 之方：原脱，据喻嘉言《医门法律》卷六论海藏集仲景水气例补。

克，肾虚则水无所主而妄行。水不归经，则逆而上泛，故传入于脾而肌肉浮肿，入于肺则气息喘急。分言之，三脏各有所主；合言之，总由阴胜之害，而病本皆归于肾。

经曰：肾为胃关，关门不利，故聚水而从其类。然关门何以不利也？经曰：膀胱者，州都之官，津液藏焉，气化则能出矣。夫所谓气化者，即①肾中之气也，阴中之火也。阴中无阳，则气不能化，所以水道不通，溢而为肿。故治肿，惟下焦之真气得行，始能传化；下焦之真水得位，始能分清。

求古法，惟薛立斋加减肾气汤诚对症之方也。此虽壮水之剂，而即脾、肺、肾三脏之正治。盖肾为先天生气之源，若先天元气亏于下，则后天胃气失所本，而由脾及肺，治节所以不行而喘胀。但宜峻补命门，使气复元，则三脏自安。方中用桂、附化阴中之阳也，熟地、山药、牛膝养阴中之水也，茯苓、泽泻、车前利阴中之滞也。此能使气化于精，即所以治肺；补火生土，即所以治脾；壮水通窍，即所以治肾。补而不滞，利而不伐，诚诸方之第一也。

若症有全由脾胃不足而为肿胀者，宜四君、归脾之属，须兼补命门。人知土能克水，而不知阳实制阴；知气化为精，不知精化为气。虚则补母，正此之谓也。

---

① 即：原作“而”，据《景岳全书》卷二十二杂证谟·肿胀改。

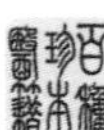

脾肾虚症，用肾气汤诚善，然有脾肾大虚，并以渗利，未免减去补力，正与实漏卮者同，元气终不能复。惟参附理阴，仍加白术大剂与之。凡治全虚，悉用此法，无一不效。塞因塞用，斯其最也。

关格证

喻嘉言曰：关格之症，自《灵》《素》以及《难经》、仲景脉法，皆深言之，然无其方也。《素问》谓人迎一盛病在少阳，二盛病在太阳，三盛病在阳明，四盛以上为格阳；寸口一盛病在厥阴，二盛病在少阴，三盛病在太阴，四盛以上为关阴。人迎与寸口俱盛四倍以上为关格。关格之脉羸[①]，不能极于天地之精气，则死矣。《灵枢》复言邪在腑则阳脉不和，阳脉不和则气留之，气留之则阴气盛矣。阳气太盛则阴脉不和，阴脉不和则血留之，血留之则阳气盛矣。阴气太盛，则阳气不能荣也，故曰关；阳气太盛，则阴气不能荣也，故曰格；阴阳俱盛，不能相荣，故曰关格。关格者，不能尽期而死也。

越人宗之，发为阴乘、阳乘之脉，因推其阴乘之

① 羸：原书诸本及喻嘉言《医门法律》卷五关格论均作“羸”，据《素问·六节脏象论》新校正当作“赢”。

极，上鱼为溢①，入尺为覆，形容阴阳偏而不返之象，精矣。

至仲景，复开三大法门，谓寸口脉浮而大，浮为虚，大为实，在尺为关，在寸为格，关则不得小便，格则吐逆，从两手关阴格阳过盛中，察其或浮或大，定其阴虚阴实、阳虚阳实，以施治疗。盖于《灵枢》阴阳太盛不能相荣，以及越人阳乘阴乘之法，加以浮大之辨，而虚实始得燎然。不尔，关则定为阴实，格则定为阳实矣。此一法也。

谓心脉太盛而长，是其本脉。上微头小者，则汗出；下微本大者，则关格不通，不得尿。头无汗者可治，有汗者死。此则深明关格之源，由于五志厥阳之火，遏郁于心胞之内。其心脉上微见头小，亦阳虚之验；下微见本大②亦阳实之验。头无汗者可治，有汗则心之液外亡，自焚而死矣③。在二阳之病发心脾，且不得隐曲，男子少精，女子不月，传为风消索泽。况关格之病，精气竭绝，五脏空虚，厥阳之火独行，上合心神，存亡之机，间不容发。此一法也。

谓趺阳脉伏而涩，伏则吐逆，水谷不化，涩则食不

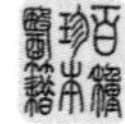

---

①　上鱼为溢：原作“上为鱼溢”，据喻嘉言《医门法律》卷五关格论、《难经》三难改。

②　大：原脱，据喻嘉言《医门法律》卷五关格论补。

③　自焚而死矣：下原有“此一法也”，据喻嘉言《医门法律》卷五关格论，系衍文，从删。

得人，名曰关格。诊[1]趺阳足脉，或伏或涩，胃气之所存可知矣。荣卫之行迟，水谷之入少，中枢不运，下关上格，讵待言哉？此一法也。仲景以此三法言关格，大概在顾虑其虚矣。

后世云岐子述其阴阳反背之状，传其所试九方。其谓阴阳易位，病名关格，膈以上阳气常在，则热为主病；身半以下阴气常在，则寒为主病。胸中有寒，以热药治之；丹田有热，以寒药治之；若胸中寒热兼有，以主客之法治之。治主当缓，治客当急。此从《伤寒论》胸中有寒，丹田有热立说，实非关格本症。所引运气治主客之法，亦属无据。于《素》《难》《金匮》之文，绝不体会，所定诸方，又入后人恶劣窠臼，殊不慊人。夫阴阳不交，各造其偏，而谓阴反在上，阳反在下，可乎？九死一生之症，而以霸术劫夺其阴阳，可乎？

仲景之以趺阳为诊者，正欲人调其荣卫，不偏阴偏阳，听胃气之自为敷布，乃始得协于平也。故不问其关于何开，格于何通，一惟求之于中，握枢而运，以渐透于上下，俟其趺阳脉不伏不涩，乃因其势而利导之，庶不与药扞格耳。惟治吐逆之格，由中而渐透于上；治不溲之关，由中而渐透于下；治格而且关，由中而渐透于上下可耳。

---

① 诊：原作“症”，据喻嘉言《医门法律》卷五关格论改。

进退黄连汤肾气丸治法论

黄连汤，仲景治伤寒之方也。伤寒胸中有热，胃中有邪气，腹中痛，欲呕吐者，黄连汤主之。以其胃中有邪气，阻遏阴阳升降之机，而不交于中土，于是阴不得升，而独治[①]于下为下寒，腹中痛[②]；阳不得降，而独治于上为胸中热，欲呕吐。与此汤以升降阴阳，固然矣。

而湿家下之，舌上如胎者，丹田有热，胸中有寒，亦用此方，何耶？盖伤寒分表、里、中三法，表里之邪俱盛，则从中而和之。故有小柴胡汤之和法，以人参、甘草、半夏、生姜、大枣助胃之中，但加柴胡一味透表，黄芩一味透里，听胃气之升者，带柴胡出表，胃气之降，带黄芩入里，一和而表里之邪尽服。其有未尽者，加工治之，不相扞格矣。至于丹田胸中之邪，则在于上下，而不为表里，即变柴胡为黄连汤，和其上下，以桂枝易柴胡，以黄连易黄芩，以干姜易生姜，亦听胃气之上下敷布，故不问上热下寒，上寒下热，皆可治之也。

夫表里之邪，则用柴胡、黄芩；上下之邪，则用桂枝、黄连。表里之邪，则用生姜之辛以散之；上下之邪，则用干姜之辣以开之。仲景圣法灼然矣。前论所谓求之于中，握枢而运，以渐透于上下，俟其荣气前通，

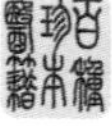

① 治：原作“滞”，据《医门法律》卷五进退黄连汤方论改。

② 腹中痛：原脱，据《医门法律》卷五进退黄连汤方论补。

卫气后通，而为进退也。

夫格则吐逆，进而用此方为宜。盖太阳主开，太阳不开，则胸中窒塞，食不得入，入亦复出，以桂枝为太阳经药，和调荣卫而行阳道，故能开之也。至于五志厥阳之火上入，桂枝又不可用矣。用之以火济火，头有汗而阳脱矣。

其关则[①]不得小便，退之之法，从胃气以透入阴分，桂枝亦在所不取。但胃之关门已闭，少阴主阖，少阴之气不上，胃之关必不开矣。《内经》常两言之，曰肾气独沉，曰肾气不衡。夫真气之在肾中，犹权衡也。有权有衡，则关门时开时阖；有权无衡，则关门有阖无开矣，小溲亦从何而出耶？是以肾气丸，要亦退之之中所有事矣。肾气交于胃则关门开，交于心则厥阳之火下伏，有不得不用之时矣。

张景岳曰：关格一症，在《内经》本言脉体，以明阴阳离绝之危症也。自越人以上鱼为溢，入尺为覆，以尺寸言关格，已失本经之意。仲景亦云在尺为关，在寸为格。夫《内经》云人迎四倍寸口，四倍既非尺寸之谓。再至丹溪，则曰此症寒在上热在下，脉两寸俱盛四倍以上，法当吐，以提其气之横格。夫两寸俱盛四倍，又安得谓寒在上耶？且脉大如此，则浮豁无根，其虚可知，又堪吐乎？谬而又谬，莫此甚矣。

---

① 则：原脱，据喻嘉言《医门法律》卷五进退黄连汤方论补。

夫关格症者，在《内经》本以人迎察六腑之阳，寸口察五脏之阴。人迎盛至四倍以上者，此阳明经孤阳独见，水不济火也，故曰格阳。格阳者，阴格于阳也。气口盛至四倍已上，此太阴经元阴无主，气不归精也。故曰关阴。关阴者，阳关于阴也。若人迎、寸口俱盛至四倍已上，且大且数，此其阳气不藏，故阴中无阳；阴气不升，故阳中无阴[①]。阴阳相离，故名关格也。

《脉度[②]》篇曰：阴气太盛，则阳气不能荣，故曰关；阳气太盛，则阴气弗能荣，故曰格；阴阳俱盛，不能相荣，故曰关格。关格者，不得尽期而死也。是可见阳病极于阳分，阴病极于阴分也。凡阳盛于阳，似乎当泻，而阴分见阴，又不可泻；阴极于阴者，似乎当补，而阳分见阳，又不可补。病至此，阳自阳，阴自阴，上下痞膈，两顾不能，补泻不可，有死而已。

此与真寒假热、假热真寒之症大有不同。凡见此症，总由酒色伤肾，情欲伤精以致阳不守舍，故脉沉气露，亢极如此。真阴败竭，元海无根，诚亢悔之象，最危之候也。

然关格诊法，后人不察人迎，但寸口为脉之大会，脉见于彼，未有不见于此者。若其弦大至极，四倍以

---

① 阳中无阴：原本下有“阳气不降”四字，据《景岳全书》卷十六杂证谟·关格，系衍文，从删。

② 脉度：原作“脉大”，按以下引文系出《灵枢·脉度》篇，因改。

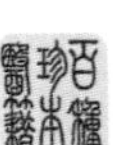

上，且大且数者，便是关格之脉，不得误认为火症。

盖其症无实邪发热，又无咳嗽失血，所以为异也。然富贵之人及形体丰肥者多有此症，求其所因，无非耽嗜少艾，中年酒色所致。虽与劳损症若有不同，实则劳损之别名也。

故关格之脉，必弦大至极。夫弦者为中虚，浮大者为阴虚，此肾水大亏，有阳无阴之脉也。治此宜峻补真阴为主，然又当察虚中之寒热，阴中之阴阳，分别处治。

用药总论 附

东庵曰：药品多端，理可融会，性不过寒、热、温、凉，味不过辛、甘、酸、涩、苦、咸六种而已。寒者凝滞，热者宣行，温者热之次，凉者寒之轻，酸则必收，涩则必固，苦则必降，辛则必散，咸能润下，甘能缓中。香燥者其性窜烈，多服则耗气；滋润者其性濡湿，多服则伤脾；消导者其性甚劣，多服则破气；推荡者其性迅烈，多服则伤阴；渗泄者其性下流，多用则走泄，诸凡种种，可以类推。是能于去病之功，但用之不宜偏务；推有补益之品，久服多服不妨，但不宜呆补；以行滞分消之品，用之则万全而无弊矣。

卷之五　病能集三　杂证十三门

新安罗美东逸父选辑

痉　病

张景岳曰：痉[①]之为病，即《内经》之痉[②]病也。以痉作痓，盖传写之误耳。其证脊背反张，头摇口噤，戴眼项强，四肢拘急，或见身热足寒，恶寒面赤之类，仲景以汗、下为言，谓其误治亡阴所致。然有不因误治者。而凡属阴虚血少，不能荣养筋脉，致搐挛僵仆者，皆是此证，但人多不识耳。如中风有此者，必年力衰残，阴之败也。产妇有此者，必去血过多，冲任竭也。疮家有此者，必血随脓出，营养涸也。小儿有此者，或风热伤阴，遂为急惊；或汗泻亡阴，遂为慢惊，此皆阴虚之证。盖精血不亏，虽有邪干，断无筋脉拘急之病。而病至坚强，其枯可知。治此者，当先以气血为主，邪甚者兼治其邪，邪微者不必治之。盖此证所急在元气，元气复而血脉行，则微邪自不能留矣。今人误从风治，

① 痉：原作“痓”，据《景岳全书》卷十二杂证谟·痉证改。
② 痉：原作“痓”，据《景岳全书》卷十二杂证谟·痉证改。

不知此内生之风燥症也，止宜滋补，本无外邪。即以伤精败血，枯燥而成，若再治风痰，难乎免矣。

陈无择曰：血气内虚，外为风寒湿热之所中则痉。盖风散气，故有汗而不恶寒，曰柔痉；寒泣血，故无汗而恶寒，曰刚痉。原其所因，多由亡血，筋无所荣，故邪得以袭之。其病在筋脉，筋脉拘急，所以反张。其病在血液，血液枯燥，所以筋挛。仲景曰：太阳病，发汗太多，因致痉。风病下之则成痉。疮家发汗亦成痉。可见病痉者多由误治，虚实了然矣。陈无择能知所因，而犹有未善者。外为风寒湿热所中，则仍是风湿为邪，而虚反次之。不知发汗必伤血液，误下必伤真阴，阴血伤则血燥，血燥则筋失所滋，拘挛、反张、强直之病，势所必至，岂待风寒湿热之相袭，而后为痉邪？必再受邪，而后成痉，无邪则无痉哉？如以散风去湿为事，岂血燥阴虚所能堪乎？仲景言痉病，止属太阳，以痉之反张在背，背之经络惟太阳、督脉，言太阳则督在其中。然仲景止言表，而未详里。《内经》曰：足少阴之脉，贯脊属肾，其直者从肾上贯肝膈。又曰：足少阴之筋，循脊内，挟膂上至项，结于枕骨，与足太阳之经合。又曰：足太阳之筋病，脊反折，项筋急。足少阴之筋病，主痫瘛及痉。阳病者腰反折，不能俯；阴病者不能仰。观此，则痉病乃太阳、少阴之病，膀胱主津液，肾主藏精，病在二经，水亏可知。治此当以真阴为主。

治法：因汗因泻，其气必虚，微虚宜三阴煎、五福饮；大虚阴胜，脉沉细，大营煎、大补元煎。多汗者，三阴煎、参归汤、人参建中汤；阳气大虚，汗出，或亡阳者，参附汤、芪附汤、大补元煎。汗出兼火多[①]热燥者，当归六黄汤。因泄泻者，胃关煎、温胃饮。泻止而痉者，大营煎、五福饮。兼火者，必脉有洪滑[②]，症见烦热，宜一阴煎，或加减一阴煎。火盛而阴血燥涸者，清化饮、玉女煎。若有表邪未解者，当察邪之微甚，及证之阴阳。身有微热，脉不紧数者，微邪也，只补正气，五福饮。若表邪未解，阴虚无汗，身热，宜三四柴胡饮、补阴益气煎。若阳气大虚，阴极畏寒，邪不能解而痉者，大温中饮。痰盛者先清上焦。火盛多痰，清膈煎、抱龙丸。多痰无火，六安煎。此证多属虚痰、虚火，因其壅满，不得不暂为清理，但得痰气稍开，便当调理血气。若兼湿，以王海藏法治之，刚痉神术汤加羌活、麻黄，柔痉白术汤加桂心、黄芪。

喻嘉言曰：《素问》谓诸痉项强，皆属于湿。《千金》推广其义，谓太阳中风，重感寒湿，则变痉。是合风、寒、湿三者以论痉矣。《金匮》以痉、湿、暍名篇，又合暑、湿、热三者言之。然所谓柔痉、刚痉，未尝不兼及风寒。又云发汗过多因致痉。古今言痉之书止此。王海藏论痉，知宗仲景，可谓识大之贤矣。夫以仲景论痉病所举者，太阳一经耳。后之治此病者，知为太阳，

---

① 多：原脱，据《景岳全书》卷十二杂证谟·痉证补。

② 洪滑：原作“洪数滑”，据《景岳全书》卷十二杂证谟·痉证改。

或用《金匮》桂枝、葛根二方，茫不应手，每归咎仲景未备。不思外感六淫之邪，由太阳而传六经，邪不尽传即不已，故三阴三阳皆足致痉。仲景之书虽未明言，其隐而不发之旨，未尝不跃然，如太阳之传阳明，项背强几几；少阳之颈项强。是知三阳皆有痉矣。而三阴岂曰无之？王海藏谓三阳、太阴皆病痉，独不及少阴、厥阴。云背反张属太阳；低头视下，手足牵引，肘膝相构属阳明；一目或左或右斜视，一手一足搐搦属少阳；发热，脉沉细，腹痛属太阴。治太阴以防风当归汤。治太阳[①]、阳明发汗过多而致痉者，以柴胡加防风。治少阳汗后不解，寒热往来而成痉者，制附子散、桂心白术汤、附子防风散。虽不及少阴、厥阴，意原有在。观其白术汤下，云上解三阳，下安太阴，一种苦心，无非谓传入少阴、厥阴，必成死症耳。《灵枢》谓足少阴之经筋，循脊内，挟膂上至项，与太阳筋合，其病在此，为主痫瘛及痉，在外阳病不能俯，在内阴病不能仰。是则足少阴与足太阳，两相内外，以不能俯者，知为太阳主外；不能仰者，知为少阴主内。其辨精矣。太阳主外，则阳明、少阳之主外可知；少阴主内，则太阴、厥阴之主内可知。故仲景之以项强、脊强、不能俯者，指为太阳之痉，原以该三阳也；以身踡、足踡、不能仰者，指为少阴之痉，以该三阴。所谓引而不发，跃如也。《素

① 太阳：下原有“之”字，据清抄本、合刊本删。

问》谓肾病者喜胀，尻以代踵，脊以代头，形容少阴病俯而不能仰之状更著。海藏所谓低头视下，肘膝相构，正不能仰之阴病，反指为阳明之痉，立言殊有未确。况仲景谓：少阴病下利①，若利②自止，恶寒而踡卧，手足温者可治。又谓：少阴病，恶寒而踡，时自烦，欲去衣被者，可治。言可用温以治之也。然仲景于太阳症，独见背恶寒者，无俟其身踡，蚤已从阴急温，而预救其不能仰。于少阴症而见口燥咽干，及下利③纯青水者，无俟项背牵强，蚤已从阳急下，而预救其不能俯。盖脏阴之盛，腑有先征；府阳之极，入脏立槁④。此皆神而明之之事，后代诸贤，不能赞一辞耳。此外如小儿之体脆神怯，不耐外感壮热，多成痉病，后世以惊风立名，投金石脑麝之药，死而不悟。又如新产妇人，血室空虚，外风袭入而成痉病，辄称产后惊风，妄投汤药，可慨也已。

凡痉病所因，或外感六淫，或发汗过多，或疮家误汗，或风病误下，或灸后火炽，或阴血素亏，或阳气素弱，各各不同。故痉病之壤，不出亡阴、亡阳两途。亡阴者，津液精血素亏，不能营养其筋脉，此宜急救其阴也；亡阳者，阳气素薄，不能充养柔和其筋脉，此宜急救其阳也。阴已亏而复补其阳，则阴立尽；阳已薄而复

①②③ 利：原作“痢”，据《伤寒论》、喻嘉言《医门法律》卷四痉病论改。

④ 槁：原作“稿”，据喻嘉言《医门法律》卷四痉病论改。

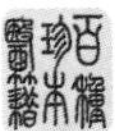

补其阴，则阳立尽。不明伤寒、经络、脉理，动手辄错，无怪矣。

大头瘟

王海藏曰：大头病者，虽在半身以上，热伏于经，以感天地四时非节瘟疫之气，所著以成此疾。至于溃裂脓出，而又染他人，所谓疫疠也。大抵足阳明邪热太甚，实资少阳相火为之炽，多在少阳，或在阳明，甚则逆传。视其肿势在何部分，随其经而取[①]之。湿热为肿，火盛为痛。此邪发于首，多在两耳前后所见。先出者为主为根，治之宜早。药不宜速，恐过其病所，谓上热未除，中寒已作，有伤人命矣。此疾自外而之内者，是谓血病。况头部受邪，见于无形之处，至高之分，当先缓而后急。

先缓者，谓邪气在上，著无形之部分。既著无形，所传无定，若用重剂大泻之，则其邪不去，反过其病矣。虽用缓药，若又急服之，或食前，或顿服，咸失缓体，则药不能除疾矣。当徐徐服，渍无形之邪。或药性味形体，据象服饵，皆须不离缓体。及寒药，或酒炒浸之类，皆是也。

后急者，谓前缓剂已经高分泻，邪气入于中，是到

① 而取：原作“所”，据清抄本及合刊本改。

阴部，染于有形质之所，若不速去，反损阴也。此却为客邪，当即去之，是治客以急也。

且治主当缓者，谓阳邪在上，阴邪在下，各属本家病也，若急去之，不惟不能解其纷，而反致其乱矣，所以治主当缓也。治客当急者，谓阳分受阳邪，阴分受阴邪，主也；阴分受阳邪，阳分受阴邪，客也。凡所谓客，当急去之，此治客以急也。

假令少阳、阳明之为病，少阳为邪者，出于耳前后也；阳明者，首面大肿也，先以黄芩、黄连、甘草通炒过，煎，不住呷之。或服毕再用大黄，或酒浸，或煨，又以牛蒡子炒香煎，纳芒硝，各等分，亦细细呷之。当食后用，徐微得利，及邪气已，只服前药。不已服后药，依前项次第用之，取大便利，邪已即止。如阳明渴者加瓜蒌根，阳明行经加升麻、葛根、芍药之类，太阳行经加羌活、防风、荆芥之类，选而加之，并与上药均分，不可独用散也。

厥逆

张景岳曰：厥逆之证，危症也。《内经》特重而详言之，如云卒厥、暴厥，皆厥逆之总名；寒厥、热厥，分厥逆之阴阳；连经、连脏，论厥逆之死生。近世犹有气厥、血厥、痰厥、酒厥、尸厥、脏厥、蛔厥等症。张仲景亦论伤寒厥之阴阳。然仲景所论伤寒之厥，辨在邪气，故寒厥宜温，热厥宜攻。《内经》之厥重在元气，

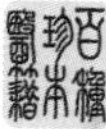

故热厥当补阴，寒厥当补阳也。已上症，今悉误认中风，而不知总属非风之证。

一、气厥有二，气虚、气实也。气虚卒倒者，必形气索然，色青白，身微冷，脉微弱，此气脱症也，宜参、芪、归、术、地黄、枸杞、大补元煎，甚者回阳饮、独参汤。气实者形气愤然勃然，脉沉弱而滑，胸膈喘满，此气逆症也。经曰：大怒则形气绝而血菀于上。治宜排气饮、四磨饮、八味顺气散[①]、苏合香丸，先顺其气，然后随其虚实调之。若因怒伤气，逆气旋去，而真气受损。又若素多忧郁恐畏，气怯气陷者，勿用行气开滞之药。

一、血厥有二，血脱、血逆也。血脱者如大崩大吐，或产血尽脱，气亦随之而脱，故卒仆暴死。宜先掐人中，或烧醋炭，以收其气。急用人参一二两煎汤灌之，使气不尽脱，必渐苏矣。然后因其寒热，徐为调理。此血脱益气也。若用血药及寒凉止血者，必死。血逆者，即经云血之与气并走于上，又云大怒则形气绝而血菀于上之类。夫血因气逆，必先理其气，气行则血无不行。宜通淤煎、化肝煎，俟血行气舒，然后随症调之。

一、色厥有二，暴脱、动血也。暴脱者，以其人本虚，偶因奇遇，而悉力勉焉；或相慕日久，而纵竭情

---

① 散：原脱，据《景岳全书》卷十一杂证谟·厥逆补。

欲。故于事毕，则气随精去，暴脱不返。宜急掐人中，仍用阴人搂定，用口相对，务使暖气嘘通，以接其气，勿令放脱，以保其神。随速用独参汤灌之，或速灸气海数十壮，以复阳气，庶可挽回。又有不即病而病此者，以精去于频，气脱于渐，每于房欲二三日后，方见此症。人于中年之后，多因病此。是皆所谓色厥也。治此宜培补命门，或水或火，从宜而补。色厥之血动者，以血气并走于上，与大怒血逆者不同。此因欲火上炎，故血随气上。必情欲动极，或不能遂，或借酒以强遏其郁火者有之。其症忽尔暴吐，或鼻衄不止，或厥逆汗出，气喘咳嗽，此皆阴火上冲而然。治此必先制火，以抑其势，清化饮、四阴煎。其有阴竭于下，火不归原，则无烦热脉症。血厥垂危，非镇阴煎不能救。待其势定，然后因症治之。

一、痰厥症，凡痰壅气闭，宜或吐或开，以治其标。痰气稍开，便当治本。如因火者，清之降之；因风寒者，散之温之；因湿者，燥之利之；因脾虚补脾；因肾虚补肾。治其所以痰，而痰自清矣。然犹有不可治痰者，愈攻则痰愈多矣。

诸郁证

王安道曰：《内经》帝曰：郁之甚，治之奈何？岐伯曰：木郁达之，火郁发之，土郁夺之，金郁泄之，水

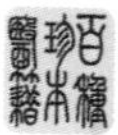

郁折之。总十[①]三句，通为一章，当分二节。火郁以上九句为一节，治郁之问答也。然调其气为一节，治郁之余法也。过者折[②]之，以其畏也，所谓泻之三句为一节，调气之余法也。夫五法者，经虽为病由五运之郁所致而立，然扩而充之，则未尝不可也。且凡病之起也，多由乎郁，郁者滞而不通之义。或所乘而为郁，或不因所乘而本气自郁，皆郁也。郁既非五运之变可拘，则达之、发之、夺之、泄之、折之之法，固可扩焉而充之矣。

木郁达之，达之者，通畅之也。如肝性急，怒气逆，胠胁或胀，火时上炎[③]，治以苦寒辛散而不愈者，则用升发之药，加以厥阴极使而从治之。又如久风入中为飧泄，及不因外风之入，而清风在下为飧泄，则以轻扬之剂举而散之。凡此之类，皆达之之法也。王氏谓吐之令其条达，以吐训达，则是凡为木郁皆当吐矣，可乎？至于东垣所谓食塞太阴，金旺克木，夫为物所伤，岂有反旺之理？若吐伸木气，则是反为木郁而施治，非为食伤而施治矣。且食塞胸中而用吐，正《内经》所谓其高者因而越之之义耳，恐不烦木郁之说以汩之也。

---

① 十：原作“下”，据王履《医经溯洄集》五郁论及清抄本改。

② 折：原作“抑”，据《素问·六元正纪大论》改。王履《医经溯洄集》亦引作“折”。

③ 炎：原作“矣”，据王履《医经溯洄集》五郁论及清抄本改。

火郁发之，发者汗之也，升举之也。如腠里外闭，邪热怫郁，则解表取汗以散之。又如龙火郁甚于内，非苦寒降沉之剂可治，则用升浮之药，佐以甘温，顺其性而从治之，使势穷则止，如东垣升阳散火是也。凡此皆发之之法也。

土郁夺之，夺者攻下也，劫而衰之也。如邪热入胃，用咸寒之剂以攻去之。又如中满腹胀，温热内甚，其人壮气实者，则攻下之。甚有热盛而不能顿除者，则劫夺其势而使之衰。又如湿热为痢者，有非力轻之剂可治者，则或攻或劫，以致其平。凡此皆夺之之法也。

金郁泄之，泄者渗泄而利小便也，疏通其气也。如肺金为肾水上源，金受火烁，其令不行，原郁而渗道闭矣，宜肃清金化，滋以利之。又如肺气膹满[1]，胸凭仰息，非利肺气之剂，不足以疏通之。凡此皆泄之之法也。王氏谓渗泄、解表、利小便，使解表二字，间于渗泄、利小便之中，是渗泄、利小便为二治矣。未当于理，宜删去。

水郁折之，折者制御也，伐而挫之也，渐杀其势也。如肿胀之病，水气淫溢，而渗道以塞。夫水之不胜者土也，今土气衰弱不能制之，故反受其侮，治当实其脾土，资其运化，俾可以制水而不敢犯，则渗道达而后

① 膹满：原作“满膹”，据王履《医经溯洄集》五郁论及清抄本改。

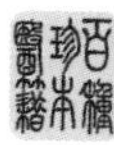

愈。或病势既旺，非上法所能遽制，则用泄水之药以伐而挫之，或去菀陈莝、开鬼门、洁净腑，三治备举，迭用以渐平之。王氏谓抑之制其冲逆，虽俱为治水之法，乃不审病者之虚实、久近、浅深，妄施治之，其不踣者寡矣。

然邪气[①]久客，正气必损，今邪气虽去，正气岂能遽平？苟不平调正气，使各安其位，复其常，于治郁之余，犹未足以尽治法之妙，故又曰然调其气。苟调之而其气犹或过而未服，则当益其所不胜以制之。如木过者当益金，则木斯服矣。所不胜者，所畏者也，故曰过者抑之以所畏也。物顺其欲则喜，逆其欲则恶。今逆之以所恶，故曰所谓泻之。王氏未尽厥旨，余故推明之。若应变之用，则又未必尽然矣。

朱丹溪曰：郁者积聚而不能发越也，当升者不得升，当降者不得降，当变化者不得变化也。其郁有六，气、湿、痰、热、血、食。气郁者，胸胁痛，脉沉涩。湿郁者，周身走痛，或关节病，遇阴寒则发，脉沉细。痰郁者，动则喘，寸口脉沉滑。热郁者，瞀闷，小便赤，脉沉数。血郁者，四肢无力，能食便红，脉沉。食郁者，嗳酸腹饱，不能食，人迎脉平和，气口紧盛。苍术、抚芎总解诸郁，随症加入药。凡郁在中焦，以苍术、抚芎开提其气以升之，假如食在气上，提其气则食

① 气：原脱，据王履《医经溯洄集》五郁论补。

自降矣。又方，气郁香附、苍术、抚芎，湿郁白芷、苍术、抚芎、茯苓，痰郁海石、香附、南星、瓜蒌，热郁山栀、青黛、香附、苍术、抚芎，血郁桃仁、红花、青黛、香附、川芎，食郁苍术、香附、山楂、神曲、针砂醋炒七次，并越鞠丸解诸郁。

王节斋曰：丹溪先生治病不出乎血、气、痰三者，故用药之要有三：气用四君，血用四物，痰用二陈。又云久病属郁，立治郁之方，曰越鞠丸。盖气、血、痰三病，多有兼郁者，或郁久而生病，或病久而生郁，或误药杂乱而成郁，故予每用此三方治病时，以郁法参之。故四法治病，用药之大要也。

黄瘅证

喻嘉言曰：《金匮》云：趺阳脉紧而数，数则为热，热即消谷，紧则为寒，食即为满。尺脉浮为伤肾，趺阳脉紧为伤脾。风寒相搏，食谷则眩，谷气不消，胃中苦浊，浊气下流，小便不通，阴被其寒，热结膀胱，身体尽黄，名曰谷瘅。此论内伤发黄，直是开辟。

盖人身脾胃，居于中土。脾之土，体阴而用阳；胃之土，体阳而用阴。两者和同，则不刚不柔，胃纳谷食，脾行谷气，通调水道，灌注百脉。惟七情、饥饱、房劳，过于内伤，致令脾胃之阴阳不相协和。胃偏于阳，无脾阴以和之，如造化之有夏无冬，独聚其热而消谷；脾偏于阴，无胃阳以和之，如造化之有冬无夏，独

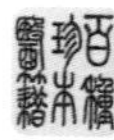

聚其寒而腹满。其人趺阳之脉紧寒数热，必有明征。诊其或紧或数，而知脾胃分主其病；诊其紧而且数，而知①脾胃合受其病。法云精矣。

更有精焉，诊其两尺脉浮，又知兼伤其肾。夫肾脉本沉也，何以反浮？盖肾藏精者也，而精生于谷，脾不运胃之谷气入肾，则精无裨而肾伤，故沉脉反浮也。知尺脉浮为伤肾，即知趺阳脉紧为伤脾。然紧乃肝脉，正仲景谓紧乃弦，状若弓弦之义。脾脉舒缓，受肝克贼则变紧。肝之风气，乘脾聚之寒气，两相搏激，食谷即眩。是谷入不能长气于胃阳，而反动风于脾阴，即胃之聚其热而消谷者，亦特蒸为腐败之气，而非精华之清气矣。浊气由胃热而下流入膀胱，则膀胱受其热，气化不行，小便不通，一身尽黄。浊气由脾寒而下流入肾，则肾被其寒，而克贼之余，其腹必满矣。

究竟谷瘅由胃热伤膀胱者多，由脾寒而伤肾者，十中二三耳。若饮食伤脾，加上房劳伤肾，其症必腹满而难治矣。

黄瘅由于火土之湿热，若合于手阳明之燥金，则湿、热、燥三气，相搏成黄，其人必渴而饮水。有此则去湿热药中，必加润药，乃得三焦气化行、津液通，渴解而黄退。渴不解者，燥未除耳。然非死候。又云

---

① 知：原脱，据喻嘉言《医门法律》卷六黄瘅门补。

瘅而渴者难治，则更虑其下泉之竭，不独云在中之津液矣。

仲景云诸病黄家，但利小便。假令脉浮，当以汗解之，宜桂枝加黄芪汤。可见大法当利小便，必脉浮始可言表。然瘅症之脉，多有荣卫气虚，湿热乘之而浮，故用桂枝黄芪汤和其荣卫，用小柴胡汤和其表里，但取和法为表法，乃仲景之微旨也。

湿热郁蒸而发黄①，其当从下夺，亦须仿治伤寒之法，里热者始可用之。重则大黄硝石汤，荡涤其湿热，如大承气之例；稍轻则用栀子大黄汤，清解而兼下夺，如三黄汤之例；更轻则用茵陈蒿汤，清解为君，微加大黄为使，如栀子豉汤中加大黄如博棋子大之例。是则汗法固不可轻用，下法亦在所慎施。以瘅症多夹内伤，不得不回护之耳。

然瘅症有湿多热少者，有湿少热多者，有湿热全无者，不可不察也。仲景虑瘅病多夹内伤，故尔慎用汗、吐、下之法。其用小建中汤，则因男子发黄而小便自利，是其里无湿热，惟以入房数扰其阳，致虚阳上泛为黄。故不治其黄，但和荣卫，以收拾其阳，听其黄之自去。即取伤寒邪少虚多，心悸而烦，合用建中之法治之。

又有小便本黄赤，治之其色稍减，即当识其蕴热

---

① 发黄：原作“黄发”，据喻嘉言《医门法律》卷六黄瘅门改。

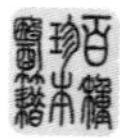

原少；或大便欲自利，腹满，上气喘急，即当识其脾湿原盛；或兼寒药过当，宜亟用小半夏汤温胃燥湿。倘更除其热，则无热可除，胃寒起而呃逆矣。此又一端也。

黄家日晡所发热，而反恶寒，此为女劳得之。膀胱急，小腹满，身尽黄，额上黑，足下热，因作黑瘅，其腹胀如水状，大便必黑，时溏，此女劳之病，非水也。腹满者难治，夫男子血化为精，精动则一身之血俱动，以女劳而倾其精，血必继之。故因女劳而尿血者，其血尚行，犹易治也；因女劳而成瘅者，血淤不行，为难治矣。甚者血淤之久，而成血蛊，尤为极重。非亟去其膀胱少腹之淤血，万无生路。然女劳瘅蓄积之血，必非朝夕，峻攻无益。《金匮》以硝石矾石散方取药石之悍，得以疾趋而下达病所。硝石寒咸走血，可逐淤，为君；矾石，本草谓能除锢热在骨髓，用以清肾及膀胱脏腑之热，并建消淤除浊之功，此方之极妙也。

朱丹溪曰：瘅病不必分五，同是湿热，热多加芩连，余但以利小便为先，小便利黄自退矣。

赵羽皇曰：黄瘅之黄，经云：中央色黄，入通于脾。盖脾属土，色黄，外至肌肉，上应湿化。今太阴邪气炽盛，湿滞热蒸，郁而不发，如窨曲相似，遂成黄色，所谓瘅病是也。治法有汗、下之分，补、泻之异焉。今人治此，但用平胃、五苓、茵陈汤之类，清热渗利之外，并无他说。虽然，其湿热之甚于肠胃者，或可攻之，若郁于肌肤之间而不得发越，过用疏利，则湿热仅内陷而不出矣。

仲景治身热发黄者，有麻黄连翘赤小豆汤一法，无非急解其表，令热邪自外而散耳。方论止知可降，而不知可升者，非理也。

至于素患脾虚，寒凉过甚，或小水清白，而大便微溏，力倦神疲，而脉细少食，皆太阴脾气虚极，而真色外现之候也。惟用补中益气汤，略加车前、茯苓一二味。热胜者，连理汤尤宜。

今此每遇此症，不辨其孰实孰虚，在表在里，概用寒凉通利。讵知脾胃虚者不宜寒，寒之则中气愈败矣；脾胃弱者不宜降，降之则下多亡阴矣。或攻或补，或升或降，惟随时变通可耳。

肺痈证 附肺痿

喻嘉言曰：肺痈由五[①]脏蕴祟之火，与胃中停蓄之热，上乘乎肺，肺受火热熏灼，即血为之凝，血凝即痰为之裹，遂成小痈。所结之形日长，则肺日胀而胸骨日昂，乃至咳声频并，浊痰如胶，发热畏寒，日晡尤甚，面红鼻燥，胸中甲错。如先即能辨其脉症，属表属里，极力开提、攻下，无不愈者。若至脓血吐出，

① 五：原脱，据喻嘉言《医门法律》卷六肺痈肺痿门补。

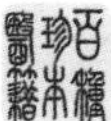

始识其症，嗟无及矣。间有痈小气壮，胃强善食，仍可得生。然不过十中一二。此症治法，用力全在成痈之先。

盖肺痿者，其渐积已非一日，其寒热不止一端，总由胃中津液不输于肺，肺失所养，转枯转燥，然后成之。但胃中津液暗伤之窦实多，医者不知爱护，或腠理素疏，无故而大发其汗；或中气素馁，频吐以倾倒其囊；或瘅成消中，饮水而渴不解，泉竭自中；或肠枯便秘，强利以求其快，漏卮难继。于是肺火日炽，肺热日深，肺中小管日室，咳声以渐不扬，胸中脂膜日干，咳痰艰于上出，行动数武气即喘鸣。治法大要，缓而图之，生胃津，润肺燥，下逆气，开积痰，止浊唾，补真气以通肺之小管，散火热以复肺之清肃。如半身痿废，及手足痿软，治之得法，亦能复起。

然肺痈属在有形之血，血结宜骤攻；肺痿属在无形之气，气伤宜徐理。肺痈为实，误以肺痿治之，是谓实实；肺痿为虚，误以肺痈治[①]之，是为虚虚。此辨症用药之大略也。

《金匮》论肺痈、肺痿之脉云：寸口脉数，其人咳，口中反有浊唾涎沫者，为肺痿之病。若口中辟辟燥，咳即胸中隐隐痛，脉反滑数，此为肺痈，咳吐脓血。脉数虚者为肺痿，数实者为肺痈。

---

① 治：下原衍一“治”字，据喻嘉言《医门法律》卷六肺痈肺痿门删。

又云：寸口脉微而数，微则为风，数则为热；微则汗出，数则恶[①]寒。风中于卫，呼气不入；热过于荣，吸而不出。风伤皮毛，热伤血脉，风舍于肺，其人则咳，口干喘满，咽燥不渴[②]，多唾[③]浊沫，时时振寒。热之所过，血为之凝滞，蓄结痈脓，吐如米粥，始萌可救，脓成则死。

咳嗽之初，即见上气喘急者，乃外受风寒所致，其脉必浮，宜从越婢加半夏之法，及小青龙加石膏之法，亟为表散。不尔，即是肺痈、肺痿之始基。须亟散邪下气，以清其肺。然亦分表里虚实为治，不当误施，转增其困矣。

程郊倩曰：肺痿气虚不能化血，故血干不流，只随火热沸上，火亢乘金，不生气血而生痰，可知无血无液，而枯金被火，肺叶安得不焦？盖肺处脏之最高，叶间布有细窍，凡五脏蒸溽，从肺脘吸入之便是气，从泉眼呼出之便成液，息息不穷，以之灌溉周身，此所谓水出高源也。一受火炎，呼处成吸，有血即从此眼渗入，碍了窍道，便令人咳，咳则见血，愈咳愈渗，愈渗愈

① 恶：原作："畏"，据喻嘉言《医门法律》卷六肺痈肺痿门亦作"畏"，据《金匮要略·肺痿肺痈咳嗽上气》改。

② 咽燥不渴：原作"燥而不渴"，喻嘉言《医门法律》卷六肺痈肺痿门作"燥不渴"，据《金匮要略·肺痿肺痈咳嗽上气》改。

③ 多唾：原作"时唾"，喻嘉言《医门法律》卷六肺痈肺痿门同。今据《金匮要略·肺痿肺痈咳嗽上气》改。

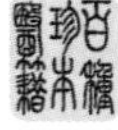

咳，久则细窍俱闭。吸时从引火升喉间，或痒或疮；呼时并无液出，六叶逐尔枯焦，此肺痿之由也。补肺散中，用杏仁、大力子者，宣窍道也；用阿胶者，消窍淤也；用马铃者，消窍热也。肺全无一补药，而反以糯米补及脾者，但取母气到肺。立方之旨，全从肺家细窍著想，使此处呼吸无阻，则气入液出，肺不补而自补矣。

喘

赵养葵曰：喘，经云诸喘皆属于上，又谓诸逆冲上，皆属于火。故河间叙喘病在热条下，华佗云肺气盛为喘，《活人书》云气有余则喘。后代集症类方，不过遵此而已。独王海藏辨云：气盛当作气衰，有余当认作不足。肺气果盛，有余则清者下行，岂复为喘？以其火入于肺，炎烁真阴，衰与不足而为喘焉。海藏之辨，超出前人，惜乎未竟火之所由。愚谓火之有余，水之不足也；阳之有余，阴之不足也。凡诸逆冲上之火，皆下焦冲任相火，出于肝肾者也。肾水虚衰，相火偏胜，壮火食气，销烁肺金，乌得而不喘焉。

丹溪云喘有阴虚，自少腹下，火起而上，宜四物加青黛、竹沥、陈皮，入童便煎服。如挟痰者，四物加枳壳、半夏，补阴以化痰。夫谓阴虚发喘，丹溪实发前人所未发，但治法实流弊于后人。盖阴虚者，肾中之真阴虚也，讵四物补阴血之谓乎？其火起者，下焦龙雷之火也，讵寒凉所能降乎？其间有有痰者[①]有无痰者，有痰者，水挟木火而上也，岂竹沥、枳、半之能化乎？须用六味地黄加麦冬、五味，大剂煎饮，以壮水之主，则水升火降，而喘自定矣。

又有一等似火而非火，似喘而非喘者。经曰：少阴所至，呕咳上气。喘者阴气在下，阳气在上，诸阳气浮，无所依归，故上气喘也。《黄帝针经》云：胃络不和，喘出于阳明之气逆。阳明之气不行，今逆而上行，故喘。真元耗损，喘出于肾气之上奔，是非气喘，乃气不归元也。其外症，或四肢厥逆，面赤而烦躁恶热。非火也，乃命门真元之火，离其宫而不归也。察其脉，两寸虽浮大而数，两尺微而无力，或似有而无为辨耳。不知者，以其有火也，用凉药以清之。以其喘急难禁也，佐以四磨之类以宽之，岂知宽一分，更耗一分。若寒凉快气之剂屡进，去死不远矣。惟善治者能求其绪，而以助元接真镇坠之药，俾其反本归原，或可回生。然亦不可峻补也。宜先以八味丸、安肾丸、养正丹之类，煎人参生脉散之类送下，觉气稍定，然后以参芪补剂，如破故纸、阿胶、牛膝等以镇于下。又以八味加河车为丸，遇饥吞服。然须远房帏、绝色欲，方可保全，不然终亦必亡矣。

又有一等火郁之证，六脉俱涩，甚至沉伏，四肢悉

① 有有痰者：原作“有痰”，据赵养葵《医贯》卷四喘论补。

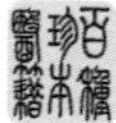

寒，甚至厥逆。拂拂气促而喘，却似有余。欲作阴虚，而按尺鼓指。此为蓄郁已久，阳气拂遏，不能营运于表，以致身冷脉微，而闷气喘急。然不可以寒药下之，又不可以热药投之，惟逍遥散加茱、连之类，宣散蓄热，得汗而愈。此谓火郁发之，木郁达之，即《金匮》云六脉沉伏，宜发散则热退而喘定是也。后仍以六味养阴和阳方佳。已上详阴虚发喘之例，若阳虚致喘，东垣已详尽矣；外感发喘，仲景已详尽矣。

王节斋曰：喘与胀二症相因，必皆小便不利，喘则必生胀，胀则必生喘。但要识得标本先[①]后：先喘而后胀者主于肺，先胀而后喘者主于脾。何则？

肺金司降，外主皮毛。经曰：肺朝百脉，通调水道，下输膀胱。又曰：膀胱者州都之官，津液藏焉，气化则能出矣。是小便之行，由于肺气之降下而输化也。若肺受邪而上喘[②]则失降下之令，故小便渐短，以致水溢皮肤，而生肿满焉。此则喘为本，胀[③]为标，治当清金降火为主，而行水次之。

脾土恶湿，外主肌肉，土能克水。若脾土受伤，不能制水，则水湿妄行，浸渍肌肉。水既上行，则邪反侵

---

① 先：原脱，据王纶《明医杂著》卷三续医论·喘胀补。

② 上喘：原作“土”，据王纶《明医杂著》卷三续医论·喘胀改。

③ 胀：下原有“则”，据王纶《明医杂著》卷三续医论·喘胀，系衍字，从删。

肺，气不得降而生喘矣。此则胀为本而喘为标，治当实脾行水为主，而清金次之。苟肺病而用燥脾之药，则金得燥而喘愈加；脾病而用清金之药，则脾得寒而胀愈甚。近世治喘胀，但知行水，而不知分别脾肺，故发明之。

李士材曰：《内经》论喘，其因众多，究不外于火逆上而气不降也。丹溪曰实火可泻，虚火可补。而世俗一遇喘家，纯行破气，不知喘症因虚而死者十九，因实而死者十九，因实而死者十一。实者攻之即效，无所难治；虚者补之未必即效，须悠久成功。其间转相进退，良非易也。故辨症不可不急，而辨喘症为尤急。故巢氏、严氏止言实热，独王海藏谓肺气衰、肺中之火盛，创出前见。但惜其未能缕析立方，为后人窠臼，请得而详之。

气虚而火入于肺者，补气为先，六君子汤、补中益气汤。阴虚而火来乘金者，壮水为亟，六味地黄丸。风寒者，解其邪，三拗汤、华盖散。湿气者，利其水，渗湿汤。暑邪者，涤其烦，白虎汤、香薷饮。肺热者，清其上，二冬、二母、甘桔、栀、芩。痰壅者消之，二陈汤。气郁者疏之，四七汤。饮停者吐之，吐之不愈，白术防己汤主之。火实者清之，白虎汤加瓜蒌仁、枳壳、黄芩。肺痈而喘，保金化毒，杏仁、甘草节、桔梗、贝母、防风、银花、橘红、麦冬、肺胀而喘，利水散邪。肺胀之状，喘而烦躁，目如脱状，脉浮大者，越婢加半夏汤；脉浮者，心下有水，小青龙汤加石膏主之。肾虚

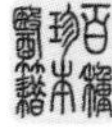

火不归经，导龙入海，八味丸主之。肾虚水邪泛滥，逐水下流，金匮肾气丸。

薛立斋曰：喘症，若肺中伏热，不能生水而喘且渴者，用黄芩清肺饮以治肺，用五淋①散以清小便。若肺脾虚弱，不能通调水道者，宜用补中益气汤以培元气，用六味地黄丸以补肾水。若膏粱厚味，脾肺积热而喘者，宜清胃散以治胃，用滋肾丸以利小便。若心火克肺金，而不能生肾水者，用人参平肺散以治肺，用滋肾丸以滋小便。若肾经阴亏，虚②火烁肺金而小便不生者，用六味地黄丸以补肾水，用补中益气汤③以培脾土。若脾气虚弱，不能相制而喘者，用补中益气汤④以培元气，六味地黄丸以生肾水。若肝木克脾土，不能相制而喘者，用六君、柴胡、升麻以培元气，六味地黄④丸以补肾。若脾肾虚寒，不能相制而喘且胀者，用八味丸以补脾肺、生肾水。若肺肾虚寒，不能通调水道而喘且胀者，宜用《金匮》加味肾气丸补脾肺、生肾水。若酒色过度，亏损足三阴，而致喘胀痰涌，二便不调，或大小便通，相牵作痛者，宜用前丸，多有生者。

---

① 淋：原作“芩”，据《明医杂著》薛立斋按改。

② 虚：原脱，据《明医杂著》薛立斋按补。

③④ 汤：原脱，据《明医杂著》薛立斋按补。

④ 地黄：原脱，据《明医杂著》薛立斋按补。

虚劳门

喻嘉言曰：虚劳之症，伤于精血。营血伤则内热起，五心常热，目中生花见火，耳内蛙聒蝉鸣，口舌糜[①]烂，不知正味，鼻孔干燥，呼吸不利，乃至饮食不生肌肤，怠惰嗜卧，骨软足酸，荣行日迟，卫行日疾，营血为卫气所迫，不能守内而脱出于外，或吐或衄，或出二阴之窍。血出既多，大热迸入，逼迫煎熬，漫无休止，营血有立尽而已。

更有劳之之极，而血痹不行者，血不脱于外，但蓄于内，蓄之日久，周身血走之隧道，悉[②]痹不流，惟就干涸，皮鲜滑泽，面无荣润。于是气之所过，血不为动，徒蒸血为热，或日晡，或子午，蒸热不已，瘵病成焉。亦有始因脱血，后遂血痹者，血虚血少，艰于流布，发热致痹，尤易易也。《内经》云大肉枯槁，大骨陷下，胸中气高，以致真脏脉见。然枯槁已极，即真脏脉不见，亦宁有不危者乎？

秦越人发虚损之论，谓虚而感寒则损其阳，阳虚则阴盛，损则自上而下：一损损于肺，皮聚毛落；二损损于心，血脉不能荣养脏腑；三损损于胃，饮食不为肌肤。虚而感热则损其阴，阴虚则阳盛，损则自下而上：

① 糜：原作“縻”，据喻嘉言《医门法律》卷六虚劳论改。

② 悉：原作“患”，据喻嘉言《医门法律》卷六虚劳论改。

一损损于肾，骨痿不能起于床；二损损于肝，筋缓不能收持；三损损于脾，饮食不能消化。自上而下者，过于胃则不可治；自下而上者，过于脾则不可治。盖饮食多自能生血，饮食少则血不生，血不生则阴不足以配阳，势必至于五脏齐损。越人归重脾胃，旨哉言矣。谓精生于谷，谷入少而不生其血，血自不能化精。《内经》于精不足者，必补之以味，味者五谷之味也。补以味而节其劳，则积贮渐富，大命不倾。垂训十则，皆以无病男子精血两虚为言，而虚劳之候，焕若指掌矣。

故血不化精则血痹矣，血痹则新血不生，并素有之血淤积不行，血淤则荣虚，荣虚则发热，热久则蒸其所淤之血，化而为虫，遂成传尸瘵症。以故伤寒狐惑之症声哑嗄，劳瘵之症亦声哑嗄，是则声哑者，营气为虫所蚀明矣。

巢氏《病源》不察，遂有种种分门异治。后人以其歧路之多，茫无所适，讳其名曰痰火，又谓有虚有实，肺虚用某①药，肺实用某②药，及心、肝、脾、肾，咸出虚实两治之法。是以虚损虚劳中，添出实损实劳矣，岂不谬哉。

仲景于男子平人，谆谆致戒，无非谓荣卫之道，纳谷为宝，居常调荣卫以安其谷；寿命之本，积精自刚，居常节嗜欲以生其精。至病之甫成，脉才见端，惟恃建

①② 某：原作“其”，据喻嘉言《医门法律》卷六虚劳论改。

中、复脉为主治。夫建中、复脉，皆稼穑作甘之善药，一遵精不足者补之以味之旨也。后人补肾诸方，千蹊万径，以治虚劳[③]，反十无一全。仲景及其血痹不行，为驱其旧、生其新，诚有一无二之圣法，第牵常者不能用耳。

然秦越人发明虚损一症，优入圣域。其论治损之法，损其肺者[④]益其气；损其心者，调其荣卫；损其脾者[⑤]，调其饮食，适其寒温；损其肝者[⑥]，缓其中；损其肾者[⑦]，益其精。即此便是正法眼藏矣。

凡虚劳病多有夺血而无汗者，若认为阳实，而责其汗，必动其血，是名下厥上竭。又最防脾气下溜，若过用寒凉，其人必至清谷。且骨蒸发热，热深在里，一切轻扬之药，禁不可用。用之反引热势外出，而增其炽，灼干津液，肌肉枯槁四出，安望除热止病乎？

李士材曰：治劳之法，以《内经》为式，以脾肾为主。水为万化之源，土为万物之母。故脾安则土为[⑧]金母，金实水源，且土不凌水，水安其位，肾亦安矣。肾兼水火，肾安则水不挟肝上泛而凌上湿，火能益土而化精微，故肾安则脾愈安也。

救肾者必本于阴血，血属阴，主下降，虚则上升，

---

③ 劳：原作“痨”，据喻嘉言《医门法律》卷六虚劳论改。

④⑤⑥⑦ 者：原脱，据喻嘉言《医门法律》卷六虚劳脉论补。

⑧ 为：原作“生”，据李中梓《医宗必读》卷六虚劳改。

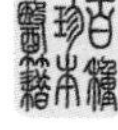

当敛而抑，六味丸是也；救脾者必本于阳气，气为阳，主上升，虚则下陷，当升而举，补中益气汤[1]是也。

近世治劳，专以四物加黄柏、知母。不知四物皆阴，行秋冬之令，非所以生万物者也。且血药常滞，非痰多食少者所宜；血药常润，久行必致滑肠。黄柏、知母，其性苦寒，能泻实火，实燥而伤阴。又苦先入心，久能增气，反能助火，至其败胃，所不待言。然矫其偏者，又辄以桂、附为家常茶饭，此惟以火衰者宜之，若血气燥热之人，能无助火为害哉。

大抵虚劳之症，疑难不少。如补脾、保肺，法当兼行，然脾喜温燥，肺喜清润，保肺则碍脾，补脾则碍肺。惟燥热而甚，能食而不泻者，润肺当急，而补脾之药亦不可缺也。倘虚羸而甚，食少泻多，虽喘嗽不宁，但以补脾为急，而清肺之品宜戒矣。肺无扶脾之力，脾有生肺之能，故补脾之药，尤要于保肺也。尝见劳症之死，多死于泄泻；泄泻之因，多因于清润，司命者能不为兢兢耶？

又如补肾、理脾，法当兼行。然方欲以甘寒补肾，其人减食，又恐不利于脾；方欲以辛温快脾，其人阴伤，又恐愈耗其水。两者并衡而较重脾者，以脾土上交于心，下交于肾故也。若肾水大虚而势困笃者，又不可拘。要知滋肾之中，佐以砂仁、沉香；壮脾之中，参以

① 汤：原脱，据李中梓《医宗必读》卷六虚劳补。

五味、肉桂，随时治法可耳。

又如无阳则阴无以生，无阴则阳无以化，宜不可偏也。东垣曰甘温能除大热，又曰血脱益气，又曰独阴不长。虚者必补以人参之甘温，阳生阴长之理也。

且虚劳症，受补者可治，不受补者不治。故葛可久治劳，神良素著，所垂十方，用参者七。丹溪专主滋阴，所述治劳方案，用参者亦十之七。不用参者，非其新伤，必其轻浅者耳。

自好古肺热伤肺，节斋服参必死之说，印定后人眼目，甘用苦寒，直至上呕下泄，犹不悔悟，良可悲矣。幸李濒湖、汪石山详为之辨。而宿习难返，贻祸未已。不知肺经自有热者，肺脉按之而实，与参诚不相宜。若火来乘金者，肺脉按之而虚，金气大伤，非参不保。前哲有言曰：土旺而金生，勿拘拘于保肺；水旺而火息，毋汲汲于清心。可谓洞达《内经》之旨，深窥根本之治也。

张景岳曰：凡虚损之由，无非酒色、劳倦、七情、饮食所致。或先伤其气，气伤必及于精；或先伤其精，精伤必及于气。但精气在人，无非谓之阴分，阴为天一之根，形质之祖，凡损形质者，总曰阴虚。

然分而言之，则有阴中之阴虚，其病为热烦躁，头红面赤，唇干舌燥，咽痛口疮，吐血衄血，便血尿血，大便躁结，小水痛涩等症；有阴中之阳虚，其病为怯寒憔悴，气短神疲，头运目眩，呕恶食少，腹痛飧泄，二便不禁等症。甚至咳嗽吐痰，遗精盗汗，气喘声喑，筋

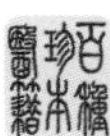

骨疼痛，心神恍惚，肌肉尽削，梦与鬼交，妇人月闭等症。凡病至极，皆所必至，总由真阴之败耳。

然真阴所居，惟肾为主，而人之生气，同天地元阳，无非自下而上。故肾水一亏，则肝失所滋而燥生，水不归源而脾痰起，心肾不交而神色败，盗伤脾气而喘嗽频，孤阳无主而虚火炽，凡劳伤等症，使非伤及根本，何以危笃至此？故凡病甚于上者，必其竭甚于下也。余故曰：虚邪之至，害必归阴；五脏之伤，穷必及肾。夫亦贵其知微而已。

凡人心眈欲念，肾必应之。凡君火动于上，则相火必应于下。夫相火者，水中之火也，静而守位，则为阳气，烘而无制，则为龙雷，涸泽燎原，无所不至。故其在肾，则为遗、淋、带、浊。水液渐以干枯，炎上入肝，则逼血妄行，为吐为衄。或为营虚，筋骨疼痛。又上入脾，脾阴受伤，或为发热，饮食悉化痰涎。再上至肺，皮毛无以扃固，亡阳嗽喘，哑喑声嘶。是皆无根虚火，阳不守舍，而火焰诣天，自下而上，由肾而肺，本源渐槁，上实下虚，诚剥极之象也。又师尼室女，失偶之辈，私情系恋，所愿不得，则欲火摇心，真阴日削，遂致不救。五劳之中，莫此为甚。

经曰：尝贵后贱，虽不中邪，病从内生，名曰脱荣。尝富后贫，名曰失精。故五脏之伤，惟心为本。

思生于心，脾必应之。思之不已，劳伤在脾。脾气结，则为噎膈，为呕吐，饮食不能运，气血日消，肌肉日削，四肢不为用，而生胀满、泄泻等症，此伤心脾之阳也。然思本伤脾，尤亦伤脾。经曰：脾愁忧而不解则伤意，意伤则悗乱，四肢不举。七情伤肾，恐亦居多。经曰：恐惧而不解则伤精，精伤则骨酸痿厥，精时自下。又尝见猝恐者必阴缩，或遗尿，是皆伤肾之征也。然恐伤肾，怒亦伤肾。经曰：肾盛怒而不止则伤志，志伤则喜忘其前言，腰背不可以俯仰屈伸。是知盛怒不惟伤肝，肾亦受害也。

怒生于心，肝必应之。经曰：怒伤肝。怒则气逆，甚则呕血及飧泄，故气上矣。盖肝为阴中之阳脏，故肝之为病，有阴阳。如火因怒动而逼血妄行，以致气逆于上而胀痛喘急者，此伤阴气；以怒伤而木郁无伸，致侵脾土气陷，为呕为胀，为泄为痛，为饮食不行，此伤阳。然怒本伤肝，而悲哀亦最伤肝。经曰：悲哀动中则伤魂，魂伤则狂妄不精，阴缩筋挛，两胁骨不举。盖盛怒伤肝，肝气实也；悲哀伤肝，肝气虚也。实不终实，而虚则终虚耳。

惊本入心，实通于肝胆。经曰：惊则心无所依，神无所归，虑无所定，故气乱矣。然胆为中正之官，十一脏阳刚之气，皆取决焉。又为少阳生气所居，若或损之，则诸脏生气皆消索致败。故惊畏日积，或一时大惊损胆，致胆汁泄，通身发黄，默默无言者，皆不可救。

虚损两颊红赤，或唇红者，阴虚于下，逼阳于上也。仲景曰：其面戴阳者，下虚故也。虚而多渴者，肾水不足，引水自救也。喑哑声不出者，由肾气之竭。盖声出于喉而根于肾。经曰：内夺而厥，则为喑痱。此肾

虚也。虚而喘急者，阴虚肺格，气无所归也。喉干咽痛者，真水下亏，虚火上浮也。不眠恍惚者，血不养心，神不能藏也。时多烦躁者，阳中无阴，柔不济刚也。易生嗔怒，或筋急酸疼者，水亏木燥，肝失所资也。饮食不甘，肌肉渐削者，脾元不守，化机日败也。心下跳动，怔忡不宁者，气不归精也。盗汗不止者，有火则阴不能守，无火则阳不能固也。虚而多痰，或如清水，或白沫者，此水泛为痰，脾虚不能制水也。骨痛如折者，肾主骨，真阴败竭也。腰胁痛者，肝肾虚也。膝以下冷，命门衰绝，火不归原也。小水黄涩淋沥者，真阳亏竭，气不化水也。足心如烙者，虚火烁阴，涌泉涸竭也。

虚损之脉，凡甚急、甚数、甚细、甚弱、甚涩、甚滑、甚短、甚长、甚浮、甚沉、甚弦、其紧、甚洪、甚实，皆劳伤之脉。然无论浮、沉、大、小，但渐缓则渐有生意。若弦甚，病必甚；数甚病必危。若以弦细而再加紧数，则百无一生矣。《要略》曰：脉芤者为血虚，沉迟而小者为脱气，大而无力为阳虚，数而无力为阴虚，脉大而芤者为血虚。平人脉大为劳，极虚[①]亦为劳。脉微细者盗汗，寸弱而软者为上虚，尺弱软涩为下虚，尺脉滑疾为血虚，两关沉细为胃虚。又《脉经》曰：脉来软者为虚，缓者为虚，弱者为虚，弦者为中虚，细而

① 极虚：原本及《景岳全书》卷十六虚损俱作“虚极”，据《金匮要略·血痹虚劳脉证并治》改。

微小者气血俱虚。

人赖以生，惟此精气。气虚者[1]即阳虚，凡病有水盛火亏，而见脏腑寒、脾肾败者是也。故病见虚弱，别无热症者，便是阳虚，即当温补元气，使真元自复，万勿兼清凉寒滑之品，以残此发生之气。精虚者即阴虚，凡病有火盛水亏，而见营卫燥、津液枯者是也。故见病多热燥，水不济火者，便是阴虚。欲滋其阴，惟宜甘凉醇静之物。凡阴中有火，大忌辛温。然阴虚者，因其水亏，而水亏又忌寒凉。盖苦劣之流，断非滋补之物。其有火盛之甚，不得不从清凉者，亦当兼壮水之剂，相机间用。

一、虚损咳嗽，虽五脏皆有，然专主则在肺肾。盖肺为金脏，所畏者火，化邪者燥，燥则必痒，痒则必嗽。正以肾水不能制火，所以克金，阴精不能化气，所以病燥，故为咳嗽喘促，咽痛声哑，喉痒喉疮等症。治此宜甘凉至静之剂，滋养金水，使肺肾相生，真阴渐复。

一、虚损吐血者，伤其阴也。但当察其火有与无，及火之微其而治之。凡火之盛，而火戴血上，脉症之间自有热证可辨。急则治标，暂用芩、连、栀、柏、竹叶、童便之属。血止即当养血，不宜过用寒凉也。若无实火，而金属伤阴，则阴虚水亏，血由伤动。此宜甘纯

① 者：原脱，据《景岳全书》卷十六杂证谟·虚损补。

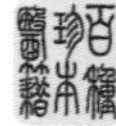

养阴之品，以静制动，以和治伤，使阴气安静，得养则血自归经。若阴虚于下，格阳于上，六脉无根，而大吐大衄者，此火不归源，真阳失守而然，万不可用凉药。若大吐大衄者，六脉细脱，手足厥冷，危在顷刻，厥逆昏愦者，速当益气，以固生机，若过用寒凉即死。总之，失血吐血，阴分大伤，使非加意元气，培养真明，而专用寒凉，血虽得止，病必自败。

一、虚[①]损伤阴，本由五脏。然五脏症治，有可分者，有不可分者。如诸气之损，其治在肺；神明之损，其治在心；饮食肌肉之损，其治在脾；诸血筋膜之损，其治在肝；精髓之损，其治在肾。此其可分者也。至气主于肺，而化于精；神主于心，而化于气；肌肉主于脾，而土生于火；诸血藏于肝，而血化于脾胃；精髓主于肾，而受之于五脏。此其不可分者也。及乎既盛，则标本相传，连及脏腑，此又方之不可执言也。故凡补虚之法，但当明其阴阳、升降、寒热、温凉之性，精中有气、气中有精之因。且凡上焦阳气不足者，必下陷于肾也，当取之至阴之下；下焦真阴不足者，多飞越于上也，可不引之归原乎？所以治必求本，方为尽善。

凡虚损既成，不补将何以复？而有不能服人参、熟地诸药者，此为虚不受补，何以望生？若以失血后嗽不止、痰多甚者，此脾肺虚极，饮食无能化血，而随食成

---

① 虚：原作“土”，据《景岳全书》卷十六杂证谟·虚损补。

痰。此虽非血，而实血之类也。经曰：白血出者死。有不得左右眠，而认一边难转者，此其阴阳之气有所偏竭而然，多不可治。若虚症别无邪热，而谵妄失伦，此心脏之败，神去之兆也，必死。劳嗽喑哑，声不能出，此肺脏之败也，必死。劳损肌肉脱尽者，此脾脏之败也，必死。筋为罢极之本，病虚损而筋骨疼痛，若痛至极，不可忍者，乃血竭不能养筋，此肝脏之败也，必死。劳损既久，再大便泄泻不能禁止者，此肾脏之败也，必死。

内伤阴虚发热证

《治法纲》曰：内伤发热，则从内自汗出，六脉微弱，或右手气口大三倍于人迎，按之无力，浑身酸软或痛，倦于言，动怠惰，属内伤元气虚，宜补中益气汤加减。发热甚于午后，遗滑，或咳嗽有红，皮毛枯槁，属阴虚，热久则变为骨蒸劳极，治法如劳瘵条下。又有伤食发热，恶寒头痛，呕恶，胸中饱闷而痛胀，右寸关俱紧而滑，左脉弦急，属内伤饮食，外感风寒之热，先宜解散，后消导和中。又有发热昼重夜轻，口中无味，阳虚也；午后发热，夜半则止，阴虚也。阳虚责之胃，阴虚责之肾。盖饮饱伤胃，房劳伤肾。以药论之。甘温补气，甘寒滋阴。若气血两虚，只补其气，阳旺生阴也。

东垣曰：昼则发热，夜则安静，是阳气自旺于阳分也。夜则发热，昼则安静，是阳气下陷入阴中也，名曰

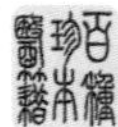

热入血室。昼则发热烦躁，夜亦发热烦躁，是重阳无阴也，当亟泻其阳，峻补其阴。

王冰曰：病热而脉安，按之不鼓，乃寒盛格阳而致之，非热也。形症是寒，按之脉气鼓击于手下者，此为热盛拒阴，非寒也。

赵养葵曰：病热作渴，饮冷便闭，此属实热，人皆知之。或恶寒发热，引衣蜷卧，四肢逆冷，大便清利，此属真寒，人亦易知。至于烦扰狂越，不欲近衣，欲坐卧泥水中，此属假热之证。甚者烦极发躁，渴饮不绝，舌如芒刺，两唇燥裂，面如涂朱，身如焚燎，足心如烙，吐痰如涌，喘急，大便闭结，小便淋沥，三部脉洪大而无伦。当是时也，却似承气症，承气入口即毙；却似白虎症，白虎下咽即亡。若用二丸，缓不济事。急以加减八味丸料一斤，内肉桂一两，以水煎五六碗，冰冷与饮，诸证自退。翌日必畏寒脉沉，是无火也，当补其阳，急以附子八味丸料，煎服自愈。此证与脉气俱变其常，而不以常法治之者也。若有产后及大失血后，阴血暴伤，必大发热，亦名阴虚发热，若以凉药正治，立毙。正所谓象白虎证，服白虎必死。须用独参汤，或当归补血汤，使无形生出有形①，此阳生阴长之妙。或问：气虚、血虚均是内伤，何以辨之？曰：阴虚者面必赤，无根之火戴于上也。若阳症，火入于内，面必不赤。其

① 有形：原脱，据赵养葵《医贯》卷四阴虚发热论补。

口渴者，肾水干枯，引水自救也。但口虽渴而舌必滑，脉虽数而尺必无力，甚者尺虽洪数，而按之不鼓，此为辨耳。戴复庵云：服凉药而脉数者火郁，宜升补。

王节斋曰：世间发热，类伤寒者数种，治各不同，外感、内伤乃大关键。张仲景论伤寒、伤风，此外感也。风寒自表入里，故宜发表，以解散之，此麻、桂二方之义也。以其感于冬春寒冷，药用辛热胜寒。若时非寒令，则药当变矣。如春温之月，则药当以辛凉；夏暑之月，则药当以甘苦寒。故云：伤寒不即病，至春变温，至夏变热。而其治法，必因时而有异也。又有一种冬温之病，谓之非其时而有其气，冬寒也而反病温。此天时不正，阳气反泄，用药不可温热。又有一种时行寒疫，却在温暖之时，而寒反为病。此亦天时不正，阴气反逆，用药不可寒凉。又有一种天行温疫热病，多发于春夏之交，沿门阖境相同。此天地之厉气，当随时令，参运气而施治，宜用刘河间辛凉甘苦寒之药，以清热毒。已上诸症，皆外感天地之邪气也。

若夫饮食劳倦，内伤乎元气，此真阳下陷，内生虚热。故东垣发补中益气之论，用人参、黄芪等甘温之药，以补其气而提其下陷，此用气药以补其气之不补者也。

又若劳心好色，内伤真阴，阴血既伤，则阳气偏胜而变为火矣，是为阴虚火旺劳瘵之症。故丹溪发阳有余阴不足之论，用四物汤加黄柏、知母，补其阴而火自降，此用血药以补血之不足者也。益气、补阴，皆内伤

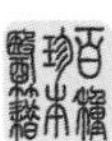

症也。一则因阳气之下陷以升提之，一则因阳火之上升而滋其阴以降下之，一升一降，迥然不同矣。

又有夏月伤暑之病，虽属外感，却类内伤，与伤寒大异。盖寒伤形，寒邪客表，有余之症，故宜汗之；暑伤气，元气为热气所伤，为耗散不足之症，故宜补之，东垣所谓益气清暑是也。

又有因时暑热，而过食冷物，以伤其内；或过取凉风，以伤其外。此则非暑伤人，乃因暑而自致之病。治宜辛热解表，或辛温理中之药，却与伤寒治法相类者也。

凡此数证，外形相似，而实有不同，治法多端，而不可或谬。盖外感之与内伤，寒病之与热病，气虚之与血虚，如冰炭相反，治之若差，则轻病必重，重病必死矣，可不谨哉。

张景岳曰：阴虚阳胜，或阴阳俱虚，为寒热往来者，此以真阴不足，总属虚损之病也。然其阴阳微甚，亦所当辨。如昼热夜静，此阳邪旺于阳分，阳有余也；昼静夜热，阳邪陷入阴中，阴不足也。其有昼夜俱热，兼烦躁多汗，而本非外感，此症虽曰重阳，而实则阴虚之极也。又有或见溏泄，或上见呕恶，而潮热夜热者，此元气无根，阳虚之病也。大此阳实宜泻阳，泻阳者宜用苦寒；阴虚者宜补阴，补阴者宜用甘凉。惟阳虚一证，则身虽有热，大忌寒凉，此则人多不识也。

又有寒邪郁伏经络，而为寒为热，此似疟非疟之类也，治法虽宜表散[①]，然邪气得以久留者，必其元气之虚，而正不胜邪。故凡治此者，皆当以兼补气血为主。若病久元气大虚，而寒热不退者，但当单培元气，不必兼散。察其阴阳，择而用之，若果阳虚，非用温补不可。

又曰：凡寒自内生者，必由脏及表，所以战栗憎寒，或厥逆拘挛。总之热者多实，寒者多虚，故凡治寒证者，当兼察其虚，而仍察其脏，此不易之法也。

汗证

张景岳曰：汗出一症，有自汗，有盗汗。自汗属阳虚，治宜实表补阳；盗汗属阴虚，阴虚阳必凑之，故阳蒸阴分，治宜清火补阴。然自汗中亦有阴虚，盗汗中亦多阳虚。如遇烦劳火热之类，最多自汗，故饮食之火起于胃，酒色之火起于肾，能令人自汗，此非阳盛阴衰而何？且人之寤寐，总由卫气之出入，卫气者，阳气也，人寐时卫入于阴，非阳虚于表而何？欲辨阴阳，当察其有火无火。火盛而汗出者，以火烁阴，阴虚也；无火汗出者，表气不固，阳虚也。知斯二者，无余义矣。

一、汗由血液，本乎阴也。然汗发于阴而出于阳，此其根本，则由阴中之营气；而其启闭，则由阳中之卫

① 散：原作“故”，据《景岳全书》卷十五杂证谟·寒热改。

气。故凡欲疏汗而不知营卫之盛衰，欲禁汗不知阴阳之橐籥，吾知其必败矣。

一、汗有阴阳。人但知热能致汗，而不知寒亦能致汗。所谓寒者，非曰外寒，以阳气内虚，则寒生于中，而阴中无阳，阴无所主，故汗随气泄。凡大惊恐惧，皆令汗出，是皆阳气顿消，真气失守之兆。如病后、产后、大吐大泄失血后，必多汗出，岂非气去而然乎？经曰：阴胜则自寒汗出，身常清，数栗而寒，寒则厥，厥则腹满[①]，死。仲景曰：极寒反汗出，身必冷如冰。是皆阴汗之谓。治此当察气虚之微甚，微虚[②]者略扶正气，汗自收；甚虚者，非速救元气不可，即姜、桂、附之属，必所当用。

又湿气乘脾，亦能作汗。症见身重困倦，脉见缓大，声音如从瓮中出者，多属湿症。但湿热甚者，去火而湿自清。寒湿胜者，助火而湿自退；健脾土之气，则湿去而汗自收。丹溪曰：心之所藏，在内者为血，发外者为汗。汗为心液，故自汗之症，未有不由心肾俱虚而得者。故阴虚阳必凑，发热而自汗；阳虚阴必乘，发厥而自汗。皆阴阳偏胜所致也。

李士材曰：汗为心之液，而肾主五液，故汗症未有不由心肾虚而得者。心阳虚，不能卫外而为固，则外伤

---

① 满：原作“痛”，据《素问·阴阳应象大论》改。《景岳全书》卷十二杂证谟·汗证亦引作“满”。

② 虚：原脱，据《景岳全书》卷十二杂证谟·汗证补。

而自汗；肾阴虚，不能内营而退藏，则内伤而盗汗。及夫肺虚、脾虚，皆令汗出。治法：肺虚者，固其此毛，黄芪六一汤、玉屏风散；脾虚者，壮其中气，补中益气汤、四君子汤；心虚者，益其血脉，当归六黄汤；肝虚者，禁其疏泄，白芍、枣仁、乌梅；肾虚者，助其封藏，五味、山萸、龙骨、牡蛎、远志、五倍、首乌。五脏之内，更有宜温、宜清、宜润、宜燥，无胶一定之法，以应无穷，可耳。

张三锡曰：阳衰则卫虚，所虚之卫，行阴当瞑目之时，则更无气以固其表，故腠理开、津液泄而为汗。迨寤则目张，其行阴之气，复散于表，则汗止矣。夫如是者，谓之盗汗，即《内经》之寝汗也。然自汗、盗汗，虽分阴虚、阳虚，细而察之，悉属于卫。且卫气者，实由谷气之所化，肺脏之所布，天真之阳必得是而后充大，无是则衰微。故《素问》曰：阳气者，如苍天之气，顺之则阳气固。又曰：阳因而上，卫外者也。又曰：阳者卫外而为固也。又曰：卫气者，所以肥腠理，温分肉，而司开阖者也。学者不可不知。

不能食证

李士材曰：不能食，东垣云：胃中元气盛，则能食而不伤，过时而不饥。脾胃俱旺，能食而肥；脾胃俱虚，不能食而瘦。罗谦甫云：脾胃弱而食少，不可克伐，补之自然能食。许学士云：不能食者，不可全作脾

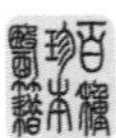

治。肾气虚弱，不能消化饮食，譬之釜中水谷，不有火力，其何能熟？严用和云：房劳过度，真阳衰弱，不能上蒸脾土，中州不运，以致饮食不进，或胀满痞塞，或滞痛不消，须知补肾。肾[①]气若壮，丹田火盛，上蒸脾土，脾土温和，中焦自治，膈开能食矣。

愚按：脾胃者，具坤顺之德，而有乾健之运。故坤德所惭，补土以培其卑监；乾健稍弛，益火以助其转运。故东垣、谦甫以补土立言，学士、用和以壮火垂训，盖有见于土强则出纳自如，火强则转输不息。火者土之母也，虚则补其母，治病之常经。每见世欲一遇不能食者，便投香、砂、枳、朴、曲、卜、楂、芽，甚而黄连、山栀，以为开胃良方，而夭枉者多矣。不知此皆实则泻子之法，因脾胃间有积滞有实火，元气未衰，邪气方张者设也。虚而伐之，则愈虚。虚而寒之，遏真火生化之源，有不败其气而绝其谷乎？且误以参、术为滞闷之品，畏之如砒毒，独不闻经云虚者补之，又云塞因塞用乎？又不闻东垣云：脾胃之气，实则枳实、黄连泻之，虚则白术、陈皮补之。故不能食者，皆属脾虚。补之不效，当补其母，八味地黄丸、二神丸；挟痰宜化，六君子汤；挟郁宜开，育气汤；仇木宜安，异功散加木香、沉香；子金宜顾，肺气虚则盗土母之气以自救，而脾益虚，甘、桔、参、苓之属。夫脾为五脏之母，土为

---

① 肾：原作“之”，据严用和《济生方》补真丸条及李中梓《医学必读》卷十不能食改。

万物之根，安谷则昌，绝谷则亡，慎毋少忽。

赵养葵曰：余于脾胃，分别阴阳水火而调之。如不思饮食，此属阳明胃土受病，须补少阴心火，归脾汤补心火以生胃土也；能食不化，此属太阴脾土，须补少阳相火，八味丸补相火以生脾土也。理中汤用干姜，所以制土中之水也；建中汤用芍药，所以制土中之木也。黄芪汤所以益土之子，使不食母之气①也。六味丸所以壮火之主也，八味丸所以益火之源也。土无定位，寄旺于四季，无专能，代天以成化，故以四脏兼用。总之，以补为主，不用克伐。脾气下陷，补中益气；肝火乘脾，加左金丸；郁怒伤脾，归脾汤；脾虚不能摄痰，六君子汤；脾肾两虚，四君、四神；阴火乘脾，六味丸；命门火衰，不生脾土，八味丸。先天之气足，而后天之气不足者，补中气为主；后天之气足，而先天之气不足者，补元气为主。

张三锡曰：《内经》曰：有所劳倦，形气衰少，谷气不胜：上焦不行，下脘不通，胃气热，热气熏胸中，故内热。大凡劳倦过度，则阳和之气亢极而化为火矣。况水谷之味，少食是阳愈亢而阴愈衰。此阴字，指身中之阴，与水谷之气耳。然有所劳倦者，过劳伤气也。形气衰少者，壮火食气也。谷气不胜者，食少不能胜邪火也。上焦能行者，清阳不升也。下脘不通者，浊阴不降

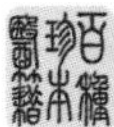

① 气：原作“食”，据赵养葵《医贯》卷六伤饮食论改。

也。夫胃受水谷，生化气血，故清阳升而浊阴降，以传化出入，滋养一身。今胃不纳食而谷气少，则清无升浊无降矣。故上焦不行，下脘不通，非谓全不行不通，但较之平时不行不通耳。上不行下不通，则郁矣。郁则少火皆成壮火，而胃居上焦、下脘两者之间，若虚火上炎，故熏胸中而为内热。此劳倦内伤生热如此。

似疟证

赵养葵曰：世间似疟非疟者，世人一见寒热往来，便以截疟丹施治，以致委顿。经曰：阳虚则恶寒，阴虚则发热。阴气上入阳中则恶寒，阳气下陷入阴中则恶热。凡伤寒后、大病后、产后、劳瘵等症，俱有寒热往来，似疟非疟，或一日二三度发，并作虚[①]治，但有阳虚阴虚之别。阳虚者补阳，如理中汤、六君子汤、补中益气汤加姜桂，甚则加附子。诸方中必用升麻、柴胡，以提出阴中之阳，水升火降而愈。医者有论及之者矣。至于阴虚者，其寒热亦与正疟无异。

而阴疟中又有真阴真阳之分。经曰：昼见夜伏，夜见昼止，按时而发，是无水也；昼见夜伏，夜见昼止，倏忽往来，时作时止，是无火也。无水者壮水，六味汤主之；无火者益火，八味汤主之。世人患久疟而不愈，

① 作虚：原作“非疟”，据赵养葵《医贯》卷六疟论改。

亦治之不如法故耳。丹溪云：邪入阴分，宜用血药引出阳分，芎、归、地、红花、黄柏治之。亦未及真阴真阳之至理。

夫发疟有面赤口渴者，俱作肾中真阴虚治，治之无不立愈。凡见患者寒来如冰，热来如烙，惟面赤如脂，渴欲饮水者，以六味地黄加柴胡、芍药、肉桂、五味，大剂一服便愈。

又有一种郁症似疟者，其寒热与正疟无异，但其口苦，呕吐清水或苦水，面青胁痛，耳鸣脉涩。须以逍遥散加茱萸、黄连、贝母，倍柴胡，作一服。继以六味地黄加柴胡、芍药，调理而安。

至于三阴疟者，惟太阴疟当用理中汤，必加肉桂。若少阴、厥阴，非八味地黄不效。

怒伤肝证

《治法纲》曰：夫肝为将军之官，其性善怒，故经谓肝性最急，以甘缓之，如用细生甘草之属。大怒则火起于肝，实火用黄连、栀子泻之，虚火看阴阳而施治。《内经》曰：怒则气逆，甚则呕血及飧泄。呕血者，用四物加丹皮、甘草兼香附。飧泄者，以四君子加青皮、柴胡、神曲、香附以清之。

有乘于肺者，则咳嗽，或喘急衄血；乘于心者，则病心跳怔忡，精神恍惚，夜卧不安，或烦躁口渴，或吐血；乘于脾者，则善食易饥，食入反胀；乘于肾，则病

骨蒸烦热，或夜梦泄，咳嗽，而似阴虚火动。若本经自病，则两胁与小腹疼痛而吐，或吐血，或如寒热似疟，是皆怒气所伤，而致气血乖乱，母子相乘为患。则当平肝调气为主，各加引经之药。

有肝胆之火动，而热火沸腾，留滞于颈项之间而成瘰疬者。

有因怒而致小腹与两足肿胀者，此肝气郁滞于下故也。

有怒而致小便欲去时，则两手十指甲痛不可忍，盖爪甲乃筋之余，筋乃肝之余，况肝主疏泄，而失其令故也。

有郁怒所伤，而患头疼之疾，凡遇怒气则头便痛，此则先因浊血与滞气留积于头故也。

有暴怒而卒中者，名曰中怒。《内经》曰阳气者，大怒则形气绝而血菀于上，使人薄厥是矣。

有因大怒，复患腰背强痛难以伸屈者。《内经》曰志伤于盛怒，则腰脊难以俯仰是矣。

有怒火郁于肝经，用诸开郁降火之药而不愈，反用发散之药，微取其汗而愈者，此亦火郁则发之义也。

有怒气挟食，郁于胃口，患吐呕不食，胸膈胀闷，痰涎壅盛。治分虚实，实则可吐者吐之，此因而越之之法；虚则元气不足故也。

有怒气挟血，郁于胃口而然，用破血行气之剂开之。

凡怒气伤肝，肝木之气凌犯脾土，致使胃中元气衰甚不食，虽肝之病气有余，只宜益元救土，不宜疏正气。可于补养药中多加白芍，少佐青皮治之。

又有遇怒便欲泄泻，此先因怒气挟食伤胃故也。禀壮者，用调胃承气汤下之，去其旧积，其病自瘳；禀弱者，只以消导等剂主之。

有患手足冷，心下痛，痛则汗泄，呕吐不欲食。或食入复出，此肝木之气乘于脾胃之间，使太阴、阳明之气上逆而不出，名曰食痹，治以白术、青皮、人参、香附、神曲、砂仁、沉香之类。

妇人产后及小产后，或行经时，因怒气所伤，凡遇行经之时，则小腹胀痛，及经水不调，此为怒伤血海，用当归、川芎、乌药、香附、木香、青皮、玄胡索、蒲黄、五灵脂作汤。看有血逆者，再加破血之剂。

夫肝者，风之舍也，大怒则伤肝，因怒而内动厥阴，与少阳风热，患头疼发热，或嗽咳气逆，或为耳鸣烦躁，或为寒热似疟，并以四物汤加香附、柴胡、防风、黄芩、栀子、黄柏之类。

又有郁怒伤肝，患目珠胀痛，四物汤加柴胡、青皮、黄连、甘草、香附主之。

若真脏脉见，其人不病而自死。有真肝脏病者亦死。

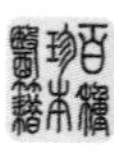

卷之六　病能集四 杂证十门

新安罗美东逸父选辑

诸血证

张三锡曰：营血之行，各有常道。为火所迫，则错乱沸腾，而诸失血之证作矣。有如火急汤沸，势不可遏。丹溪之论曰：口鼻出血，皆是阳盛阴虚，有升无降，血随气上，越出上窍。法当补阴抑阳，气降则血归经矣。是论血症三昧语。盖阳明之脉络鼻，是经火盛，迫血妄行，从鼻出血者曰衄，从口涌出者曰吐。初起脉洪大，宜犀角地黄汤。犀角性升散，能散一切有余之火，乃阳明经药，故曰如无犀角，以升麻代之。今人不知，泥于犀角解乎心热一句，不分虚实，与四物同用。若是实火，固为得宜，阴虚者宁免飞扬之祸？

吐血，心口胀懑，口中血腥气，用韭汁、童便、姜汁、郁金同饮，其血自清。势盛脉芤大吐，用十灰散遏之，次用花蕊石散消之，后用清血药郁金、丹皮、赤芍之类，加降火。有因怒而得者，宜平肝降火，炒栀子、青皮、芩、连、柴胡。一切上焦血症，用五生饮，大获奇验。用生韭、藕（荷叶亦可）、京墨、侧柏、生地，各取汁一杯，对童便。其生地、侧柏研烂，以童便和方得汁。凡一应上溢之症，若脾胃气壮，不泻能食者，皆当以大黄醋制，和生地汁，及桃仁泥、牡丹皮之属，引入血分，使血下行，转逆为顺也，最妙法。不知此而徒事凉药，脾胃反伤。令人治此，无一生者，此也。诸失血后，倦怠昏愦，面失色①，懒于言动，浓煎人参汤，所谓血脱补气也，最妙。

先恶心，血杂痰出，呕多至升许者，为呕血。有怒而得者，有过饮得者，郁悒人久之，气血凝滞，中焦运化失常，亦作呕痰带血出，宜分治之。若肝脏旺，两手弦数，宜平肝降火，连、栀、青皮、香附、柴胡、甘草、归、芍，或用赤茯泻心汤，是实者泻其子也。若右寸脉洪滑或数，解酒毒，降火和中，二陈加芩、连、栀、丹皮。若沉结或洪数，宜舒郁，越鞠丸去苍术，加丹皮、赤芍、归尾主之，加韭汁亦妙。

脾统血，肺主气，劳神多言，脾肺致伤，血妄行，忌凉剂，必用补中益气汤加减。遇劳即发，心肺受伤，其血必散，补中益气加麦冬、五味、山药、熟地、茯神、远志佳。

咳血，热壅于肺者易治，损于肺者难治。瘦人有此，脉细数，多成劳，宜二母、二冬、紫菀、花粉、生地、丹皮、竹沥、童便、姜汁，选用一方。服药血不

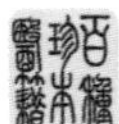

① 色：原作“血”，据合刊本改。

止，是肺上有窍也。用白及末，猪肺煮熟，蘸食，日三四次，妙不可言。昔人为白及下咽至血窍，则窍为填而血止。详见《本草纲目》。一法，取末于粥中吃，妙。劳伤肺经，咳嗽有血，鸡苏散最妙。功在阿胶、炒蒲黄。劳嗽，服阿胶不止，无药用矣。咳血非静养绝欲，不可与治。诸病皆然，此尤当慎者。

咳血胸中痛，腥臭异常，肺脉数而虚，是肺痿。诸失血过多，体倦少食，及血不止，扶正气为急，人参、黄芪、五味子、芍药、麦冬、甘草、归身，加郁金亦可。

唾血，平时津唾中有血，一属肾虚有热，一属上焦实火。有余则泻，加减凉膈加牡丹皮、藕节之类；不足则补，滋肾坎离，酒炒黄柏、肉桂一分许，泻肾火，或加二冬、二母。

咯血，不嗽而咳出血也，咯同于痰。气郁于喉咙之下，滞不得出，咯而乃出。求其所属，咯、唾同出于肾也。咯血为病最重，以肺手太阴之经，气多血少，又肺为清肃之脏，为火所烁，迫血上行，以为咯血，逆之甚矣。上气见血，下闻病音，谓喘而见血，且咳嗽也，为难治。初起用童便、青黛，以泻手足少阳三焦胆经之相火，而姜汁为佐，用地黄、牛膝辈以补阴，安其血。如喉中咯出小血块或血点，亦分虚实，瘦人最忌。大法四物入童便、姜汁、青黛[①]，或牛膝膏、地黄膏，尤妙。上焦一切血症，稍止即服六味丸，最不可缓。有血症者，终身不可脱。

滑伯仁曰：失血家须用下剂破血，盖施之于妄蓄之初。亡血虚家不可下，盖戒于亡失之后。

朱丹溪曰：凡血症既久，古人多以胃药收功。

喻嘉言曰：血证有新久微甚，本无不由于火，然火有阴阳不同，治法因之迥远。今有暴病呕血数盂，经曰暴病非阳，则其为火也，即非阳火甚明。阳火者，五行之火，天地间经常可久之物，何暴之有？惟夫龙雷之火，潜伏阴中，方其未动，不知其为火也。及其一发，暴不可御，以故载阴血而上溢。盖龙雷之性，必阴云四合，然后遂其升腾之势。若天青日朗，则退藏不动矣。故凡用凉血清火之药者，皆以水制火之常法，施之于阴火，未有不转助其虐者。大法惟宜温补，而温补之微细曲折，要在讲明有素。经曰少阴之脉营舌本，又曰咯血者属肾，明乎阴火发于阴中。

其血咯之成块而出，不比咳嗽劳症，痰中带血为阳火也。此义惟张长沙伤寒症中垂戒一款，云误发少阴汗，动其经血者，下竭上厥，为难治。后人于下竭上厥

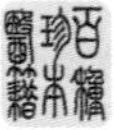

① 自“或血点”至“青黛”二十二字原脱，据清抄本，合刊本补。

之理，总置[①]弗省。不知下竭者，阴血竭于下也；上厥者，阴气逆于上也。故阴火动，而阴气不得不上奔；阴气上奔，而阴血不得不从上溢；阴血上溢，则下竭矣。血既上溢，其随血之气，散于胸中，不能复返本位，则上厥矣。阴气上逆不过至颈而止，不能越高巅清阳之位，是以喉间窒塞，心忡[②]耳鸣，胸膈不舒也。然阴气久居于上，势必龙雷之火应之于下。血不尽，竭不止也；气不尽，厥不止也。仲景断为难治，其以是乎？

吾将辟其扃，则以健脾中之阳气为第一义，健脾之阳有三善：一者，脾中之阳气旺，如青天日朗，而龙雷潜伏也；一者，脾中之阳气旺，而胸中窒塞之阴气，如太空不留纤翳也；一者，脾中之阳气旺，而饮食运化精微，复生其下竭之血也。况乎地气必先蒸土为湿，然后上升为云。若土燥而不湿，地气于中隔绝矣，天气不常清乎。

今方书皆治阳火之法，至龙雷之火，徒有其名，而无其治。反妄引久嗽成痨，痰中带血之阳症，不敢用健脾增嗽为例。不思咯血之嗽，不过气逆上厥，气下则不嗽矣。

古方治龙雷之火用桂附，然施于暴血之症，可暂不

---

① 置：原作“之”，据喻嘉言《寓意草》卷二答门人问州守钱希声先生吐血治法改。

② 忡：原作“冲”，据喻嘉言《寓意草》卷二答门人问州守钱希声先生吐血治法改。

可常。盖已亏之血，恐不能制其悍；而未动之血，恐不可滋之扰。况此症以劳房忧恐，伤精伤肾。又肝惟疏泄，是以少阴之气当藏不藏，而少阴之血无端溢出，与仲景所谓误发少阴，汗动其血者，无少异矣。

究而论治龙雷之火，全以收藏为主，以秋冬则龙雷潜伏也。故治法惟以崇土为先，土厚则阴浊不升，而血患自息矣。

缪仲淳曰：吐血有三要。宜降气，不宜降火。气有余即是火，气降则火降，血随气行，无溢出上窍之患矣。降火必用寒凉之剂，反伤胃气，胃气伤则脾不能统血，血愈不能归经矣。今之疗吐血者，大患有二：一则专用寒凉，往往伤脾作泄，以致不救；一则专用人参，肺热伤肺，咳逆愈甚。亦有用参而愈者，此是气虚喘嗽，不由阴火致。然宜以白芍、炙草制肝，枇杷叶、麦冬、薄荷、橘红、贝母清肺，苡仁、山药养脾，番降香、苏子下气，青蒿、鳖甲、银柴胡、丹皮、地骨皮补阴清热，酸枣仁、茯神养心，山萸、枸杞子、牛膝补肾，此累试辄验之方。然阴无骤补之法，非多服不效。

宜行血，不宜止血。血不循经络者，气逆上壅也。血得热则行，得寒则凝，故降气行血，则血循经络矣。若血凝必发热，及胸胁痛，病曰沉痼耳。

宜补肝，不宜伐肝。经曰：五脏者，藏精气而不泻者也。肝主藏血，吐者肝失其职也。养肝则肝气平，而血有所归；伐之则肝不能藏血，血愈不止矣。

薛立斋曰：血症多属形病俱虚，治者当求其属而主

之。若郁热伤肺而衄者，用黄芪益气汤；肺气虚热，不能摄血而衄者，用四君加芎、归、五味；郁结伤脾而咳吐血者，用归脾汤；胃经有热而咳吐血者，用犀角地黄汤；胃气弱而咳吐血者，用四君子加川芎、当归、升麻；肾经虚热，阴火内动而咯吐血者，用六味丸、补中益气汤；怒动肝火而见血者，用逍遥散。虽曰血得热而错经妄行，亦有卫气虚不能统摄营血而为妄行者，不可不察，临症审诸。

又曰：劳嗽见血，亦有劳伤元气，内火妄动而伤肺者；亦有劳伤肾水，阴火上炎而伤肺者；有因过服天冬、生地寒药，损伤脾胃，不能生肺气而不愈者。有因误用黄柏、知母之类，损伤阳气，不能生阴精而不愈者。凡此脾肺亏损，而肾水不足，以致虚火上炎，真脏为患也，须用补中益气汤补脾土而生肺金，用六味丸滋肾水而生阴精，否则不救。

戴元礼曰：牙宣有二证：有风壅牙宣，有肾虚牙宣。风壅者，消风散擦，仍服。肾虚者，以肾主骨，牙者骨之余，虚而上炎，故宣。服凉剂而愈甚者，此属肾，下虚上盛，宜盐汤下安肾丸，间黑锡丹，仍用姜、盐炒香附黑色，为末[①]揩擦，妙。

鼻衄，鼻通于脑，血上溢于脑，所以从鼻而出。有头风自衄，头风才发，则衄不止，宜芎附饮，间进一字

① 末：原作“抹”，据嘉庆本、合刊本改。

散。有因虚而衄，此为下虚上盛，不宜过用凉剂，宜养正丹，佐以四物汤、芎归汤、磨沉香饮。伤湿而衄，肾着汤加川芎，名除湿汤。伤胃致衄者，名酒食衄。喜、怒、忧、思诸气，皆能动血，以此致衂者，名五脏衄，上膈极热而衄者，金沸草散去麻黄、半夏，加茅花，如荆芥散，或用黄岑芍药汤加茅花一撮。虚极者，茯苓补心汤。饮酒过多，及食热物而衄，先用茅花汤。衄愈甚，则用理中汤去干姜，加干葛，蓦然以水喷其面，使战惊则止。衄愈后，血因旧路，一月或三四衄；又有洗面而衄，日以为常，此即水不通，借路之意，并宜止衄散，茅花煎汤调下。或四物汤加石菖蒲、阿胶、蒲黄各半钱，调熟石膏一匙许，兼进养正丹。

赵羽皇曰：营者，水谷之精气也；卫者，水谷之悍气也。又云：肺朝百脉之气，脾统诸经之血，可知血藏于肝而属于脾胃，明矣。但人身之失血，种种不同。故有郁热伤胃而吐血者，怒动肝火而见血者，肾虚火泛而咯血者，治法如清胃散、地黄汤、六味丸之属，用之得宜，无不获效。

独见血之出于脾胃者，每略不讲，一遇此等症，而莫可如何。盖人身之脾为营卫之主，气血之根，今人思虑不遂，郁伤火动，脾不摄血而从上窍出者，用归脾汤补以敛之；力役过度，中气劳伤，脾不统血而从下窍出者，用补中汤升以举之。一滋脾胃之阴，而从阴以引阳；一补脾胃之阳，而从阳以引阴。

先哲有言，曰血脱益气，须以参芪救之。又云：下

血诸症，日久多以胃药收功。无非为阳生阴长，以滋化生之源耳。世人往往不识此症，多用地黄、童便，以清火养阴。岂知脾胃既虚，多不利地黄之泥滞；中气既弱，断不宜童便之沉寒。予见蹈此病者多，特为拈出。

柯韵伯曰：失血之症，关系最重。先辈立论甚详，治法甚备。如血脱益气，见之东垣矣；滋阴清火，见之丹溪矣；安神补血，见之陆迎矣；引血归源，见之吴球矣；攻补迭用，见之伯仁矣；逐淤生新，见之宇泰矣；辛温从治，见之巢氏矣；先止后补，见之葛氏矣；胃药收功，见之石山矣；宜滋化源，见之立斋矣。无说不通，无治不善。乃创法者用之而痊，遵法者因循而败，岂古今人有不相及欤？抑亦未知其要耳。

请言治血之要，其取效在调气而补血，其收功在安神而固精。夫人身中惟气血用事，血随气行，谁不能言？独于失血病，不言调气之理。血脱须补，谁不知之？反于失血症，不知补血之法，惟以降火为确论，寒凉为定方，至于气绝血凝，犹不悔悟，不深可悯耶？夫气亢于上焦之阳分，则阳络伤，血随气上溢于口鼻，当桃仁承气以下之；气并于下焦之阴分，则阴络伤，血随气而下陷于二便，用补中益气以举之。气有余必挟火，当用苦寒以凉其气；气不足便挟寒，宜用甘温以益其气。此调气之大要也。血自心来者，补心丹主之；脾来者，归脾汤主之；肺来者，生脉散主之；肾来者，肾气丸主之，此补血之大要。

然气血者后天，精神者先天，故精神不散，气血和调，形体不敝，精神内守。故治血者，必用安神固精，使病者积精全神，以善其后，何有夭枉之憾哉？

惊悸怔忡健忘烦躁不寐

张三锡曰：《内经》云：心者君主之官，神明出焉。夫怔忡惊悸之病，或因怒气伤肝，或因惊入胆气，母令子虚，因而心血为之不足；又或遇事烦冗，思想无穷，则心君亦为之不宁，故神不安，而怔忡惊悸之所由生也。

夫所谓怔忡者，心神惕惕然，动摇而不得安静，无时而作者是也。惊悸者，蓦然跳动有欲厥之状，有时而作者是也。然症之由[①]，亦有停痰积饮，留结于心胸胃口而病者，又不可执以为心虚而治。健忘者，陡然而忘其事也，为事有始无终，言谈不知首尾。此因遇事烦冗，思想无穷，精神斫丧之所致也。然过思伤脾，亦能令人健忘。治之当兼理心脾，神宁志定，其证自除。大抵怔忡、惊悸、健忘三者，名虽不同，未有不由心血不足，脾气虚弱，积饮停痰而成此症。其治惟在补养心血，调和脾气，宁神化痰，使神完气充，则无此三者之患矣。

又有一种虚烦，心中扰乱，郁郁不宁，良由津液去多，五内枯躁；或营血不足，阳胜阴微；或肾水下竭，心火上炎，故虚热而烦生焉，甚则至于躁也。

① 由：原作“内”，据清抄本改。

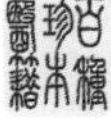

又有大病后，血气未复而烦者。陈氏曰：内热曰烦，外热曰燥；心热则烦，肾热则躁。宜八珍汤加竹叶、枣仁、麦冬，或四物加人参、茯神。

又有不寐一种，老年人及病后虚弱人，阳衰而不寐；有痰在胆经，神不归舍而不寐。虚者四君子加枣仁、黄芪，痰者温胆汤加天南星。亦有心血不足而然者，宜益营汤。

《原病式》曰：因水衰火旺，其心胸躁动，谓之怔忡。然悸之为病，是心脏之气不得其正，动而为火邪者也。盖心为君火，包络为相火，火之为阳，阳主动。君火之下，阴精承之；相火之下，水气承之。夫如是而动，则得其正，而清净光明，为生之气也。若乏所乘，则君火过而火正，变而为烦热，相火妄动，既热且动，岂不见心悸之证哉？况心者神明居之。经曰两精相搏，谓之神。又曰：血气者，人之神。则是阴阳气血在心脏，未始相离也。今失其阴，偏倾于阳，阳亦失其所承而散乱，故精神怔怔忡忡不能自安矣。如是者，当自心脏中补其不足之心血，以安其神气。不已，则求其属以衰之，壮水之主以制阳光也。又包络之火，非惟辅心，而且游行于五脏。故五脏之气妄动者，皆火也。是以各脏有痰，皆能于包络之火合动而作悸。如是者，当自各脏补泻其火起之由，而后从包络调之平之，随其攸利而治。若各脏移热于心，而致包络之火动者，治亦如之。若心气不足，肾水凌之，逆上而停心者，心折其逆气，泻其水，补其阳。若左肾之真水不足，而右肾之火上逆，与包络合动者，必峻补左肾之阴以制之。若内外诸邪郁其二火，不得发越，隔绝营卫，不得充养其正气者，则皆以治邪解郁为主。若痰饮停于中焦，碍其经络，不得舒通，而郁火与痰相击于心下，以为怔忡者，必导去其痰，经脉行则病自已。

朱丹溪曰：怔忡，大概属血虚与痰。有虑便动属虚。时作时止者，痰因火动，瘦人多是血虚。肥人多是痰饮。食直觉心跳者是血少。劳[①]则心跳，属虚兼气。

东垣曰：六脉大而空虚，病面赤心跳，乃火虚炎上也，补以降之。有不因惊而心动者，谓之憺憺动，属痰火。王宇泰曰：一阴一阳，多对待而言。如喜怒并称者，喜出于心，为阳；怒出于肝，为阴。志意并称者，志是静而不移，意是动而不定；静则阴也，动阳也。惊恐并称者，惊因触于外事，内动其心，心动则神摇；恐因惑于外事，内歉其志，志歉则精却。是故《内经》所谓：惊则心无所依，神无所归，虑无所定，故气乱矣；恐则精却，却则上焦闭，闭则无气还，无气还则不焦胀，故气不行矣。又谓尝贵后贱，尝富后贫，悲忧内结，至于脱营失精，病深无气，则洒然而惊。此类皆是病从外事而动内之心神者也。

若夫在人身之阴阳盛衰而致惊恐者，惊是火热，躁[②]动其心，心动则神乱，神用无方，故惊之。变态亦

① 劳：原作“多劳”，据清抄本、嘉庆本改。

② 躁：原作“烁”，据清抄本、嘉庆本改。

不一状，与五神相应而动。肝藏魂，魂不安则为惊骇为惊妄；肺藏魄，魄不安则惊躁；脾藏意，意不专则为惊惑；肾藏志，志不慊则为惊恐，心惕惕然；胃虽无神，然五脏之海，诸热归之，则发惊狂，若闻木音，亦惕惕然心欲动也。惊则安其神而散乱之气可敛，恐则定其志而走失之精可固。

声　喑

张景岳曰：声音出于脏气，脏实则声宏，脏虚则声怯。然舌为心苗，心病则舌不能转，此心在声音之主也。声由气而发，肺病则气夺，此肺为声音之户也。肾藏精，精化气，阴虚则无气，此肾为声音之根也。病虽由五脏，而三者实为之主。

然人以肾为根，元气所由生，使肾一衰，则元阳寝弱。声音之标在心肺，声音之本则在肾。经云：内夺而厥，则为喑痱。此肾虚也。肾为声音之根，信非谬矣。

喑病分虚实：实者病在标，风寒火邪，气逆之闭，易治之；若其色欲伤肾，忧思伤心，惊恐伤胆，饥馁疲劳伤脾，非各求其属，而大补元气，安望其嘶败者复完，而残损者复振乎？此虚为难治矣。

然犹有难易者，暂而近者易，渐久者难；脉缓滑者易，细数者难；素元损伤者易，积有劳怯者难。以及病人久嗽声哑，肺肾俱败，但宜补肺气，滋肾水，养金润燥，其声自出。或略加诃子、百药煎之类，兼收敛以治其标。若见假热痰盛，再用寒凉消耗，鲜不危矣。

癫痫狂证

《治法纲》曰[①]：癫、痫、狂三者，虽有轻重之分，实因痰火郁悒，心神耗散，气虚不能胜敌，痰火猖狂犯上之所致也。正《内经》所谓主不明则十二官危，使道闭塞不通，形乃大伤是也。

夫人事混浊，神识不清，语言颠倒，曰癫。一云失心风。有狂之意，不如狂之甚。属心血不足。乃求望高远，所愿不遂者有之。心脉及两寸必虚数，或洪大无力。当从心治，清心[②]舒郁养神，石菖蒲、香附子、川芎、当归、茯神、栀子、贝母、麦冬、橘红、柏仁之类。痰多者先以涌剂，去其痰后，服安神药。若心经蓄热，发作不常，或时烦躁，鼻眼觉有热气，不能自由，有类心风，稍定复作，清心汤加石菖蒲。思虑伤心而得者，酒调天门冬、地黄膏，多服乃效。

妄歌妄笑，登高逾垣，骂詈不避亲疏，曰狂，俗谓之风子是也。与伤寒热极发狂，同属痰火内盛。有乐极而成，有怒极而成。寻火寻痰，分多少而治。牛黄泻心汤、滚痰丸，极对症方。须断厚味、酒肉、面食、姜蒜、煎炒。《内经》所谓夺其食乃已，即此义也。此心

① 《治法纲》曰：诸本均脱，据本书目录补。

② 心治，清心：原作“心清治心”，据清抄本、合刊本改。

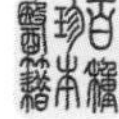

火独盛，阳气有余，神不守舍，痰火壅盛而然耳。

亦有水涸相火独旺而致者，忽然僵仆作兽声，手足劲强，厥不知人，曰痫，俗名羊头风是也。方书以五畜分五脏。丹溪断其为痰，千古灼见。大法行痰为主，用黄连、胆星、瓜蒌仁。如内有热者，用凉药以清其心。有痰气实者，可用吐法。虚实在脉上辨，不可以肥瘦取。若虚而不能吐下者，用人[①]参、菖蒲、茯苓、麦冬、全蝎、竹沥之类。

大抵癫为心血不足，狂为痰火实盛，痫病独生乎痰，因火动之所作也。治法：痫宜乎吐，狂宜乎下，癫则安神养血，兼清痰火。虽然，此病神脱目瞪，如愚如痴者，纵仓扁复生，亦末如之何也。

又有小儿胎痫，胎元之始，当母受惊之邪，出腹后一二岁始发，或八九岁发之，必待复感之邪，与所感母腹之邪相搏而后作。然小儿质弱，目瞪不过岁月，难出成人之年。盖肾间生命之气虚而不复，故不复寿也。

诸积病

《准绳》曰：大全方分痃癖诸气、疝瘕、八瘕、腹中淤血、癥痞、食癥、血癥，凡七门。痃者在腹内，近脐左右，各有一条筋脉急痛，大者如臂，次者如指，因

---

① 人：原脱，据清抄本、合刊本补。

气而成，如弦之关，故名曰弦。癖者僻在两胁之间，有时而痛，故名曰癖。疝者痛也。瘕者假也，其积聚浮假而痛，推移乃动也。瘕有八症：黄、青、燥、血、脂、狐、蛇、鳖。积在腹内，或肠胃之间，与脏气结搏坚牢，虽推之不移。名曰癥，言其病形可征验也。气壅塞为痞，言其气痞塞不宣畅也。伤食成块，坚而不移，名曰食癥，淤血成块者也。大抵以推之不动为癥，动为瘕也。至夫疝与痃癖，则与痛俱见，不痛即隐。在腹左右为痃，在两胁之间为癖，在小腹而牵引腰胁为疝。

朱丹溪曰：痞块在中为痰饮，在右为食痰积，在左为血块。气不能作块成聚。块乃有形之物，痰与食积、死血而成也。用醋煮海石、三棱、蓬术、桃仁、红花、五灵脂、香附之类为丸，石碱、白术汤吞下。瓦垅子能消血块，次消痰。石碱一物，有痰积、有块可用，洗涤垢腻，又能消食积。治块当降火，消食积，食积[①]即痰也。行死血块，块[②]去须大补。凡积不可用下药，徒损真气病亦不去，当用消积药，使之融化，则除根矣。

张子和曰：积之在脏，如陈茎之在江河，中间多著脂膜曲折之处，区臼之中。如陈茎之在江河，不在中流，多在汀湾洄薄之地，遇江河之溢，一漂而去。积之在脏，理亦如之。故予先以丸药驱新受之食，使无梗

---

① 食积：原脱，据《丹溪心法》卷三积聚痞块五十四及清抄本补。

② 块：原脱，据《丹溪心法》卷三积聚痞块五十四补。

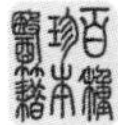

塞，其辟著之积，已离而未下。次以散药，满胃而下，横江之筏，一壅而尽。设未尽者，得以药调之。惟坚积不可用此法，宜以渐除。《内经》曰坚者削之是也。

凡食积，酸心腹满，大黄、牵牛之类，甚者礞石、巴豆。

酒积，目黄口干，干葛、麦芽之类，甚者甘遂、牵牛。

气积，噫气痞塞，木香、槟榔之类，甚者枳壳、牵牛。

涎积，咽喉如拽锯，朱砂、腻粉之类，甚者瓜蒂、甘遂。

痰积，涕唾稠粘，半夏、南星之类，甚者瓜蒂、藜芦。

癖积，两胁刺痛，三棱、广茂之类，甚者甘遂、蝎梢。

水积，足胫胀满，郁李、商陆之类，甚者甘遂、芫花。

血积，打扑肭淤，产后不月，桃仁、地榆之类，甚者虻虫、水蛭。

肉积，赘瘤核疠，腻粉、白丁香，砭刺出血，甚者硇砂、信石。

九积皆以气为主，各据所属之状而对治之。

方约之曰：凡积聚痞块之症，人之气血营卫，一身上下周流，无时少息，一旦七情感动五志之火，火性炎上，有升无降，以致气液水谷不能顺序，稽留而为积也必矣。

丹溪以为气不能成块成聚，块必痰与死血食积而成，在中为痰饮，在右为食积，在左为血块，诚哉言也。夫左关肝胆之位，藏血液；右关脾胃之位，藏饮食。所以左边有积为血块，右边有积为食积。中间则为水谷出入之道路，五志之火熏蒸水谷而为痰饮，所以中间有积，则为痰饮也。

治法，顺气破血，消食豁痰是矣①。如木香、槟榔去气积，三棱、莪术去血积，麦芽、神曲去酒积，香附、枳实去食积，牵牛、甘遂去水积，山楂、阿魏去肉积，海粉、礞石去痰积，雄黄、白矾去涎积，干姜、巴豆去寒积，黄连、大黄去热积，各从其类也。

大抵积之初，固为寒；而积之久，则为热矣。予分辛温、辛平、辛凉三例，正欲人知新久之义耳。然阴虚难补，久积难除，诚节欲以养性，内观以养神，固可从容而治耳。

《治法纲》曰：积有常所，痛有常处；聚无常所，痛无常处。盖阴伏而静，阳浮而动，故脏腑之气，有积聚之别。然虽有积聚之脉，总皆气病，无二端也。其脉浮洪者易治，沉涩者难治。治宜审其所因：倘有风寒束于外，使气不宣通，当以驱邪为主；或忧思纳于内，使气不流畅，当以理气为本。丹溪治积法甚善。又云若积

---

① 矣：原作“已”，据方广《丹溪心法附余》卷十八积聚痞块改。

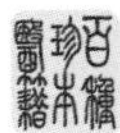

于皮里膜外者，尤非药石所能治，必须针灸之，方能消散，甚得肯綮。洁古云养正则积自除，亦有滋味。盖元气实，方可攻邪也。

今以通用药味，加减主之，各加引经之药，庶无差误。以槟榔、木香、青皮、陈皮、枳壳、三棱、莪术之类，如因风寒外束，气滞不行，加麻黄、苏叶、干姜、官桂、吴茱萸之类；因七情内伤，气郁不散，加香附、川芎、苍术、苏梗之类；如肝积左胁，呕逆，倍用青皮，加柴胡、白芍、川芎、防风之类；如心积脐上至心，烦闷，加菖蒲、炒黄连、香附、川芎、当归之类；如脾积中脘，其人黄瘦，加白术、苍术、神曲、麦芽、山楂之类；如肺积右胁，喘咳，桔梗、葶苈、前胡、苏子之类；如肾积脐下奔筑，加细辛、官桂、香附之类；如手足太阳经聚，加羌活；如手足少阳经聚，加柴胡；如手足阳明经聚，加白芷。

若治痞块，以培养脾胃为主。而兼以消化之剂，以人参、白术、茯苓、黄芪、陈皮、白芍、归身、甘草之类。如痰块，加半夏、苍术、南星、海石、牡蛎。如血块，加三棱、莪术、香附、桃仁、红花、苏木、干漆。如食积，加山楂、麦芽、神曲、枳实。如肉积，加生姜、黄连、阿魏。

疝　证

张三锡曰：疝属肝经湿热，为外寒所郁，气不得通，则痛甚，是固然也。乃或肾气惫甚，酒色无节，渗利不及，浊气流入下部厥阴之分，或劳碌，或遇寒则发，发作有时。或有形，结于小腹，不能顿消。乃湿热为标，肾虚为主，丹溪法用参术，佐以疏导是也。张子和以寒、水、筋、血、气、孤、㿗名七疝，其治一以攻下为主，恐非确。

大抵七疝为病，若非劳役过度，即是远行辛苦，涉水履冰，热血得寒，而凝滞于小肠、膀胱之分；或湿乘虚而流入于足厥阴之经。古方一以为寒，而纯用乌、附。我丹溪先生独断为湿热也，发前人所未发也。火郁于中，而寒束于外，宜有非常之痛，故治法宜驱逐本经之湿热，消导下焦[①]之淤血。而寒因热用，则邪易伏。稍安即加培养，更慎酒色、厚味为佳。

其症有有声者，有无声者，或有形如瓜，或有声如蛙，有小腹痛连睾丸者，有痛在下部一边者。

然湿热又须分多少而治。湿者肿多，㿗疝是也。其有挟虚而发者，脉沉紧大豁无力。其痛亦轻，惟觉重坠牵引耳，当补而兼疏导。

寒疝，其状囊冷结硬如石，阴茎不举，或控睾丸而痛。得之坐卧湿地，寒月涉水，或冒雨雪，或劳碌热极，坐卧砖石。

水疝，其状肾茎肿痛，阴汗时出，或囊肿状如水

① 焦：原脱，据清抄本、合刊本补。

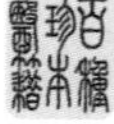

晶，或囊痒而搔出黄水，或小腹按之作水声。得之饮水醉酒使内，过劳汗出，寒湿乘虚袭入下部而然。

筋疝，其状阴囊肿胀，或溃或痛，而里急筋缩；或茎中痛，痛极则痒；或挺纵不收；或白物随溺而下，得之房劳及邪术。

血疝，其状如王瓜，在小腹傍核骨两端，俗云便痈。得之醉饱劳碌入房，气血流入脬囊，结成痈肿，后复生梅疮。

气疝，其状上连肾区，下及肾囊。或因号哭忿怒，则气郁而胀，胀罢则气散是也。小儿有此，俗名偏气。惟灸筑宾穴可消。

狐疝，其状如瓦，卧则入小腹，行立则出小腹，入囊中，狐则昼出穴而溺，夜入穴而不溺，此疝出入往来，正与狐相类，今人带钩钳是也。

㿗疝，其状阴囊肿缒，如升如斗，不痒不痛是也。得之地气卑湿所生。

女子前阴突出，后阴痔核，皆疝类。但不谓之疝，谓之瘕。

心胸胃脘腹痛诸证

李士材曰：心腹诸痛，按《内经》之论，心痛未有不兼五脏为病者，独详于心，而略于胸腹，举一以例其余也。心为君主，义不受邪，受邪则本经自病，名真心痛，必死不治。然经有云：邪在心则病心痛，喜悲，时眩仆。此言胞络受邪，在腑不在脏也。又云：手少阴之脉，动则病嗌干心痛，渴而欲饮。此言别络受邪，在络不在经也。其络与腑之受邪，皆因怵惕思虑，伤神涸血。而方论复分九种：饮、食、热、冷、气、血、悸、虫、疰。苟不能遍识病情，将何治耶？

胃属湿土，列处中焦，为水谷之海，五脏六腑，十二经脉，皆受气于此。壮者邪不能干，弱者著而即病。偏热偏寒，水停食积，皆与真气相搏而痛。肝木相乘为贼邪，肾寒厥逆为微邪。挟他藏而见症，当与[1]心痛相同。但或满或用，或呕吐，或不能食，或吞酸，或大便难，或泻利，面浮而黄，本病与客邪又参杂而见也。

胸痛即膈痛。其与心痛别者，心痛在歧骨陷处，胸痛横满胸[2]间也。其与胃脘痛别者，胃脘在心之上也。经曰：南风生于夏，病在心俞，在胸胁。此以胸属心也。肝虚则胸痛引背胁，肝实则胸痛不能转侧。此又以胸属肝也。夫胸中，肺家之分野，其言心者，以心之脉从心系却上肺也。其言肝者，以肝之脉贯膈上注肺也。胁痛旧从肝治，不知肝固内胠胁，何以异于足少阳，手心主所过而痛者哉？若谓筋脉挟邪而痛，何以异于经筋所过而痛者哉？故非审色按脉，熟察各经气变，卒不能万举万当也。且左右、肺肝、气血、阴阳，亦有不可尽

① 与：原脱，据李中梓《医宗必读》卷八心腹诸痛补。

② 胸：原作“胸膈”，据李中梓《医宗必读》卷八心腹诸痛，“膈”系衍字，从删。

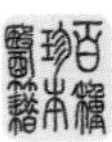

拘，临症者可不详察耶？

腹痛分为三部：腹已上痛者，为太阳脾；当脐而痛者，为少阴肾；少腹痛者，为厥阴肝，及冲、任、大小肠。每部各有五脏之变，七情之发，六气之害，五运之邪，至纷至博。苟能辨气血、虚实、内伤、外感，而为之调剂，无不切中病情矣。

心痛有停饮，则恶心烦闷，时吐黄水，甚则摇之作水声，小胃丹或胃苓汤。食积则饱闷，噫气如败卵，得食辄甚，香砂枳术丸加神曲、莪术。火痛，忽减忽增，口渴便闭，清中汤。外受寒，内食冷，草豆蔻丸。虚寒者，归脾汤加姜、桂、菖蒲。气壅，攻刺而痛，沉香降气散。死血，脉必涩，饮下作呃，手拈散，甚者桃仁承气汤。心痛而烦，发热动悸，此为虚伤，妙香散。虫痛，面上白斑，唇红能食，或食后即痛，或痛后能食，或口中沫出，剪红丸。蛔虫，蛔动则恶心呕吐，乌梅丸、芜荑散。鬼疰，昏愦妄言，苏合香丸。热厥心痛，金铃子散。寒厥心痛，术附汤。胃脘痛与心痛相仿，但有食积，按之满痛者，下之，大柴胡汤；虚寒者，理中汤。

胸痛肝虚者，痛引背胁，补肝汤；肝实者，不得转侧，喜太息，柴胡疏肝散。有痰，二陈汤加姜汁。

腹痛，芍药甘草汤主之。稼穑作甘，甘者己也；曲直作酸，酸者甲也。甲己化土，此仲景妙法也。脉缓伤水，加桂枝、生姜；脉洪伤金，加黄芩、大枣；脉涩伤血，加当归；脉弦伤气，加芍药；脉迟伤火，加干姜。

绵绵痛而无增减，欲得热手按及热饮食，其脉迟者，寒也，香砂、枳术、理中汤。冷痛，用温药不效，大便秘者，当微利之，藿香正气散加官桂、木香、大黄。时痛时止，热手按而不散，脉大而数者，热也，大金花丸，或黄连解毒汤。暑痛，十味香薷饮。湿痛，小便不利，大便溏，脉必细缓，胃苓汤。痰痛，或眩晕，或吐冷涎，或下白积，或小便不利，或得辛辣热汤则暂止，脉必滑，轻者二陈加枳壳、姜汁，重者用礞石滚痰丸。食积，痛甚，大便后减，其脉弦，或沉滑，平胃加枳实、山楂、麦芽、砂仁、木香，甚者加大黄。酒积痛，葛花解酲汤加三棱、莪术、茵陈。气滞必腹胀脉沉，木香顺风散。死血作痛，痛有定在而不移，脉涩或芤。虚者四物汤料加大黄蜜丸服；实者归尾、桃仁，加童便、酒、韭汁、桃仁承气汤，或丹皮、香附、穿山甲、降香、红花、苏木、元胡。虫痛，心腹懊侬，往来上下，痛有休止，或有按耕起，腹热善渴，面色乍青乍白乍赤，吐清水者，虫也，椒汤吞乌梅丸安之。

夫近世治痛，有以诸痛为实，痛无补法者；有以痛则不通，通则不痛者[①]；有以痛随利[②]减者，以为不可易之法。不知形实病实，便闭不通乃为相宜；若形虚脉弱，食少便泄者，岂容混治？须知胀闭而痛者为实，不胀闭者多虚；拒按者为实，可按者为虚；喜寒者多食，

① 者：原脱，据李中梓《医宗必读》卷八心腹诸痛补。
② 利：原作“痢”，据李中梓《医宗必读》卷八心腹诸痛改。

受热者多虚；饱则甚者多实，饥则甚者多虚；脉实气粗者多实，脉虚气少者多虚；新病年壮者多实，久病年衰者多虚；补而不效者多实，攻而愈剧者多虚。痛在经者，脉多弦大；痛在脏者，脉多沉微。必以望、闻、问、切四者详辨，则虚实灼然。故表虚而痛者，阳不足也，非温经不可；里虚而痛者，阴不足也，非养营不可。上虚而痛者，以脾伤也，非补中不可；下虚而痛者，脾肾败也，非温补命门不可。若泥痛无补法，则杀人惨于刀剑矣。

胁痛，左痛多留血，代抵当汤；右痛多痰气，二陈汤，气推气散。左为肝邪，枳芎散；右为肝移邪于肺，推气散。挟寒，理中汤加枳壳。死血，日轻夜重，或午后热，脉涩或芤，桃仁承气汤加枳壳、鳖甲。痰饮，导痰汤加白芥子。食积，有一条扛起者是也，枳术丸加吴茱萸、黄连、神曲、山楂。肝火盛，龙荟丸。虚冷，理中汤送黑锡丹。肝脉软，补肝汤。惊伤胁痛，桂枝散[①]。

胁痛肝火盛，左金丸。治肝火有气郁者，看其脉沉涩，当作郁治。痛而不得伸舒，龙荟丸最快。右胁痛，严氏推气散。左胁痛，苍术、川芎、青皮、当归、柴胡，痛甚当归龙荟丸，姜汁下。然胁痛固属肝，常见口吐苦水，胁痛寒热，用猪胆炒黄连，入小柴胡，是胆家有火也。若夫谋虑不决，不眠辛苦，胆气伤而作痛，用

① 桂枝散：原作“桂枝汤散”，据李中梓《医家必读》卷八心腹诸痛改。

归、芎、人参、麦冬、茯神、枣仁，有火加元参，此胆虚胁痛也。

方约之曰：胁痛之症，多是肝火上升，不得条达之故。予每度其左胁痛甚者，即是肝火盛，木气实也，宜用龙荟丸、左金丸，辛凉之剂以治之；凡右胁痛微者，即是痰症，宜用盐煎散、顺气丸，辛温之剂以治之是也。

又尝论左胁痛，胃脘痛之症，妇人为多，以其忧思忿怒之气，素灌于中，发则上冲，被湿痰死血阻滞其气，而不得条达，故作痛也。故治妇人诸痛，必以行气开郁为主，而破血散火兼之，庶乎得法矣。谚云：香附、缩砂，女人之至宝。此之谓也。

张景岳曰：胁痛者，左右气血之辨，若左无气，右无血，食积痰饮岂必无涉于左乎？此谬谈也。予以为莫若察其有形无形。盖血积有形而不移，或坚硬而拒按；气痛流行而无迹，或倏聚而倏散。若食积痰饮，皆属有形之症，详察所因，自可辨识。凡属有形之症，亦无非由气之滞，但得气行，则何聚而不散？无论是气是血是痰，必皆兼气为主，而后随宜佐使以治之可也。

凡内伤虚损，房劳肾虚之人，多有胸胁间隐隐作痛，此肝肾精虚，不能化气，气虚不能生血而然。凡人之气血，犹源泉也，盛则流畅，少则壅滞。故气血不虚则不滞，虚则无有不滞者。倘于此症不知培气血，而但知行滞通经，则误矣。

王节斋曰：凡治心腹疼痛，但是新病，须问曾何饮

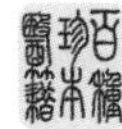

食，因何伤感，有无积滞，便与和中消导之药。若日数已多，曾多服过辛温燥热之药，呕吐不纳，胸膈饱闷，口舌干燥，大小便涩难，则内有郁热矣。或原有旧病，因感而发，绵延日久，见症如前者，俱用开郁行气、降火润燥之药，如川芎、香附、山栀、黄连、姜汁之类。甚者再加芒硝。但治心腹久痛，须于温散药内，加苦寒、咸寒之药，温治其标，寒治其本也。

诸积诸痛，喜温而恶寒，热药与病情相合，积久成郁，而火邪深矣。郁热既深，则见寒愈逆，见热愈喜，雨热相从，故不生他病，所谓火极而似水者也。然真气被食，阴血干枯，病日深锢而不可为矣。世人不识，但见投热不热，误认为沉寒锢冷，而益投之，至死不悟。然则如之何？曰从治法，热因寒用，寒因热用，伏其所主，先其所因是也。

朱丹溪曰：心膈之痛，须分新久。病久则成郁，久郁则蒸热，古方多以山栀为热药之向导。用栀子炒，去皮，每服十五枚，浓煎汤一呷，入生姜汁令辣，再煎小沸，又入川芎一钱，尤妙。大概胃中有热而作痛者，用山栀不可，须佐以姜汁、台芎开之。痰发者，或用二陈汤加川芎、苍术，倍加炒栀。痛甚者，而干姜从之，反治之法也。若用山栀并劫药不止，用玄明粉，一服立止。

腹痛有寒、有热、死血、食积、湿痰。脉弦为食，脉滑为痰。湿痰多作腹痛，台芎、苍术、香附、白芷为末，以生姜汁入汤服。大法：主方，在气用气药，如木香、槟榔、香附、没药之类；血用血药，如当归、川芎、桃仁、红花之类。初得时，元气未虚，必推荡之，此通因通用之法。壮实者同。若人虚弱衰与久病者，宜升之消之。凡心腹痛，必用湿散，此是郁结不行，阻气不运，故痛。在上者多属食，用炒干姜、苍术、川芎、白芷、香附、姜汁之类，不可用峻药攻下之。更兼行气快气药助之，无不可者。

寒痛者，绵绵痛，无增减者是也。时痛时止者，是热也。死血痛者，痛有处，不移者也。大便利后减者，是湿痰。东垣云：感寒而痛，宜姜、桂，呕者加丁香。伤暑而痛，宜玉龙丸。肥人腹痛，属气兼湿痰，宜人参、苍术、白术、半夏。或曰：痰岂能作痛，不知气郁则痰聚，痰聚则凝，气道不得运，故痛也。如禀受素弱，饮食过伤而腹痛者，以养胃汤加桂、茱萸各半钱，木香三分。又或理中汤、建中汤，皆可用，内加茱萸良。绞肠痧，以樟木煎汤大吐，或白矾调汤吐之，盐汤亦可探吐[①]，亦宜刺委中出血。

喻嘉言曰：五脏失治，皆为心痛，理甚明晰。肾心痛者，多由阴邪上冲，故善瘈，如从后触其心，胃心痛者，多由停滞，故胸腹胀满。脾心痛者，多由寒逆中焦，故其病甚。肝心痛者，多由木火之郁，病在血分，故色苍苍如死状。肺心痛者，多由上焦不清，病在气

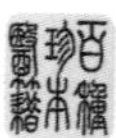

① 亦可探吐：原脱，据《丹溪心法》卷四腹痛七十二补。

分，故动作则病益甚。若知其在气则顺之，在血则行之，郁则开之，滞则逐之。火多实，则或散或清。寒多虚，则或温或补。必真心痛，乃不可治。否则得其本，随手而应也。

张景岳曰：诸症虚实，皆可以脉辨。惟心腹痛症，脉多难辨。虽滑实有力者，固多实邪；虚弱无神者，固多虚邪，此其常也。然暴病之极，每多沉伏细涩，此正邪实之脉。然于沉伏之中细察之，必有梗梗然弦紧之意，此必寒邪阻遏阳气者，多有是脉。若火邪作痛，则不然也。辨此之法，但当察其形气，以见平素强弱；问其病因，以知新久，及何所因而起。大都暴病痛急，而脉忽细伏者，多实邪；久病痛缓，而脉本微弱者，为虚邪。论其虚实，酌之以理，参而论之，则万无一失矣。

凡治心腹痛症，已经攻击荡涤，愈而复作，或再三用之，愈作愈甚，脉反浮弦虚大，为中虚之候。速当酌其虚实，或专补正气，或兼治邪气。若用补无碍，不可妄乱杂投，使脾胃强，则痛自愈矣。

凡胸腹之痛，有无[①]关于内，而在筋骨皮肉之间，此邪之在 经，不可混作里证，必详问的当，而分其或火或寒或气，或血滞或血虚，或淫疮邪毒，留蓄在经，庶治之无误也。

附医案：余治一上舍，年近三旬，因食面角，午刻

① 有无：原作“无有”，据《景岳全书》卷二十五杂证谟·心腹痛改。

至初更，食及小腹下至右角间，遂停积不行，坚突如拳，痛剧之甚。余察其明系面积已入大肠，乃与木香槟榔丸，连下二三次，其痛如故。疑药未及病，更投神佑丸泻之，又不效。又疑药性皆寒，故滞不行，因再投备急丸，连得大泻，而坚痛毫不为减。因潜测其由不过因面，岂无所制之？今既逐之下及，使非借气以行之不可也。计面毒非大蒜不[①]杀，气滞非木香不行，又其滞深道远，非精锐之向导不能得达，乃用火酒磨木香，令其嚼生蒜一瓣，而以香酒进之。一服后觉痛稍减，三四服后，痛渐止而食渐进，方得全愈。然小腹之块，仍在半年许始得尽消。由是知欲消食滞，即大黄、巴豆犹有所不能及，而惟宜以行气为先也。且知饮食下行之道，必由小腹下右角间，而后出于广肠。此自古无人言及者，因笔之 广闻见云。

腰　痛

《治法纲》曰：腰者肾之外候，一身所恃，赖转移者也。盖诸经皆贯于肾而络于腰脊，肾气一虚，腰必痛矣。有肾虚而腰痛者，有淤血而痛者，有挫闪而痛者，有痰而痛者，有湿热而痛者，有风寒而痛者，有气滞而痛者。

① 不：原作“大”，据清抄本、合刊本改。

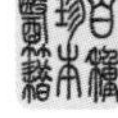

腰者肾之府，不能转摇，肾将惫矣。戴氏曰：腰痛而不已者，是肾虚也，宜补肾。淤血作痛，日轻夜重是也，宜行血顺气。有暑热动作必有痰，或一块作痛，遇天阴而发也，宜燥湿行气豁痰，使痰随气运化也。腰枢因拗捬忽然不可俯仰，此淤血为患，以桃仁、大黄、苏木、当归、红花之类。若痛转侧如锥刺者，尤是也。肾冷如冰，饮食如故。小便自利，腰间如带五千钱，治宜去湿之药，兼用温散之剂。

又曰：肾虚腰痛者，其脉必大，不能转侧，如疲弱嗜卧，痛而不已，宜用加味虎潜丸之类。风伤肾腰痛者，其脉必浮，或左或右，痛无常处，牵引两足，宜用独活寄生汤。感寒而痛，其脉必紧，见热则减，见寒则增，宜用五积散去桔梗，加吴茱萸。气滞而作痛者，其脉必沉，宜乌药顺气散，可加木香。腰软而不能强者，是肝肾二经受病，宜消息用药。凡腰痛之症，多因肾脏真阴虚损，外被风寒之郁遏，内有湿热之流注，以致营卫不通，故作痛也。

《千金》云所感不同，腰痛有五：一曰阳气不足，少阴肾衰之故；二曰风痹，风寒湿着之故；三曰肾虚，劳役伤肾之故；四曰坠堕伤腰之故；五曰湿地寝卧之故。此皆各有所因而致之，治宜审症用药。

大抵腰之作痛，亦不宜补气之药，又不宜峻用寒凉。因而气虚作痛者，非补不可，不能不用补气之药，当监制之，又何执一论哉。

背痛有静坐久而痛者，属虚，补中益气汤、八物汤。肥人多痰，年高必用人捶而痛快者，属痰与虚，除湿化痰，兼补肾脾。醉饱后多痛欲捶，是脾不运而湿热作禁也，须节饮。瘦人多是血少阴虚，亦不禁酒及厚味而然，养血清火为要。又有素虚后①，及病后、产后、经行后心痛，或牵引乳胁，或走注背肩，此元气上逆，当引使归元，不可复下疏利，愈利愈虚。发汗后患此者众，惟宜温补。拘于痛无补法，谬矣。汗者心之液，阳受气于胸中，汗过多则心液耗，阳气不足，故致痛也。

柯柏斋曰：腰痛之证，多因肾虚所致。盖肾虚则精血之真气不足，寒湿之气乘虚而入，久则结滞不通，真气与之相攻，故痛。先泻其邪，后补其气，此治法也。未泻而补，则补而不效；泻而不补，则痛必复作，盖邪乘其虚而再入也。腰痛亦有因闪挫得者，闪挫之初，必有凝滞之处，亦宜先泻而后补也。疝痛与腰痛皆起于肾虚寒湿，由前而入则为疝，由后而入则腰痛。

张景岳曰：腰痛之虚症，十居八九。但察既无表邪，又无湿热，而或年衰劳苦，或酒色斫丧，或七情忧郁所致者，悉属真阴虚症。凡虚证之候，形色必青白，间或见黧黑；脉息必和缓，而或细微；或行立劳动更甚，而卧息少可。盖积而渐至者皆不足，暴而痛甚者多有余，治宜辨之。凡肾水真阴虚，宜当归地黄饮，及左右归丸；若病稍轻，或痛不甚，虚不甚者，青蛾丸、煨

① 后：原作“人”，据清抄本、合刊本改。

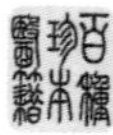

肾丸、补髓丹、通气散。

丹溪云：诸腰痛，不可用参补气，亦不可峻用寒凉。此言未当。盖凡劳伤虚损而阳不足者，多有气虚之症，何为参不可用[①]？又如火聚下焦，痛极不可忍者，速宜清火。而热不甚，不宜过用寒凉者有之；或虚中挟实，不宜参者亦有之。概谓不可用寒凉，岂其然乎？

头痛眩运风汗证

李士材曰：经之论头痛，风也，寒也，虚也。运气[②]论头痛十条，《伤寒论》太阳头痛一条，皆六气相侵，与真气相搏，经气逆上，干于[③]清道，不得运行，壅遏而痛也。头为天象，六腑清阳之气，五脏清华之血，皆会于此。故天气六淫之邪，人气五贼之变，皆能相害。或蔽覆其清明，或淤塞其经络，与气相薄[④]，郁而成热，脉满而痛。若邪气稽留，脉满而气血乱，则痛乃甚，此实痛也。寒湿所侵，真气虚弱，虽不相薄[⑤]成热，然邪客于脉外，则血泣脉寒，卷缩紧急，外引小络而痛，得温则痛止，此虚痛也。因风痛者，抽掣恶风。

---

① 用：原脱，据《景岳全书》卷二十五条杂证谟·腰痛补。

② 气：原作“风”，据李中梓《医宗必读》卷八头痛改。

③ 于：原脱，据李中梓《医宗必读》卷八头痛补。

④ 薄：原作“搏”，据李中梓《医宗必读》卷八头痛改。

⑤ 薄：原作“搏”，据李中梓《医宗必读》卷八头痛改。

因热而痛者，烦心恶热。因湿而痛者，头痛而天阴转甚。因痰痛者，昏重而欲吐不休。因寒而痛者，头痛而恶寒战栗。气虚痛者，恶劳动，其脉大。血虚痛者，善惊惕，其脉芤。

头痛自有多因，而古方每用风药。盖头巅之上，惟风可到，味之薄者，阴中之阳，自地升天者也，在风寒湿者，固为正用，即虚与热者，亦假引经。

须知新而暴者，但名头痛；深而久者名为头风。头风必害眼者，经所谓东风生于春，病在肝，目者肝之窍，肝风动则邪害空窍也。

头痛九窍不利属气虚，补中益气汤加芍药、川芎、细辛，眉尖后近发际曰鱼尾，鱼尾上攻头痛属血虚，四物汤加薄荷。动作头痛，胃热也，酒炒大黄，浓茶煎服。心烦头痛[①]，清空膏加麦冬、丹参。

张三锡曰：《内经》云诸风掉眩，皆属肝木。其气虚肥白之人，湿痰滞于上，阴火起于下，是以痰挟虚火上冲头目，正气虚不能胜敌，故忽然眼黑生花，如坐舟车而旋晕，甚而至于卒倒无所知者有之。丹溪所谓无痰不作晕者，此也。若黑瘦之人，躯体弱，真水亏欠，或劳役过度，相火上炎，亦有时时眩晕，何湿痰之有？《原病式》曰：静顺清谧，水之化也；动乱劳扰，火之用也。脑者，地之所生，故藏阴于目，为瞳子，系肾水

① 心烦头痛：原作“心痛烦并头痛”，据李中梓《医宗必读》卷八头痛改。

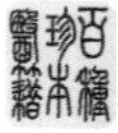

至阴所主。二者喜静谧而恶动扰，若掉眩散乱，故脑转目眩也。治法：肥白人作眩运，宜清痰降火，兼补气[①]；黑瘦人宜滋阴降火而兼[②]抑肝之剂。亦有感风邪而为眩运者，宜祛风顺气，伐肝降火为良。有因呕血而眩运，多是血亏气损，虚火泛上，与产后血晕同。《准绳》曰：凡有过节，即随其所动经脏之气而妄起。又或肾水不足，或精血伤败，不能制其五阳之火独光。或中土虚衰，不能提防下气之逆，则龙雷之火得此震动于巅。诸火上至于头，轻则旋转为眩晕，重则搏击而为痛矣。

薛立斋曰：头目眩运，丹溪先生曰：眩者言其黑运旋转，其状目闭眼暗，身转耳聋，如立舟车之上，起则欲倒。盖虚极乘寒得之，亦不可一途而取轨也。若风则有汗，寒则掣痛，暑则热闷，湿则重滞，此四气乘虚而眩运也。若郁结生痰而眩运者，此肾虚气不归元也。若吐衄崩漏而眩运者，元气虚也，正元饮下黑锡丹。伤湿头晕，用肾着汤加川芎。有痰用青州白丸子。头风，风热也，久则目昏；偏头风，相火也，久则目紧便涩，皆宜出血以开表之。窃谓前症肝虚头晕，用钩藤散；肾虚头晕，六味丸。头晕吐痰，养正丹，不应，八味丸。血虚，四物参、苓、白术，不应，当归补血汤。气虚，四君归、芪，不应，补中益气汤。肝木实，泻青丸；虚，地黄丸，不应，川芎散。脾气虚，二陈参、术、柴、

① 气：原作“阴”，据清抄本改。
② 兼：原作“带”，据清抄本改。

升，不应，益气汤加茯苓、半夏。脾胃有痰，半夏白术天麻汤。风痰上涌，四神散。发热恶寒，八物汤。七情气逆，四七汤。伤寒而晕，除湿汤。

朱丹溪曰：头眩，痰挟气虚并火。治痰为主，挟补气药及降火药。无痰则不作眩。左手脉数热多，脉涩有死血。右手脉实有痰积，脉大是久病之人。气血俱虚而脉大，痰浊不降也。

头痛多主于痰，痛甚者火多。有可吐者，可下者。头痛须[①]用川芎。如不愈，各加引经药：太阳川芎，阳明白芷，少阳柴胡，太阴苍术，少阴细辛，厥阴吴茱萸。肥人是湿痰，宜半夏、苍术；瘦人是热，宜酒制黄芩、防风。感冒头痛，宜羌活、藁本、白[②]芷。风热在上，宜天麻、蔓荆子、台芎、酒芩。肥白人是气虚，宜黄芪、生地、南星、秘藏安神汤。形瘦苍黑是血虚，宜芎、归、酒芩。如苦头痛，用细辛。顶巅痛，宜藁本、防风、柴胡。且如太阳头痛，恶风，脉浮紧，川芎、羌活、独活、麻黄之属为主；少阳头痛，脉弦细，往来寒热，柴胡为主；阳明头痛，自汗，发热恶寒，脉浮缓长实，升麻、葛根、石膏、白芷为主；太阴头痛，必有痰，体重，或腹[③]痛，脉沉缓，以苍术、半夏、南星为主；少阴头痛，足寒气逆，为寒厥，其脉沉细，麻黄、

① 须：原作“可”，据《丹溪心法》卷四头痛六十八改。
② 白：原脱，据《丹溪心法》卷四头痛六十八补。
③ 腹：原作“肠”，据《丹溪心法》卷四头痛六十八改。

附子、细辛为主；厥阴头痛，或吐痰沫，厥冷，其脉浮缓，吴茱萸汤主之。血虚头痛，川芎、当归为主；气虚头痛，参、芪为主；气血俱虚头痛，调中益气，内加川芎、蔓荆子、细辛，其效如神。

头风，属痰者多，有热，有风，有血虚。在左属风，薄荷、荆芥；属血虚，川芎、当归。在右属痰，苍术、半夏；属热，酒芩为主；又，属湿痰，川芎、南星、苍术。偏头风，在左属风者，荆芥、薄荷，此二味即是治之至药。须要察其兼见何症而佐使之，如有痰以二陈治痰而佐之。察识病情，全在活法。

王海藏曰：头汗出，剂颈而还，血证也。额上偏多，何谓也？曰：首者，六阳之所会也，故热蒸熏而头汗出也。额上偏多，以部分，左颊属肝，右颊属肺，鼻属中州，颐属肾，额属心。三焦之火，涸其肾水，沟渠之余，迫而上入于心之分，故发为头汗。而额上偏多者，属心之部，而为血证也。饮酒饮食头汗出者，亦血症也。

至于杂症，相火迫肾水上行，入于心，为盗汗，或自汗，传而为头汗出者，或心下痞者，俱用血症例治之，无问伤寒、杂症。

酒积下之而心下痞者，血症也。何以然？曰：下之亡阴。亡阴者，则损脾胃而亡血。气在胸中，以亡其血，陷在心之分也，故心下痞。世人以为血病，用气药导之，则痞病愈甚。而又下之，故变为中满膨胀。非其治也。独益中州脾土，为血药治之，其治无以加矣。

王节斋曰：久头痛，略感风寒便发，寒月须重绵厚帕包裹者，此属郁热，本热而标寒。世人不识，率用辛温解散之剂，暂时得效，误认为寒。殊不知因其本有郁热，毛窍常疏，故风寒易入，外寒束其内热，闭逆而为痛。辛热之药，虽能开通闭逆，散其标之寒邪，然以热济热，病本益深，恶寒益甚矣。惟当泻火凉血为主，而佐以辛温散表之剂，以从法治之，则病可愈而根可除也。

戴院使曰：有头风眩晕，不可谓其无痛而不以为风。切宜详审，未可遽作虚治，若投补剂愈甚。别又无疾，又非诸般病后，卒然得此，是风晕分晓，宜小续命汤加全蝎三四个。

眼眶骨痛，有二症：有肝虚而痛，才见光明，则眶骨痛甚，宜生熟地黄丸；又有肝经停饮一证，发则眉棱骨痛，眼不可开，昼静夜剧，宜导痰饮，或芎辛汤去茶芽，或二陈汤吞青州白丸子。

张介宾曰：头痛，须先[1]审久暂，次辨表里。暂痛必因邪气，久病必兼元气。暂痛有表邪，治宜疏散，忌清降；有里邪，治宜清降，忌升散。久病者或发或愈，或表虚，微感则发；阳胜，微热则发；或水亏于下，虚火乘之；或阳虚于上，阴寒胜之而发，所重元气。此大纲也。亦有暂病而虚，久病而实，当以脉证辨之。

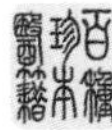

① 先：原脱，据《景岳全书》卷二十六杂证谟·头痛补。

火邪痛，诸经有之，阳明为最。无表邪者，白虎汤加生地、麦冬、木通、泽泻。他经则芩、连、知、柏。治火不宜佐以升散，外邪之火，可散而去；内郁之火，得升愈炽矣。

张景岳曰：眩运一证，河间取《内经》诸风掉眩，皆属于肝。丹溪曰：痰在上，火在下，火炎上而动其痰，无痰不能作眩也。据此二说，则凡眩运，无非风火痰症也。然痰饮之症，轩岐绝不言此，但曰上气不足，头为之倾，目为之眩；曰上虚则眩；曰督脉虚则头重高摇；曰髓海不足，则脑转耳鸣而眩冒。凡此，岂皆痰症耶？丹溪以无痰不能作眩，余则以为无虚不能作眩。当以治虚主为，而兼酌其标。

且头痛之与头眩，有虚实之辨。《内经》分别甚明，曰：头痛巅疾，上实下虚，为厥巅疾。此以邪气在上，所以为痛，故曰上实也。若至眩运，则曰上气不足，又曰上虚则眩，未闻言上之实也，岂非头眩为上虚证耶？诸家以气逆奔上，下虚上实，何与《内经》相反若此？夫眩运之症，或为头重，或为眼黑，或脑髓旋转，不可以动。求其言实之由，不过以头重。不知头本不重于往日，惟不胜其重者，乃甚于往日耳。上力不胜，阳之虚也，岂上实乎？

然头眩犹有大小之异。今人气禀薄弱，或劳倦酒色，忽有耳鸣如磬[①]，头眩眼黑，倏顷而止者，乃人所常有之事。至于中年之外，多见眩仆卒倒等症，亦人所常有之事。但忽运即止者，皆谓头运眼花；卒倒不醒者，必谓中风、中痰。不知忽止者，以气血未败，故旋见旋止，即小中风也。卒倒而甚，以根本既亏，故遽病而难复，即大头眩也。于此察之，是风非风，是痰非痰，虚实从可悟矣。

然头眩虽属上虚，不能无涉于下。盖上虚者，阳中之阳虚也；下虚者，阴中之阳虚也。阳虚宜治其气，四君子、异功散、归脾汤、补中益气汤；阴虚宜补其精，左归、右归、四物等汤主之，故伐下者，必枯其上[②]；滋苗[③]者，必灌其根。当以兼补气血为最。兼火清火，兼痰清痰，有气顺气，在乎因机应变，无不当以治虚为先也。

二便门

李士材曰：小便闭与癃，二症也。新病为溺闭，盖点滴难通也；久病为溺癃，盖屡出而短少也。闭癃之病，《内经》分肝与督脉，三焦与膀胱。膀胱但主藏溺，

---

① 磬：原作“磨”，据《景岳全书》卷十七杂证谟·眩运改。

② 上：原脱，据《景岳全书》卷十七杂证谟·眩运补。

③ 滋苗：原作“苗滋”，据《景岳全书》卷十七杂证谟·眩运改。

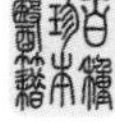

其主出溺者，皆肝经及督脉、三焦也。又考膀胱为州都之官，津液藏焉，气化则能出矣。夫主气化，太阴肺经也。若使肺燥不能生水，则气化水及州都，法当清金润肺，车前、紫菀、麦冬、桑皮之类。如脾湿不运，而精不上升，故肺不能生水，法当燥脾健胃，苍术、白术、茯苓、半夏之类。如肾水燥热，膀胱不利，法当滋肾涤热，黄柏、知母、茯苓、泽泻、通草之类。夫滋肾泻膀胱，名为正治；清金润肺，名为隔二之治；健胃燥脾，名为隔三之治。

又或有水液只渗大肠，小腑因而燥竭，宜以淡渗之品，茯苓、猪苓、泽泻、通草之类，分利而已。或有气滞，不能通调水道下输膀胱者，顺气为急，枳壳、木通、橘红之类。有实热者，非纯阴之剂，则阳无以化。上焦热者，栀子、黄芩；中焦热者，黄连、白芍；下焦热者，黄柏、知母。

有大虚者，非与温补之剂，则水不能行，如金匮肾气丸及补中益气汤是也。如东垣治一人小便不通，目突腹胀，皮肤欲裂，服淡渗之药无效。东垣曰：疾急矣，非精思不能处。思至半夜，曰：吾得之矣，膀胱为州都之官，津液之腑，必气化而能出。服淡渗气薄，皆阳药也，孤阳无阴，欲化得乎？以滋肾丸群阴之剂投之即愈。

丹溪尝[①]曰：吾以吐法通小便，譬如滴水之器，上窍闭则下无以自通，必上窍开而下窍之水出焉。气虚者补中益气汤，先服后吐。血虚者芎归汤，先服后吐。痰多者二陈。气闭者香附、木通，探吐。

更有淤血而小便闭者，牛膝、桃仁为要药。《别录》云：小便不利，审是气虚，独参汤如神。由是观之，受病之源，自非一途矣。

赵养葵曰：小便不利，东垣分在气在血而治之。辨在渴乎不渴，如渴而小便不利，此属上焦气分。水生于金，肺热则是清化之源绝矣，当于肺分助其秋令，用清金之药，如生脉散之类为当。又有脾虚，因饮食失节伤其胃，气陷于下焦，经所谓脾胃一虚，令人九窍不通。用补中益气汤，以参芪甘温之品，先调其胃气，以升麻、柴胡从九原之下而提之，则清升而浊自降矣。清肺者隔二治。补脾者隔三治。东垣虚则补母之妙。如不渴而小便不利，此属下焦血分。下焦者，肾与膀胱也，乃阴中之阴，阴受热，闭塞其下流。经曰：无阳则阴无以生，无阴则阳无以化。若淡渗之药，乃阳中之阴，非纯阴之剂，阳何以化？须用滋肾丸，此气味俱阴，乃阴中之阴也。东垣尝治一人，便秘危急，以此法治，即愈。然真阴者，东垣未之论。真阴虚，惟六味丸以补肾水，滋肾丸又所当禁。黄柏、知母，恐其苦寒泄水。又忌淡

① 尝：原作“言”，据李中梓《医宗必读》卷八小便闭癃改。

味渗泄之药。有真阳虚者，须八味丸。戴氏云：有似淋[①]非淋，便中似鼻涕之状，此乃精溺俱出，精塞溺道，故欲出不能而痛，宜大菟丝子丸、鹿节丸。戴氏亦用褚侍中之法也。

丹溪治一老人，患小便不利，因服分利之药太过，遂致闭塞，点滴不出。予以其胃气下陷，用补中益气汤，一服而通。因先多用利药，损其肾气，遂至通后遗尿，一夜不止，急补其肾，然后已。凡医之治是症者，未有不用泄利之剂，谁能固其肾气之虚哉？书此以为世戒。

薛立斋曰：小便赤涩短少，若津液偏渗于大肠，大便泻而小便少者，宜用猪苓、泽泻、茵陈、山栀分利之。若阴阳已分，而小便短少者，此脾肺气虚不能生水也，宜补中益气汤加麦冬、五味。阴火上炎而小便赤少者，此肺气受伤不能生水也，用六味丸加麦冬、五味。肾经阴虚，阳无所生而小便短少者，用补中益气汤、六味[②]丸。若误用渗泄分利者，先用滋肾丸，急投金匮加减肾气丸。

王节斋曰：小便不禁或频数，古方多以为寒，而用温涩之药。殊不知属热者多，盖膀胱火邪妄动，水不得

---

① 淋：原脱，据赵养葵《医贯》卷五·小便不通并不禁论补。

② 自“肾经阴虚”至“六味”二十二字原脱，据清抄本、合刊本补。

宁，故不能禁而频数来也。故年老人多频数，是膀胱血少，阳火偏旺也。治法当补膀胱阴血，泻火邪为主，而佐以收涩之味，如牡蛎、山萸、五味子之类，不可用温药也。病本属热，故宜泻火。因水不足，故火动而致小便多，小便既多，水益虚矣，故宜补血泻火治其本也，收之涩之治其标也。

薛立斋曰：经云：膀胱不约为遗溺。小便不禁，常常出而不觉也。人之旋溺，赖心肾两气之所传送。盖心与小肠为表里，肾与膀胱为表里，若心肾气亏，传送失度，故有此症。治宜温暖下元，清心寡欲。女人有产蓐不慎，致伤膀胱，属虚寒者，秘元丹、韭子丸。内虚湿热者，六味地黄加五味、杜仲、补骨脂。年老者，八味丸，收生不谨，损破尿胞者，参术补肠汤加猪羊胞煎之[①]。窃谓肝主小便，若肝经血虚，用四物、山栀。若小便涩滞，或茎中作痛，属肝经湿热，用龙胆泻肝汤。若小便频数，或劳而益甚，属脾气虚，用补中益气加山药、五味。若小便无度，或淋沥不禁，乃阴挺痿痹也，用六味。若小便涩滞，或补而益甚，乃膀胱热结也，用五淋散。其脾肺燥不能生化者，黄芩清肺饮。膀胱阴虚，阳无所生者，滋肾丸。膀胱阳虚，阴无所化者，六味丸。若阴痿，思色精不出，茎道涩痛如淋，用加减八味丸料加车前、牛膝。治老人精竭复耗，大小便牵痛如

① 之：原作“之类”，据王纶《明医杂著》卷三续医论·小便不禁薛立斋按，“类”为衍字，从删。

淋，亦用前药。不应，即加附子，多有生者。

遗尿，若脬中有热，宜加味逍遥散。若脾肺气虚，补中益气加益智仁。若肝肾阴虚，宜六味丸。

赵养葵曰：脏腑秘一证，肾司二便，其不禁者，责之肾矣。然则大便不通者，独非肾乎？肾气虚则大小便难，宜以地黄、苁蓉、车前、茯苓之属，补其阴，利水道；少佐辛药，开腠理，致津液而润其燥。洁古云：脏腑之秘，不可一概治疗。有热秘，有冷秘，有实秘，有虚秘，有风秘，有气秘。老人与产后，及发汗利小便过多，病后气血未复者，皆能成秘。禁用硝、黄、巴豆、牵牛等药。世人但知热秘，不知冷闭，冷秘者，冷气横于肠胃，凝阴固结，津液不通，胃气闭塞，其人肠内气攻，喜热恶冷，宜以八味料大剂煎之，冷饮即愈。或局方半硫丸，碾生姜调乳香下之。或海藏已寒丸俱效。其丸虽热，得芍药、茴香润剂，引而下之，阴得阳化，故大小便自通。如遇春和之阳，则冰自消矣。东垣尝论治秘，予体之而不用其方，如润肠丸、润燥汤、通幽散之类，俱不用。惟用六味地黄丸料煎服，自愈。如热秘而又兼气虚者，以前汤加参、芪各五钱，立愈。此因气虚不能推送，阴虚不能濡润故耳。

李士材曰：五淋：石淋，清其积热，涤去砂石，则水道自利，宜神效琥珀散、如圣散、独圣散，随证[1]

① 随证：原脱，据李中梓《医宗必读》卷八淋证补。

选用。

劳淋，有脾劳、肾劳之分。多思多虑，负重远行，应酬纷忧，劳于脾也，宜补中益气与五淋散分进。专思专虑者，归脾汤。若强力入房，或施泄无度，劳于肾也，生地黄丸，或黄芪汤。肾虚而寒者，金匮肾气丸。

血淋，有血淤、血虚、血冷、血热之别。小腹硬满，茎中作痛欲死①，血淤也，一味牛膝，煎膏酒服，大效。但虚人能损胃耳，宜四物加桃仁、通草、红花、牛膝、丹皮。血虚者，六味丸加侧柏、车前子、白芍，或八珍汤送益元散。血色鲜红者，心与小肠实热，脉必数而有力，柿蒂、侧柏、黄连、黄柏、生地、丹皮、白芍、木通、泽泻、茯苓。血气黑黯②，面色枯白，尺脉沉迟，下元虚冷也。金匮肾气丸。然有内热过极，反兼水化而色黑者，未可便以为冷也。

气淋，有虚实之分。如气滞不通，脐下妨闷而痛者，沉香散、石苇散、瞿麦汤。气虚者，八珍汤加杜仲、牛膝，倍茯苓。

凡膏淋，似淋非淋，小便色似米泔，或如鼻涕，此精溺俱出，精塞溺道，故欲出不快而痛，鹿角霜丸③、大沉香丸、海金砂散、菟丝子丸，随症选用。

冷淋，是肾虚，肉苁蓉丸、泽泻散、金匮肾气丸。

---

① 死：原脱，据李中梓《医宗必读》卷八淋证补。

② 黯：原作“暗”，据李中梓《医宗必读》卷八淋证改。

③ 丸：原脱，据李中梓《医宗必读》卷八淋证补。

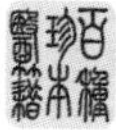

胞痹。膀胱者，州都之官，津液藏焉，气化则能出矣。风寒湿邪气客于胞中，则气不能化出，故胞满而水道不通，小腹膀胱按之内痛，若沃以汤，涩于小便。以足太阳以上交于巅，入络脑，下灌鼻则为清涕也，肾著汤、肾沥汤、巴戟丸。

方约之曰：淋证，其感不一，或因房劳，或因忿怒，或因醇酒，或因厚味。夫房劳者[①]，阴虚火动也，忿怒者，气动生火也；醇酒、厚味者，酿成湿热也。积热既久，热积下焦，所以小便淋沥，欲去不去，不去[②]又来，而痛不可忍者。初则热淋、血淋，久则煎熬水液，稠浊如膏，如沙如石也。故诸方中，类多散热、利小便[③]，而于开郁行气、破血滋阴盖少焉。若夫散热、利小便，只能治热淋、血淋而已，其膏淋、沙淋、石淋三[④]者，必须开郁行气、破血滋阴方可也。东垣用药凡[⑤]例：小腹痛，疏肝滋肾。盖小腹、小便乃肝肾之部位也，学者不可不知。

戴院使曰：五淋皆有冷有热，血有热有淤，气有热有冷，劳有虚冷虚热，与汤过差，精不由其道，妄行不

---

① 者：原脱，据方广《丹溪心法附余》卷十一淋五十五补。

② 不去：原脱，据方广《丹溪心法附余》卷十一淋五十五补。

③ 利小便：原脱，据方广《丹溪心法附余》卷十一淋五十五补。

④ 三：原作“五”，据方广《丹溪心法附余》卷十一淋五十五改。

⑤ 用药凡：原脱，据方广《丹溪心法附余》卷十一淋五十五补。

禁，与溺俱出，此热剂之伤，未可概以为冷也。治淋之法，除的然虚冷之外，其余诸症，若用本题不效，便宜施于调气之剂。盖津道之逆顺，皆一气之通塞为之也。如木香流气饮，却为的当，其中自有木通、麦冬、腹皮辈。此如不效，但宜受以益血之方。盖小便者，血之余也，血苟充满，则滋腴下润，自然流通。如火府丹，却为的当，其中有地黄辈。然此非特言血淋、气淋，一应淋皆可用，独不可用之虚冷耳。淋病小便之色多见赤，未可便以赤为热，气道蕴结，故如此耳。

张景岳曰：淋病，小便滴沥痛涩，严氏有气、石、血、膏、劳之辨。亦有浊久而为淋者，多因心肾不交，积热郁结而致。初病固因于热，亦有久寒不愈。或痛涩皆无，但下膏液如白浊者，此中气下陷，及命门不固之症，宜辨脉以定虚实。

治淋与浊同，热宜清，涩宜利，下陷者宜升，虚者宜补，阳不固者宜温补命门。

赵羽皇曰：经云膀胱者，州都之官，津液藏焉，气化则能出矣。遍考诸方，独指膀胱立论，如五苓、八正，清热渗利以为正治。而深于治者，又有隔二、隔三之论。然不能畅发气化之旨。岂知气化之由，则有上焦、中焦与下焦之辨。盖水液虽潴于脬中，而降升总由乎肺。经云水出高源，又曰金为水母。若肺金燥则气化之源绝，而寒水断流，肺金虚则治节之令失，而下输失职，以致溲溺不通，而或时淋沥者，实由上焦之气不化也。治以生脉散加茯苓、牛膝，润燥清金，如天令至秋

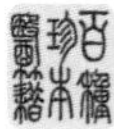

而白露降矣。平人饮食入胃，精气输脾，脾不自专而上奉于肺，是天气之下降，本于地气之上升。今人久病而大气未复，汗下而津液重亡，以致脾肺气虚，不能生水而小便数少者，由于中焦之气不化也。法以补中益气汤加麦冬、五味，滋其化源，清阳升而浊阴自降矣。肾司开合，主二便，其藏主水，得阳则开，得阴则合。故肾中有火，则津液干涸而小便涩；肾中无火，则天寒水冰而小便闭。古人用八味丸治此症效者，以其有桂附之辛温，蒸动肾气，肾气[①]化而膀胱之气亦化也。三焦之说，大率如此。外有心移热于小肠而小便闭者，肝移热于膀胱而茎中痛者，又须以导赤、逍遥加减治之，不可混也。

赵羽皇曰：脱肛有二，一属虚寒，一属湿热。盖虚寒则中气馁而不能收，湿热则火邪迫而不能闭，此芩连、参附，用药霄壤也。然虚者不痛，火热肿痛。

---

① 肾气：原脱，据清抄本、嘉庆本补。

卷之七　病能集五　杂证十门

新安罗美东逸父选辑

遗　溺

张景岳曰：遗溺有睡中自遗，有气门不固而不禁，又有气脱于上，下焦不约而遗，三者皆虚，有轻重之辨。睡遗者，幼稚多有之，气壮而固，自愈。若水泉不止，膀胱不藏，气虚也。盖气为水母，水不蓄以气不固，更至无所知觉，此虚极也。又年衰大病后多有之。仲景曰：下焦竭则遗溺失禁也。古方有虚实之论，不知不禁多属虚寒，若淋沥痛涩，方是热证，勿以遗失误用凉药。

又古方多用固涩，此治标法也。小水虽主于肾，而肾上连肺，若肺气无权，则肾水必不能摄，故治水必须治气。宜参、芪、归、术、桂、附、干姜之属为主，佐以固涩之剂。

赤白浊遗精

李士材曰：赤白浊，按经文前哲所论，而知浊病即

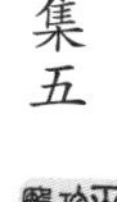

精病，非溺病也。故患浊者，茎中如刀割火炒而溺清，惟窍端时有秽物，如疮之脓，如目之眵，淋漓不断，与便溺绝不相混。大抵精败而腐者，十之六也；由湿热流注与虚者，十之二三。其有赤白之分者，何也？精者血之所化，浊气太多，精化不及，赤未变白，故成赤浊，此虚之甚也。所以少年天癸未至，强力行房，所泄半精半血；壮年施泄无度，亦多精血杂出。则知丹溪以赤属血，白属气者，未尽善也。又以赤为心虚有热，由思虑而得；白为肾虚有寒，因嗜欲而得，亦非确论。总之，心动于欲，肾伤于色，或强忍房事，或多服淫方，败精流溢，乃为白浊。虚滑者血不及变，乃为赤浊。挟寒则脉来沉迟无力，小便清白，萆薢分清饮、八味丸、内补鹿茸丸之类。挟热则口渴便赤，脉必滑数有力，清心莲子饮、香苓散。有胃中湿痰流注，苍白二陈汤加升麻。有属虚劳，六味加莲须、芡实、菟丝子、五味、龙骨、牡蛎。有因伏暑，四苓散加香薷[①]、麦冬、人参、石莲之类。有稠粘如膏，涩痛异常，乃精塞窍道，香苓散送入八味丸，或金匮肾气丸。有热者萆薢分清饮、茯菟丸。有思想太过，心动烦扰，则精败下焦，加味清心饮、瑞莲丸之类。如上数端，此其大略也。若夫五脏之伤，六淫之感，更难以枚举，慎勿轻忽。

遗精，古今方论皆以遗精为肾气衰弱之病，若与他

---

① 薷：原作“菇”，据李中梓《医宗必读》卷九赤白浊改。

脏不相干涉。不知《内经》言五脏六腑各有精，肾则受而藏之。以不梦而自遗者，心肾之伤居多；梦而后遗者，相火之强为害。若夫五脏各得其职，则精藏而治。苟一脏不得其正，甚则必害心肾之主精者焉。治之之法，独因肾病而遗者，治其肾；由他脏而致者，则他脏与肾两治之。如心病而遗者，必血脉空虚，本纵不收。肺病而遗者，必皮革毛焦，喘急不利。脾病而遗者，色黄肉消，四肢懈惰。肝病而遗者，色青而筋痿。肾病而遗者，色黑①而髓空。更当六脉参详。然所因病更多端，有用心过度，心不摄肾而失精者，宜远志丸，佐以灵砂丹。有色欲不遂而致精泄者，四七汤吞白丸子。甚者耳闻目见，其精自出，名曰白淫，妙香散吞玉华白丹。有色欲过度，精窍虚滑，正元散加牡蛎粉、肉苁蓉各半钱，吞灵砂丹，仍佐以鹿茸丸、山药丸、大菟丝子丸、固阳丸之类。有壮年久旷，精满而溢，清心丸。有饮酒厚味，痰火湿热，扰动精府，二术、二陈、升、柴，俾清升浊降，脾胃健运，则遗滑自止矣。有脾虚下陷者，补中益气汤。有肾虚不固者，五倍二两、茯苓四两，为丸服之，神验。然其亦复不同，或小便后出，多不可禁者；或不小便而自出；或茎中痒痛，如欲小便者；或梦女交者；并从前法中分别施治。总共大纲言之，神滑宜涩之，不效即泻心火，不效即以补中益气，举其气上而不下，往往有功。

① 黑：原作“墨”，据李中梓《医宗必读》卷九遗精改。

王节斋曰：梦遗滑精，世人多作肾虚治，而用补肾涩精之药不效。殊不知此证多属脾胃，饮食厚味，痰火湿热之人多有之。盖肾藏精，精之所生由脾胃，饮食化生而输归于肾。今脾胃伤于浓厚湿热，内郁中气，浊而不清，则其所化生之精，亦得浊气。肾主闭藏，静则宁，今所输之精既有浊气，则邪火动于肾中，而水不得宁静，故遗而滑也。此症与白浊同。丹溪论白浊为肾中浊气下流，渗入膀胱，而云无人知此也。其有色心太重，妄想过用而致遗滑者，自从心肾治。但兼脾胃者[①]不少，要当审察。

张介宾曰：梦遗精滑，总皆失精之病。无不始由于心，心为君火，肾为相火，心动肾必应之。凡少年多欲妄想，多致此。然精之藏蓄在肾，而主宰在心，精之蓄泄听命于心，治此宜净心为要。遗精有九：有注恋而梦者，此精为神动，因于心。有欲事不遂而梦者，此精失其位，因于肾。有劳倦即遗，此肝脾气弱也。有思虑而遗，心脾虚陷也。有湿热下流，相火妄动，脾肾之火不清也。有无故滑而不禁，此下元虚，肾肺不固也。有素禀不足而精滑者，此先天元气薄也。有久服冷利等药，元阳失守而滑也。有年壮节欲而遗，精满而溢也。诸症五脏皆有所主，心主神，肺主气，脾主湿，肝主疏泄，肾主闭藏，当各求其所因治之。

---

① 者：原脱，据王纶《明医杂著》卷三续医论·梦遗精滑补。

梦遗有情有火，情动者清心，精动者固肾。滑精无非因肾气不守而然。若暴滑兼痛，当从赤白浊论治。

凡劳倦思虑，每触即遗，当补心脾，归脾汤去木香。气分稍滞，不堪芪者，人参吞茯苓白术菟丝丸。

凡心火甚者清火，相火甚者壮水，气焰者升举，滑泄者固涩，湿热乘者分利①，虚寒利者温补下元，元阳不足，精气两虚，专培根本。若概用坎离丸辈，苦寒适害肾耳。

浊症有赤、白、精、溺之辨：赤者多由于火，白者寒热俱有，由精者在心肾，由溺者在膀胱肝脾。有浊在溺者，色白如泔，凡肥甘辛热所致，此湿热由内生也。宜清之。

柯韵伯曰：白赤浊之病，有伤精伤血之分，由肾肝相火摇动之所致也。夫肾者作强之官，其人或妄想淫欲，或好为阴阳，肾火内炽，不能藏精，强忍其精而精逆焉。精未泄而离其处，不复仍归于肾，乃渗入于水道，与小便同出。败精虽出，肾火内蕴，因之窍孔不闭，热虚相搏，新精虚应之，淋沥不止，因名为白浊。肝者罢极之本，其人或劳苦役辛，或恼怒内伤，肝火下流，不能藏血，热伤阴络而血溢焉。血未行而离其经，不得反于肝，亦渗入于水道，合小便同出。败血虽尽，阴络未完，肝极不摄，郁火内守，复以新血继之，浸淫

① 利：原作“别”，据《景岳全书》卷二十九遗精改。

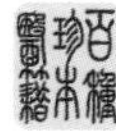

不绝，是名曰赤浊。白浊与遗精、膏淋不同，赤浊与血淋、尿血亦异。治之必当兼浚其源。源者何？至阴是也。脾为阴血中之至阴，精血所由生。又肾为阴中之太阴，精为阴中之阴；肝为阴中之少阳，血为阴中之阳。故白浊当理脾肾之阴，法在滋阴降火，先用导赤散加知柏以清之，继用六味加五味子以收之，而精自藏矣。赤浊当理脾肝二阴，法在升阳散火，先用逍遥散加丹皮以清之，继用补中益气加白芍以收之，而血自藏矣。夫下者举之，白浊用补中益气汤而不应，是阴虚，不宜升，助阳则阴愈虚也。赤浊用六味汤而无不平复者，是虚则补母之法，癸乙同归一治也。至于脾虚不能散精归肺，以致湿热下流而然，所谓中气不足而溲便为之变也，婴儿最多此症。宜四君子倍茯苓，加升麻、砂仁主之，则水精四布，膀胱得气化而清出矣。

脑漏证

缪仲淳曰：脑者诸阳之会，而为髓之海，其位高，其气清。忽下浊者，其变也。东垣云：上焦元气不足，则脑为之不满。经云：胆移热于脑为鼻渊。夫髓者至精之物，为水之属；脑者至阳之物，清气所居。今为浊气邪热所干，遂下臭浊之汁，是火能消物，脑有所伤也。治法先宜清肃上焦气道，以镇坠心火，补养水源，此其大略耳。药多取夫辛凉者，辛为金而入肺，有清肃之义，故每用以升散上焦之邪，如薄荷、荆芥、甘菊、连翘、升麻、粘子、天麻之属；镇坠心火，补养水源，如犀角、人参、天冬、麦冬、五味、朱砂、甘草、山药、生地、茯苓、丹皮之属。然须兼理乎肺肝，盖鼻乃肺之窍，而为脑气宣通之路，又治乎上焦而行清肃之令；胆为春升少阳之气，与厥阴为表里，而上属于脑。戴人有云：胆与三焦寻火治。《内经》谓胆移热所干，义亦明矣。理肺用桑皮、粘子、桔梗、二冬、花粉、竹沥，清肝胆以柴胡、白芍、羚羊角、竹茹、枣仁、川芎。或者又谓世人多用辛温辛热之药取效，以辛热甘温多 能宣通发散，故病之微者亦能奏效耳。此从治劫法，非不易常经，明者察之。

痧疹

缪仲淳曰：痧疹者，手太阴肺、足阳明胃二经之火热，发而为病者也。小儿居多，大人亦时有之。殆时气瘟疫之类欤！其症类多咳嗽多嚏，眼中如泪，多泄泻，多痰，多热，多渴，多烦闷，甚则躁乱，咽痛唇焦，神昏，是其候也。治法当以清凉发散为主，用药辛寒；甘寒、苦寒以升发之。惟忌酸收，最宜辛散。误施温补，祸不旋踵。辛散如荆芥穗、干葛、西河柳、石膏、麻黄、鼠粘子，清凉如元参、花粉、薄荷、竹叶、青黛，甘寒如麦冬、生甘草、蔗浆，苦寒如黄芩、黄连、贝母、连翘，皆应用之药也。

盖肺胃热邪，初发进必咳嗽，宜清热透毒，不得止嗽。疹后咳嗽，但用贝母、花粉、甘草、麦冬、苦梗、

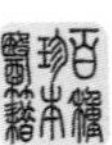

元参、薄荷，以清余热、消痰壅则易愈，慎勿用五味子等收敛之剂。多喘，喘者热邪壅于肺故也，慎勿用定喘药，惟应大剂竹叶石膏汤加西河柳两许，元参、薄荷各二钱。如天寒甚，痧毒为寒气郁于内不得透出者，加蜜酒炒麻黄，一剂立止。凡热势甚者，即用白虎汤加西河柳，忌用升麻，服之必喘。多泄泻，慎勿止泻，惟用黄连、升麻、干葛、甘草，则泻自止。疹家不忌泻，泻则阳明之热邪得解，是亦表里分消之义也。痧后[①]泄泻及便脓血，皆由热邪内陷故也，大忌止涩，惟宜升散，仍用升麻、干葛、白芍、甘草、扁豆、黄连，便脓血则加滑石末，必自愈。痧后牙疳最危，外用雄黄、牛粪尖，煅存性，研极细，加真脑片一分，研匀吹之；内用连翘、荆芥、元参、干葛、升麻、黄连、甘草、生地，水煎，加生犀角汁二三十[②]匙调服，缓则不可救。痧后元气不复，脾胃虚弱，宜用白芍、炙草为君，莲肉、扁豆、山药、青黛、麦冬、龙眼肉为臣，多服必渐强，慎勿轻用参、术。痧后生疮不已，余热未尽故也，宜用银花、荆芥、元参、甘草、生地、鳖虱、胡麻、川连、木通，浓煎饮之良。

痧疹不宜依证施治，惟当治本。本者手太阴、足阳

---

① 后：原作“家”，据缪仲淳《先醒斋医学广笔记》卷之三·痧疹续论改。

② 二三十：原作“一二”，据缪仲淳《先醒斋医学广笔记》卷之三·痧疹续论改。

明二经之邪热也。解其邪热，则诸症自除矣。

疠风鹤膝风

朱丹溪曰：大风病是受得天地间杀物之风。古人谓之厉风者，以其酷烈暴悍可畏耳。人得之者，须分在上在下。夫在上者，以醉仙散取臭涎恶血于齿缝中出；在下者，以通天再造散取恶物陈虫于谷道中出，所出虽有上下道路之殊，然皆不外乎阳明一经。治此病者，须知此意，看其疙瘩与疮。若上先见者，上体多者，在上也；若下先见者，下体多者，在下也。上下同得者，在上复在下也。阳明经胃①与大肠，无物不受，此风之入人也，气受之则在上多，血受之则在下多，气血俱受者甚重。

古人谓大风疾三因五死。三因者，一曰风毒，二曰湿毒，三曰传染。五死者，一曰皮死，麻木不仁；二曰脉死，血溃成脓；三曰肉死，割切不痛；四曰筋死，手足纵缓；五曰骨死，鼻梁崩塌，与夫眉落眼昏，唇翻声噎，甚可畏也。所以然者，由邪正交攻，气血沸腾，而湿痰死血，充满经络之中，故生虫生疮，痛痒麻木也。

夫从上从下，皆是可治之病。人见病势之缓，多忽之。治疗大法，内通脏腑，外发经络，按法施治，亦须首尾断酒戒色，忌食发风动气、荤腥盐酱、炙煿生冷之

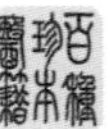

---

①　经胃：原作“胃经”，据《丹溪心法》卷四疠风六十四改。

物，清心寡欲，方得无虞也。

喻嘉言曰：凡治厉风之法，以清营卫为主。其汗宜频发，血宜频刺，皆清营卫之捷法也。生虫由于肺热，其清肃之令不行，故由皮毛渐及腠理肠胃，莫不有虫。清其金，则虫不驱自熄。试观金风一动，旱魃绝踪，其理明矣。然清肺亦必先清营卫之气，盖营卫之气[①]腐而不清，传入于肺，先害其清肃之令故也。苦药虽能泻肺杀虫，亦能伤胃，不可久服。胃者，营卫从出之源也，久服苦寒，营卫转衰，而腐败壅郁，不可胜言矣。所以苦参丸之类，营卫素弱谷食不充之人，不宜久服也。大枫子油最能杀虫驱风，然复过于辛热，风未除而自坏者多矣。其硫黄酒，服之必致脑裂[②]之祸。又醉仙散入轻粉和末，日进三服，取其人昏昏苦醉，毒涎从齿缝中出，疠未除而齿先落矣。盖除疠之药，服之近而少，疠必不除；服之久且多，疠虽除，药之贻害更大。惟易老驱风丸、东坡四神丹二方，可久服。且非极意惩创之人，不可与治也。

鹤膝风，即风寒湿之痹于膝者也。如膝骨日大，上下肌肉日枯细者，且未可治其膝，先养血气，俾肌肉渐营后，治其膝可也。此与治左右半身偏枯之症大同。夫

---

① 盖营卫之气：原脱，据喻嘉言《医门法律》卷三中风门·风门杂法补。

② 裂：原作“烈”，据喻嘉言《医门法律》卷三中风门·风门杂法改。

既偏枯矣，急溉其未枯者，然后既枯者得以通气而复营。倘不知从气引血，从血引气之法，但用麻黄、防风等散风之劫药，鲜不有全枯而速死者。故治鹤膝风而亟攻其痹，必并其足痿不用矣。

古方治小儿鹤膝风，用六味加鹿茸、牛膝，共八味。不治其风，其意最善。小儿非必为风寒湿所痹，多因先天所禀肾气衰薄，阴寒混聚于腰膝而不解，从外可知其内也。故以六味丸补肾中之水，以鹿茸补肾中之火，以牛膝引至骨节，而壮裹撷之筋，此治本不治标之良法也，举此为例。

面　病

张景岳曰：形色者，气之质，神之华，而皆见于面。然易见者形中之色，而难辨者色中之神。

凡病人面赤气盛，必火证。

两颧鲜赤，如脂如缕，余地不赤者，阴虚。

面色白，气虚。

白兼淡黄而气不足，必失血。

面白枯，血气俱败，证有痰火，尤难治。

面青兼白，阳虚阴胜。

面黄润微赤，必主湿热。

面黄兼青，木邪犯上，多不可治。

面色青苍，主疼痛。

病瘥而面色如煤，终凶。

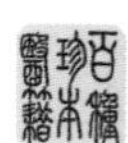

平人面色如尘，眼下青黑，病至必重。

女人色青，必肝强脾弱，多怒少食，或经脉不调。

颧颊鲜红，有虚火。

若久病人，面转黄苍，此欲愈也。

面肿有虚实，肿为实，浮为虚。实为风火①上炎，脉紧数，症寒热，或清或散或下，邪去而肿自消。虚浮者，无痛无热，面目浮肿，因脾肺阳虚，输化失常，或肝肾阴虚，水邪泛溢。然浮②而就上，其形虚软者，多由乎气；肿而就下，按而成窝者，多由乎水。实而调之泄之，气虚充之，水虚化之。然水气有相因之治，不可执也。眼下如卧蚕者，亦水病。气浮亦有虚实：虚者多因乎脾，或劳倦色欲，或泻痢中寒所致，脉必微弱，气必虚馁；实者多因乎胃，或木火炽盛，或纵酒纵食，脉必滑者，症必多热。

目　证

赵养癸曰：经曰五脏六腑之精，皆上注于目而为之精，肾藏精，故治目者以肾为主。目虽肝之窍，子母相生，肾肝同一治也。华元化云：目形类丸，瞳神居中而前，如日月之丽东南而晦西北也。有神膏、神水、神光、

---

① 风火：原作“火风”，据《景岳全书》卷二十六面病改。

② 浮：原作“得”，据《景岳全书》卷二十六面病改。

真气、真血、真精，此滋目之源液也。神膏者，目内包[①]涵膏液，此膏由胆中渗润精汁而成者，能涵养瞳神，衰则有损。神水者，由三焦而发源，先天真一元气所化，目上润泽之水是也。水衰则有火胜燥暴之患，水竭则有目轮大小之疾，耗涩则有昏眇之危。亏多益少，是以世无全精之目。神光者，原于命门，通于胆，发于心，火之用事也。火衰则有昏瞑之患，火炎则有焚燥之殃。虽有两心，而无正轮。心，君主也，通于大眦，故大眦赤者，实火也；命门为小心，小心，相火也，代君行令[②]，通于小眦，故小眦赤者，虚火也。若君主拱默，则相火自然清宁矣。真血者，即肝中升运滋目注络之血也。此血非比肌肉间易行之血，即天一所生之水，故谓之真也。真气者，即目之经络中往来生用之气，乃先天真一发生之元阳也。真精者，乃先天元气所化精汁，起于肾，施于胆，而后及瞳神也。乃此数者，一有损目则病矣。

大概目圆而长，外有坚壳数重，中有清[③]脆肉包[④]黑稠神膏一函。膏外则白稠神水，水以滋膏；水外则皆血，血以滋水；膏中一点黑莹，是肾胆所聚之精华。惟此一点，烛照鉴视空阔无穷者，是曰水轮，内应于肾，北方壬癸亥子之水也。五轮之中，惟瞳神乃照。或曰瞳

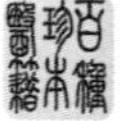

① 包：原作“色”，据赵养葵《医贯》卷四眼目论改。
② 行：原作“相”，据赵养葵《医贯》卷四眼目论改
③ 清：原作“青”，据赵养葵《医贯》卷四眼目论改。
④ 包：原作“色”，据赵养葵《医贯》卷四眼目论改。

神水耶，气耶，血耶，膏耶？曰：非气，非血，非水，非膏，乃先天之气所生，后天之气所成，阴阳之妙蕴，水火之精华，血养水，水养膏，膏护瞳神。气为运用，神即维持。喻以日月，理实同之。男子右目不如左目[①]精华，女子左目[②]不如右目光彩，此皆各得其阴阳气分之正也。

许学士云：经曰足少阴之脉，是动则病坐而欲起，目䀮䀮如无所见。又曰：少阴所谓起则目䀮䀮无所见者，阴内夺，故目䀮䀮无所见也。此盖房劳目昏也。左肾阴虚，益阴地黄丸、六味丸；右肾阳虚，八味丸、补肾丸。

东垣曰：能远视而不能近视者，阳有余、阴气不足也。阴精不足，阳光有余，病于水者，此光华发见散乱，而不能收敛近视。治之在心肾，心肾平则水火调而阴阳和。夫水之所化为血，在身为津液，在目为膏汁。若贪淫欲，饥饱失节，形脉劳甚，过于悲泣，能斫丧真阴，阴精亏则阳火盛，火性炎而发见，阴精不能制伏挽回，故越于外而远照，不能近之而反视也，治之当壮水之主以制阳光。能近视不能远视，阳气[③]不足，阴气有余也。阳不足，阴有余，病于火者，故光华不能发越于外，而猥敛近视耳。治之在胆肾，胆肾足则木火通明，神气宣畅，百精华远达矣。夫心之所用为气，在身为威仪，在目为神光。若纵恣色欲，丧其元阳，元阳既惫，则云霾阴翳，肾

①② 目：原脱，据赵养《医贯》卷四眼目论补。

③ 气：原脱，据赵养葵《医贯》卷四眼目论补。

中之阴水仅足以回光自照耳，焉能健运精汁以滋于胆，而使水中之火远布于空中？治之当益火之源以消阴翳。

已上诸证，皆阴弱不能配阳，内障之病。其病无眵泪痛痒、羞明紧涩之证，初但昏如雾露中行，渐空中有黑花，又渐睹物成二体，又则光不收，遂为废疾。患者宜养先天根本，乘其初时而治之。况此病最难疗，服药必积岁月，绝酒色，毋饥饱劳役，驱七情五贼，庶几有效，不然终不复也。世人不察，谓目昏无伤，及病成翳，直曰热，致竟用凉药，药又伤胃，况凉为秋金，肝为春木，又伤肝矣，往往致废而后已。悲夫！

又有阳虚不能抗阴者。若因饮食失节，劳役过度，脾胃虚弱，下陷于肾肝，浊阴不能下降，清阳不能上升，天明则日月不明，邪害空窍，令人耳目不明。夫五脏六腑之精，皆禀受于脾胃，而上贯于目。脾者阴之首，目者血气之宗，故脾虚则五脏之精皆失所司，不能归明于目矣。况胃气下陷于肾肝，名曰重强，相火挟心火而妄行，百脉沸腾，血气逆上，而目病矣。若两目昏暗，四肢不怠者，用东垣益气聪明汤。若两目紧小，羞明畏日者，或视物无力，肢体倦怠，或手足麻木，乃脾肺气虚，不能上行也，用神效黄芪汤。若病后，或日晡，或灯下不能视者，阳虚下陷也，用决明夜光丸，或升麻镇阴汤。

张子和曰：目不因火则不病，白轮病赤，火乘肺也；肉轮赤肿，火乘脾也；黑水神光被翳，火乘肝与脾也；赤脉贯目，火自甚也。能治火者，一句可了。但子和一味寒凉治火，余独补水以配火，亦一句可了。至于

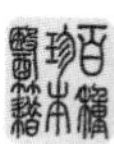

六淫七情，错杂诸证，见《原机启微》。而薛立斋又为之参补，深明壮水益火之法。其于治目，精于古矣。

口鼻齿证

张三锡曰：《内经[①]》曰中央黄色，入通于脾，开窍于口。又口属上焦心肺，有病则口亦病。胃中有邪热，亦炎上作楚。原其所由，七情烦扰，五味过伤，皆能致此。是以肝热则口酸，心热则口甜，肺热则口辛，肾热则口咸。有口淡者，知胃热也。又有谋虑不决，肝移热于胆而口苦者；有脾胃气弱，木乘土位而口酸者；有膀胱移热于小肠，膈肠不便，上为口糜者。故口疮舌破，炎上之故，不独脾也。而丹溪又曰：劳役过度，虚火上炎，服凉药不效，属中气虚。虚火炎上，游行无制，用炮姜、理中汤。理可见矣。

赵养葵曰：口疮者，上焦实热，中焦虚寒，下焦阴火，各经传变，当分别而治之。如发热作渴饮冷，实热也，轻则补中益气，重则六君子。饮食少思，大便不实，中气虚也，用人参理中汤。手足逆冷，肚腹作痛，中气虚寒，用附子理中汤。晡热内热，血虚也，用八物加丹皮、五味、麦冬。发热作渴，唾痰，小便频数，肾水虚也，用八味。日晡发热，或从小腹起，阴虚也，用四物加参、

① 内经：原作“内篇”，按以下引文出《内经》，因改。又清抄本亦作“内经”。

术、五味、麦冬；不应，用加减八味丸。若热来复去，昼见夜伏，夜见昼伏，不时而动，或无定处，或从肺起，乃无根之火也，亦用前丸，及十全大补加麦冬、五味，更以附子末唾津调，涂涌泉穴。若概用寒凉，为害非轻。

王节斋曰：鼻塞不闻香臭，或但遇寒月多塞，或略感风寒便塞，不时举发者，世俗皆以为肺寒，而用解表通利辛温之药。殊不知此是肺经素有火邪，火郁甚则喜得热而恶见寒，故遇寒便塞，遇感便发也。治法，清肺降火为主，而佐以通气之剂。若如常鼻塞不闻香臭者，再审其平素，只作肺热治之，清金泻火消痰，或丸药噙化，或末药轻调缓服，久服无不效矣。其原无旧症，一时偶感者，自作风寒调治。鼻皶者，由饮酒血热熏肺，外遇风寒，血凝不散也；亦有非饮酒而自赤者，肺风血热之故。其鼻疮、鼻痔、鼻痈，皆因肺热所致，但有浅深之不同，受病之有异。日久不已，经成瘜肉，如枣塞鼻中。丹溪曰：胃中有食积热痰流注，故浊凝结而生瘜肉也。鼻皶宜化滞生新，四物加片芩、红花、茯苓、陈皮、甘草、生姜等药，调五灵末服，如气弱加黄芪。

齿属肾，上下龈属阳明，上龈阳明胃，下龈阳明大肠。凡动摇袒脆而痛，或不痛，或出血，或不出血，全具如欲落之状者，皆属于肾。龈肿不动，溃烂痛秽者，皆属阳明。或诸经错杂之邪，与外因为患，俱分虚实治之。肾经寒者，安肾丸、还少丹，重则八味丸为主之。如齿痛摇动，肢体倦怠，饮食少思者，脾胃亏损之症，用安肾丸、补中益气汤并服。如喜寒恶热者，乃胃血伤也，清胃汤。若恶寒喜热者，胃气伤也，补中益气汤。

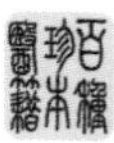

凡齿痛遇劳即发，或午后甚者，口渴面黧，或遗精者，皆脾胃虚热，补中益气，用六味丸或十全大补汤。若齿龈肿痛，焮连腮颊，此胃经风热，犀角升麻汤。若善饮者，齿痛，颊焮肿，此胃经湿热，清胃汤加葛根，或解酲汤。海藏云：齿龈臭秽不可近，当作阳明蓄血治，桃仁承气汤为末，蜜丸服之。间有齿缝出血者，余以六味地黄汤加骨碎补，大剂一服即瘥。间有不瘥者，肾中火衰也，本方加五味子、肉桂可也。

王节斋曰：牙床肿痛，齿痛动摇，或黑烂脱落，世人皆作肾虚治，殊不知此属阳明湿热症也。盖齿虽属肾，而生于牙床，上下床属阳明大肠与胃，犹木生于土也。肠胃伤于美酒厚味，膏粱甘滑之物，以致湿热上攻，则牙床不清，而为肿为痛，或出血，或生虫，由是齿不得安，而动摇黑烂脱落也。治宜泻阳明之湿热，则牙床清宁而齿固矣。

张介宾曰：口苦口酸等症，《原病式》皆指为热。不知口苦未必因心火，口淡未必尽胃热。凡思虑、劳倦、色欲，多有口苦舌燥，饮食无味。或因心脾虚，肝胆邪溢而为苦；或因肝肾虚，真阴不足而为燥。凡口淡，或大劳、大汗、大泄、大病后，多有此。若无火①症火脉，皆劳伤之症。

凡口渴与口干不同：渴因火燥有余，多实热；干因津液不足，为阴虚。然渴有实热之渴，亡阴之渴。凡大泻、大汗、大劳、大病、新产、痈疽后，悉由亡阴水亏所致。

舌胎黑，有虚火、实火之别：实热之黑，必兼红紫

---

① 火：原作“大”，据《景岳全书》卷二十六杂证谟·口舌改。

干渴，或多芒刺；若沉黑少红，而带润滑，非实证也。六脉细弱，形困气倦，最为虚候，必寒水乘心，火不归原之病，治标即死。

鼻塞由风寒者，多喷嚏，多在太阳，宜辛散。火炎上焦，出自心肺，黄芩知母汤。火甚多出阳明，微兼头痛，竹叶石膏汤。大约常塞者多火，暴塞者多风，以此辨之。

鼻渊由太阳督脉之火上连于脑，多由湿热上熏，津汁溶溢而下，有作臭者，古方用辛散，不若但清阴火，而兼以滋阴，为高者抑之之法。若流渗既久，液道不能扃固，故新病多因于热。漏泄既多，伤其髓海，则气虚于上，多见头脑隐痛，及眩运不宁等症，此非补阳不可，宜大全大补汤。

阳明热壅邪痛，清胃散。肾阴虚，为热渴，玉女煎。外治，辛温可散热，三香散、赴筵散。虫牙蛀空痛，巴豆丸。牙缝出血，胃火所致；亦有阴虚于下，格阳于上，六脉微细，血出不止，手足厥冷，速宜镇阴煎。肾虚症当辩寒热，热六味丸，寒八味丸，通加骨碎补丸，妙。若齿牙浮动脱落，牙缝出血，而口不臭，亦无痛，肾中阳虚，安肾丸。走马牙疳，腐烂脱落，速内泻阳明之火，外宜冰白散、三仙散，或用干枣烧存性，同枯矾敷之效。

凡齿脆、摇动疏豁，或突而不实，宜补肾。若因劳酒色，齿有浮突之意，轻轻咬实，渐咬渐齐。或日行二三次，而根自固。于小解时，先咬定牙根，则肾气可摄。非但固精，亦能坚齿。又夜晚漱洗，或饭后必漱齿，至老坚白不衰。

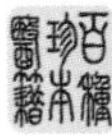

咽喉证

张子和曰：咽与喉，会厌与舌，此四者同在一门，其用各异。喉以候气，咽以咽物。会厌与喉上下，以司开合，食下则吸而掩，气上则呼而出。是以舌抵上腭，则会厌能蔽其咽矣。因者交相为用，乃[①]气与食出入之门，最急之处。故《难经》言七冲门，而会厌之下为吸门。及其为病，一言可了，曰火。《内经》曰：一阴一阳结，谓之喉痹。一阴者，手少阴君火心主之脉气也。一阳，手少阳相火三焦之脉气也。二火皆主脉，并络于喉。气实则内结，结甚则肿胀，肿胀甚则痹，痹甚不通则死矣。推十二经，惟足太阳别项下，其余皆凑于喉咙，《内经》何独言一阴一阳结为喉痹！盖君相二火，独胜则热结正络[②]，故痛且速况。凡十二经，言嗌干、嗌痛、咽肿、颔肿、舌本强，皆君火为之。惟喉痹最速，相火之所为也。君火犹人火，相火犹龙火。人火焚木，其势缓；龙火焚木，其势速。《内经》之言喉痹，则咽与舌在其间矣。以其病同是火，故不分也。后人立

① 乃：原作“及”，据张子和《儒门事亲》卷三·喉舌缓急砭药不同解二十一改。

② 络：原作“结”，据张子和《儒门事亲》卷三·喉舌缓急砭药不同解二十一改。

八名，曰单乳蛾[①]、双乳蛾[②]、闭喉[③]、子舌胀、木舌胀、缠[④]喉风、走马喉痹。生死人特反掌之间。治之无如砭针出血，血出则病已。然喉痹为龙火，虽用凉而不可使令服，宜以火逐之，以热行寒，不为热病扞格，乃可以散龙火。凡用针创者，宜捣生姜一块，调以热白汤，时时呷之，则创口易合。《内经》谓火郁发之，出血者乃发之一端也。若其微者，可以咸软之。大者以辛散之，如薄荷、乌头、僵蚕、白矾、朴硝、铜绿之类，皆其药也。

方约之曰：缠[⑤]喉风、喉痹之症，其人膈间素有痰涎，或因饮食过度，或因忿怒失常，或房室不节而发作也。何则？饮酒过度，是胃火动也；忿怒失常，是肝火动也；房室不节，是肾火动也。火动痰上而为痰热，燔灼壅塞于咽嗌之间，所以内外肿痛而水浆不入也。治法：

①② 乳蛾：原作“鹅”，据张子和《儒门事亲》卷三·喉舌缓急砭药不同解二十一改。

③ 闭喉：原作“单闭”，据张子和《儒门事亲》卷三·喉舌缓急砭药不同解二十一改。

④ 缠：原作“躔”，据张子和《儒门事亲》卷三·喉舌缓急砭药不同解二十一改。

⑤ 缠：原作“躔”，据方广《丹溪心法附余》卷十痰热门缠喉风喉痹四十二方广按改。

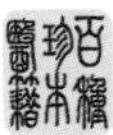

急则治标，缓则治本。治标用丸散，以吐痰散热；治本用汤药，以降火补虚。诸方出症，但云风热，未云治痰；但云治脾肝火，未云降肝肾火。予虽不敏，赘以管见。如挟痰加以瓜蒌、半夏，或千缗汤之类：挟肝火，加以柴胡、黄连，或小柴胡汤、左金丸之类；挟肾火，加以生地、黄柏，或四物汤加知母、黄柏之类。凡人之五脏六腑皆有火，不知此三焦之火，常更而为病之多也。

赵养葵曰：喉咽痹，喉与咽不同：喉，肺脘呼吸之门户，主出而不纳；咽，胃脘水谷之道路，主纳而不出。经曰：足少阴所生病者，口热[①]舌干，咽肿上气，嗌[②]干及痛。《素问》云：邪客于足少阴之络，令人咽痛不可纳食。又曰：足少阴之络，循喉咙，通舌本。凡喉痛者，皆少阴之病，但有寒热虚实之分。少阴之火，直如奔马，逆冲于上，到此咽喉紧锁处，郁结而得舒。故或肿或痛也。其症必内热口干面赤，痰涎涌上，其尺脉必数而无力。盖缘肾水枯损，相火无制而然。须用六味地黄、麦冬、五味，大剂作汤服之。又有色欲过度，元阳亏损，无根之火游行无制，客于咽喉者，须用八味肾气丸大剂，煎成冰冷与饮，便引火归原。如此治法，

① 热：原作“渴”，赵养葵《医贯》卷四喉咽痛论亦作“渴”，据《灵枢·经脉》改。

② 嗌：原作“噎”，据《灵枢·经脉》及赵养葵《医贯》卷四喉咽痛论改。

正褚氏所谓上病治下也。已上论阴虚咽痛。

张景岳曰：喉痹一症，有实火虚火之别，凡实火可清；虚火即水亏症也，复有阴盛格阳者，即真寒症也，皆不宜清。经云：太阳在泉，寒淫所胜，民病嗌[1]痛颔肿。其义即此。喉痹所属诸经——少阳、阳明、厥阴、少阴、厥阴、少阳为木火之藏，固多热症，阳明为水谷火海，胃气直透咽喉，火为尤甚。察其情志郁怒而起者，多属少阳厥阴；肥甘厌辛热而致者，多属阳明，此实火也。若少阴络横骨，终于会厌，系于舌本，阴火逆冲于上，多因喉痹。有实火者，自有火症火脉。若因酒色过度，真阴亏损，此肾中虚火症也，非壮水不可。又有火虚于下，而格阳于上，此无根之火，非温补命门不可。

凡火浮于上，结于头面、咽喉者，最宜清降，切不可升散。盖火得升愈炽，非火郁宜发之义。经曰高者抑之，正此义也。

阴虚[2]喉痹者，亦多内热，口渴喉干，或唇红颊赤，痰涎壅盛，然必尺脉无神，脉虽数而浮软无力。但察过于酒色，或素禀阴虚，多倦少力，是水不制火。火甚者

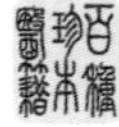

---

① 嗌：原作“隘”，据《素问·至真要大论》及《景岳全书》卷二十八杂证谟·咽喉改。

② 虚：原作“血”，据《景岳全书》卷二十八杂证谟·咽喉改。

滋阴，八味煎[1]。火微而便不坚，小便不热，六味地黄汤。

格阳喉痹，由火不归原，上热下寒。诊其六脉微弱，全无滑大之意，且下体绝无火证，腹不喜冷，即其候也。此因色欲伤精，泄泻伤肾所致，八味地黄汤。

阳虚喉痹，非喉痹因于阳虚，乃阳虚因于喉痹也。因喉痹而过于攻击，致伤胃气。凡中气内虚，疼痛外逼，多致元气[2]飞越，脉浮而数，或弱而涩，声如拽锯。此肺胃垂绝之候，速宜挽回元气，以独参汤饮之。痰多者加竹沥、姜汁。若再用寒凉，必致不救。

耳诸证

《治法纲》曰：耳者肾之窍，足少阴之所主。人身十二经络中，除足太阳、手厥阴，其余十经络都皆入于耳，故治耳者，以肾为主。或曰心亦开窍于耳，何也？盖心窍本在舌，以舌无孔窍，固寄于耳。此肾为主，心为客。五脏开于五部，分阴阳言之：在肾肝居阴，故耳目二藏阴精主之；在心脾肺居阳，故口、鼻、舌三窍阳精主之。《灵枢》云：肾气通于耳，肾和则能闻五音。

---

① 煎：原作“兼”，据《景岳全书》卷二十八杂证谟·咽喉改。

② 气：原作“阳”，据《景岳全书》卷二十八杂证谟·咽喉改。

五脏不知则七[①]窍不通。故凡一经一络，有虚实之气入于耳者，皆足以乱其聪明，而致于聋聩。此言暴病者也。

若夫久聋者，于肾亦有虚实之异。左肾为阴主精，右肾为阳主气。精不足、气有余则聋，为虚。若其人瘦，而其色黑，筋骨健壮，此精气俱有余，固藏闭塞，是聋为实，寿兆也。二者皆重所致，不须治之。

又有乍聋者。经曰：不知调和七损八益之道，早衰之节也。其年未五十，体重，耳目不聪明矣[②]。其症耳聋面颊黑者，为精脱神惫，用安肾丸、八味丸、苁蓉丸、薯蓣丸，选而用之。若肾经虚火，面赤口干，痰盛内热者，六味丸主之。此论阴虚者也。

至于阳虚者，亦有耳聋。经曰：清阳出上窍。胃气者，清气、元气、春升之气也。今人饮食劳倦，脾胃之气虚，不能上升，而下流于肾肝。故阳气者闭塞，地气者冒明，邪害空窍，令人耳目不明。此阳虚耳聋，须用东垣补中益气汤主之。若不知自节，日就烦劳，即为久聋之症矣。

又有因虚而外邪乘之聋者，如伤寒邪入少阳之类。

又有耳痛、耳鸣、耳痒、耳脓、耳疮，亦当从少阴

① 七：原作“九”，据《灵枢·脉度》改。

② 此段文字出《素问·阴阳应象大论》，曰：“能知七损八益，则二者可调，不知用此，则早衰之节也。其年未五十，体重，耳目不聪明矣。”

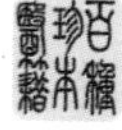

正窍分寒热虚实而治之，不可专作火与外邪治。

耳鸣以手按之而不鸣，或少减者，虚也；手按之而愈鸣者，实也。王节斋曰：耳鸣盛如蝉，或左或右，或时闭塞，世人多作肾虚治，不效。殊不知此是痰火上升，郁于耳而为鸣，甚则闭塞矣。若其人平昔饮酒厚味，上焦素有痰火，只作清痰降火治之。大抵此症先多有痰火在上，又感恼怒而得。怒则气上，少阳之火客于耳也。若肾虚而鸣者，其鸣不甚，其人必多欲，当见劳怯等症。

惟薛立斋详分缕析，云：血虚有火，用四物加山栀、柴胡。若中气虚弱，用补中益气汤。若气血俱虚，用八珍加柴胡。若怒便聋，而或鸣者，属肝胆经气实，用小柴胡加芎、归、山栀。气虚用补中益气汤加柴胡、山栀。午后甚[①]者，阴血虚也，四物加白术、茯苓。若肾虚火动，或痰盛作渴者，必用地黄丸。

耳中哄哄然，是无阴也。又液脱者，脑髓消，胫瘦，耳数鸣，宜地黄丸。肾虚耳中潮声无休止时，妨害听闻者，当坠气补肾，正元饮咽黑锡丹，间进安肾丸。肾脏风，耳鸣，夜间睡著如打战鼓、更鼓，四肢抽掣痛，耳内觉风吹奇痒，宜黄芪丸。肾者宗脉所聚，耳为之窍，血气不行，宗脉乃虚，风邪乘虚随脉入耳，风与之搏，故为耳鸣。先用生料五苓散，加制枳壳、橘红、

① 甚：原作“盛”，据王纶《明医杂著》卷三续医论·耳鸣如蝉，薛立斋按语改。

紫苏、生姜同煎，吞青木香丸，散邪下气。续以芎归饮和养之。

耳中耵聍、耳鸣、耳聋，内有污血，宜柴胡聪耳汤。又《圣惠》云：有一人耳痒，一日一作，可畏，直挑剔出血，稍愈。此乃肾脏虚，致浮毒上攻，未易以常法治之，宜服透冰丹。勿饮酒，啖湿面、鸡、猪之属，能尽一月为佳。不能戒，则无效也。

又有耳内生疮，为足少阴，其经虚，风邪乘之，随脉入耳，与气相搏，故令耳门生疮也。曾青散主之，黄连散亦可，内服鼠粘子汤。盖耳疮属于少阳三焦经，或足厥阴肝经，血虚风热，或肝经暴火风热，或肾经风火等因。若发热掀痛，属少阳、厥阴风热，用柴胡山栀散。若内热痒痛，属二经血虚，用当归川芎散。若寒热作痛，属肝经风热，小柴胡汤加山栀、川芎。若内热口干，属肾经虚火，用加味[①]地黄丸；如不应，用加味八味丸。

又耳脓，即聤耳，用红绵散、麝香散，内服柴胡聪耳汤、通气散。如壮盛之人，积热上攻，脓水不差，红绵散、麝香散，不宜收敛太过也，宜三黄散。

若虫入耳痛，将生姜擦猫鼻，其尿自出，取滴耳内，虫即出。用麻油则虫死难出。或用炒芝麻枕之，虫亦出，但不及猫尿之速也。

---

① 味：原脱，据清抄本、合刊本补。

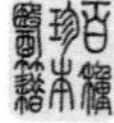

有一小儿患耳脓，经年药不效，此肾虚也，用六味地黄丸加桑螵蛸，服之即愈。

喻嘉言曰：人身有九窍，阳窍七，眼、耳、目、口、鼻是也；阴窍二，前后二阴也。阳气走上窍，而下入阴位，则有下泄腹鸣之候；阴气走下窍，而上入于阳位，则有窒塞耳鸣之候。故人当五十以外，肾气渐衰于下，每每从阳上逆。肾主闭藏，不欲外泄，因肝本为子，疏泄母气而散于外。是以谋虑郁怒之火一动，阴气从之上逆，耳窍窒塞不清。年高之体大率类此。然较之聋病，一天一渊。聋病者，窍中另有一膜，遮蔽外气不得内入，故以开窍为主。而方书所用石菖蒲、麝香等药，及内外攻法，皆为此而设。至于高年阴气不自收摄，越出上窍之理，从无一人言及。不知阴气致上窍，亦隔一膜，不能越出窍外，止于窍中如蛙鼓蚊锣[①]，鼓吹不已。以故外入之声，为其内声所混，听之不清。若气稍不逆上，则听稍清；气全不逆上，则听全清矣。余悟明此理，治高年逆上之气，屡获奇验。大意全以磁石为主，以其重能达下，性主下吸，又能制肝木之上吸故也。而用地黄、龟胶群阴之药辅之，更用五味子、山茱萸之酸以收之，令阴气自旺于本宫，不上触于阳窍，声入即能，无壅碍也。方书指为少阳胆、厥阴肝二经热多所致，是说左耳分部。然少阳之气能走上窍，其穴皆络

① 蚊锣：原作“锣鸣”，据喻嘉言《寓意草》卷三·面论大司马王岵翁公祖耳鸣用方大意改。

于脑巅，无触筋冲耳之理，不当与厥阴混同立说。其通圣散一方，汗下兼用，乃治壮火之法。丹溪所取，亦无确见。惟滚痰丸一方，少壮用之多有效者，则以大黄、黄芩、沉香之苦，最能下气。而礞石之重坠，大约与磁石之用相仿也，然大损脾胃，耗胸中氤氲之气。至于肾虚耳鸣，指作膀胱相火上升，则阳火[①]必能透出上窍，不为鸣也，尤见丹溪无稽之谈。高年之人，肾水已竭，真火易露，故肾中之气易出难收，况有厥阴之子为之挹取乎！然则壮水以制阳光，如盏中加油，灯焰自小，诚为良治。乃云作肾虚治不效，岂为老人立法哉？收摄肾气，老人之先务，以丹溪明哲，而为此等议论乎？

辑选薛立斋各证医案六十四条[②]

脾胃亏损吞酸嗳腐证

一儒者面色痿黄，吞酸嗳腐，恪服理气化痰之药，大便不实，食少体倦，此脾胃虚寒，用六君子加炮姜、木香渐愈，更兼用四神丸而元气复。此症苦中气虚弱

① 火：原脱，据喻嘉言《寓意草》卷三·面论大司马王岵翁公祖耳鸣用方大意改。

② 此小标题据目录补。

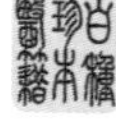

者，用人参理中汤，或补中益气加木香、干姜；不应，送左金丸或越鞠丸。若中气虚，必加附子，或附子理中汤，无有不验。

一上舍呕吐痰涎，发热作渴，胸膈痞闷，或用清气化痰降火，前症益甚，痰涎自出。余曰：呕吐痰涎，胃气虚寒，发热作渴，胃不生津，胸膈痞满，脾气虚弱，须用参、芪、归、术之类，温补脾胃，生发阳气，诸病自退。不信，虚症悉至。余曰：饮食不入，吃逆不绝，泄泻腹痛，手足逆冷，是谓五虚；烦热作渴，虚阳越于外也；脉洪大，脉欲绝也，死期迫矣。果然。

陆陈湖母，久患心腹痞痛，每作必胸满厥逆，面赤唇麻，呕吐，咽干舌燥，寒热不时[①]，而脉洪大，众以痰火治之，屡止屡作，迨春发热频甚，用药反剧。有欲用参术等[②]，疑痛无补法，迎余折中。余曰：此寒凉损真之故，内真寒而外假热也。且脉弦洪而有怪状，乃脾气亏损，肝脉乘之而然。惟当温补其胃，遂与补中益气加半夏、茯苓、吴茱萸、木香，一服而效。自病发月余，竟夕不安，乃熟寐彻晓，脉洪顿敛，诸证释然。

一妇人年逾二十，不进饮食二年矣，日饫清茶、果品之类，面部微黄浮肿，形体如常，仍能步履，但体倦

---

① 时：原作“等”，据《薛氏医案·内科摘要》卷上及清抄本改。

② “而脉洪大”至“参术等”共三十字原脱，据清抄本、合刊本及《薛氏医案·内科摘要》卷上补。

愈，肝脾二脉弦浮，按之微而结滞。余用六君加①木香、吴茱萸，下痰积甚多，饮食顿进，形体始瘦，卧床月余，仍服六君之类而安。

脾胃亏损停食痢疾等证

罗给事，小腹急痛，大便欲去不去，此脾胃气虚而下陷也，用补中益气送八味丸，二剂而愈。此等证候，因痢药致损元气，肢体肿胀而死者不可枚举。

少宗伯顾东江，停食患痢，腹痛下坠，或用疏导之剂，两足肿胀，食少体倦，烦热作渴，脉洪数，按之微细。余以六君加姜、桂各二钱，吴茱萸、五味各一钱，煎热凉服，诸证顿退，再服全退。此假热而治以假寒也。

一老妇，因食后怒，患痢里急后重，属脾气下陷，与大剂六君子，加附子、肉蔻、煨木香各一钱，吴茱萸五分，骨脂、五味各一钱，二剂诸证顿愈。惟小腹胀满，此肝气滞于脾也，与调中益气加附子、木香五分，四剂而安。后口内觉咸，此肾水泛也，与六味地黄丸，二剂顿安。

先母，年八十，仲夏患痢，腹痛作呕不食，热渴引汤，手按腹痛稍止，脉鼓指而有力，真气虚而邪气实

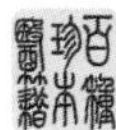

① 加：原作“子”，据《薛氏医案·内科摘要》卷上改。

也。急用人参五钱，白术、茯苓各三钱，陈皮、升麻、附子、炙甘草各一钱，服之睡觉索食，脉症顿退，再剂而安。此取证不取脉也。凡暴病毋论其脉，当从其症。时石阁老太夫人，年岁脉证皆同，彼专治其痢，遂致不起。

横金陈梓园，年六十，面带赤色，吐痰口干，或时作泻[①]。就诊余曰：仆之症，或以为脾经湿热，痰火作泻，率用二陈、黄连、枳实、神曲、麦芽、白术、柴胡之类，不应，何也？余脉之，左关弦紧，肾水不能生肝木也；右关弦大，肝木乘脾土也。此乃脾肾亏损，不能生克制化，当滋化源。余谓其甥曰：令舅不久当损于痢，后果然。

脾胃亏损疟疾寒热等证

冬官朱省庵，停食感寒而患疟，自用清脾、截疟二药，食后腹胀[②]，时或作痛，服二陈、黄连、枳实之类，小腹重坠，腿足浮肿，加白术山楂，吐食未化。谓余曰：何也？余曰：食后胀痛，乃脾虚不能克化也；小腹重坠，乃脾虚不能升举也；腿足浮肿，乃脾虚不能运行也；吐食不消，乃脾胃虚寒无火也。治以补中益气，加吴茱萸、炮姜、肉桂，一剂诸证顿退，饮食顿加，不数

① 泻：原作“泄”，据《薛氏医案·内科摘要》卷上改。

② 胀：原脱，据《薛氏医案·内科摘要》卷上补。

剂而痊。大凡停食之症，宜用六君子、枳实、厚朴。若食已消而不愈，用六君汤。若内伤外感，用藿香正气散。若内伤多而外感少，用人参养胃汤。若劳伤元气兼外感，用补中益气加川芎。若劳伤元气兼伤食，补中益气加神曲、陈皮。若气恼兼食，用六君子加香附、山栀。若咽酸或食后口酸，当节饮食。病作时，大热燥渴，以姜汤乘热饮之，此截疟之良法也。夫人以脾胃为主，未有脾胃实而患疟、痢者，若专主发表攻里，降火导痰，治末而忘本矣。

一儒者，秋患寒热，至春未愈，胸痞腹胀。余用人参二两，生姜二两煨熟，煎服，寒热即止。更以调中益气加半夏、茯苓、炮姜数剂，无气顿复。后任县尹，每饮食劳倦疾作，服前药即愈。

脾胃亏损心腹作痛等证

府庠徐道夫母，胃脘当心而剧痛，脉右寸关俱无，左虽有，微而似绝，手足厥冷，病势危笃。察其色，眼胞上下[①]青黯。此脾虚肝木所胜，用参、术、茯苓、陈皮、甘草补其中气，用木香和胃气以行肝气，用吴茱萸散脾胃之寒，止心腹之痛，急与一剂，病悉愈。向使泥其痛无补法，而反用攻伐之药，祸不旋踵。

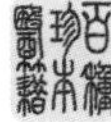

① 下：原作“二”，据《薛氏医案·内科摘要》卷上改。

脾胃亏损暑湿所伤等证

一儒者，每春夏口干发热，劳则头痛，服清凉化痰药，泻喘烦躁，用香茹饮，神思昏倦，脉大而虚。此因闭藏之际，不远帏幕为患，名曰注夏。用补中益气去升麻、柴胡，加五味、麦冬、炮姜，一剂，脉益甚。仍用前药加肉桂五分，服之即苏，更用六味丸而痊。

肝脾亏损头目耳鼻等证

给事张禹功，目赤不明，服祛风散热药，反畏明重听，脉大而虚，此因劳心过度，饮食失节。以补中益气加茯苓、枣仁、山药、山萸、五味，顿愈。又劳役复甚，用十全大补兼以前药，渐愈，却用补中益气加前药而痊。东垣云：诸经脉络，皆走于面而行空窍，其清气散于目而为精，走于耳而为听。若心烦事见，饮食失节，脾胃亏损，心火太甚，百脉沸腾，邪害空窍而失明矣。况脾为诸阴之首，目为血脉之宗，脾虚则五脏之精气皆为失所，若不理脾胃，不养气血，乃治标而不治本也。

少宰李浦汀，耳如蝉鸣，服四物汤，耳鸣益甚，此元气亏损之症。五更服六味丸，食前服补中益气，顿愈。此证若血虚而有火，用八珍加山栀、柴胡；气虚而有火，四君加山栀、柴胡；若因怒遂聋，用小柴胡加芎、归、山栀；虚用补中益气加山栀；午前甚，用四物加术、苓；久须用补中益气；午后甚，用地黄丸。

一儒者，两目作痛，服降火祛风之药，两目如绯[①]，热倦殊甚。余用十全大补汤数剂，诸证悉退，服补中益气兼六味丸而愈。复因劳役，午后目涩体倦，服十全大补而痊。

脾肺亏损咳嗽痰喘等证

鸿胪苏龙溪，咳嗽气喘，鼻塞流涕，余用参苏饮一剂，以散寒邪，更用补中益气，以实腠理而愈。后因劳怒仍作，自用前药益甚，加黄连、枳实，腹胀不食，小便短少，服二陈、四苓，前证愈剧，小便不通。余曰：腹胀不食，脾胃虚也；小便短少，肺肾虚也，悉因攻伐所致。投以六君加黄芪、炮姜、五味，二剂，诸证悉退。再用补中益气加炮姜、五味、数剂全愈。

地官李北川，每患咳嗽，余用补中益气即愈。一日复作，用参苏饮益甚，更服人参败毒散，项强口噤，腰背反张。余曰：此误汗亡津液而变痉矣，仍以前汤加附子一钱，四剂而痊。感冒咳嗽，若误行发汗过多，喘促呼吸不利，吐痰不止，必患肺痈矣。

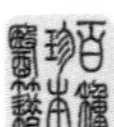

① 绯：原作“绛”，据《薛氏医案·内科摘要》卷上改。

司厅陈国华，素阴虚，患咳嗽，以自知医，用发表化痰之剂，不应，用[①]清热化痰等药，其症愈甚。余曰：此脾肺虚也。不信，用牛黄清心丸，更加心腹作胀，饮食少思，足三阴虚症悉具。朝用六君、桔梗、升麻、麦冬、五味，补脾以生肺金；夕用八味丸，补命门以生脾土，诸症渐愈。经云：不能治其虚，安问其余？此脾土虚不能生肺金而金病，复用前药反泻其火，吾不得而知也。

儒者张克明，咳嗽，用二陈、芩、连、枳壳，胸满气喘，清晨吐痰；加苏子、杏仁，口出痰涎，口干作渴。余曰：清晨吐痰，脾虚不能消化；饮食胸满气喘，脾虚不能生肺金；涎沫自出，脾虚不能收摄；口干作渴，脾虚不能生津液。遂用六君加炮姜、肉果温补脾胃，更用八味丸以补土母而愈。

脾肺肾亏损小便自遗淋涩等证

考功杨朴庵，口舌干燥，小便频数。此膀胱阳燥阴虚，先用滋肾丸以补阴，而小便愈；再用补中益气、六味地黄，以补脾肾而安。若汗多而小便少，或体不禁寒，乃脾肺气虚也。

儒者杨文奎，痢后两足浮肿，胸腹胀满，小便短

---

① 用：原用“因”，据《薛氏医案·内科摘要》卷上改。

少，用分利之剂，遍身肿兼气喘。余曰：两足浮肿，脾气下陷也；胸腹胀满，脾虚作痞也；小便短少，肺不能生肾也；身肿气喘，脾不能生肺也。用补中益气加附子而愈。

大尹顾荣甫，尾闾作痒，小便赤涩，左尺脉洪数。属肾经虚热，法当滋补。不信，服黄柏、知母等药年许，高骨肿痛，小便淋沥，肺肾二脉洪数无伦。余曰：子母俱败，无能为矣。果殁。

余甥凌云汉，年十六，庚子夏作渴[①]发热，吐痰唇燥，遍身生疥，两腿尤多，色黯作痒，日晡愈炽，仲冬腿患疮，尺脉洪量。余曰：疥，肾疳也；疮，骨疽也，皆肾经虚证。针之脓出，其气氤氲[②]。余谓火旺[③]之际，必患瘵证，遂用六味、十全，不二旬，诸证愈。而瘵证具，仍用前药而愈。抵冬娶妻，至春其证复作，亦服地黄丸数斤，煎药三百剂而愈。

脾肺肾亏损遗精吐血便血等证

少宰汪涵斋，头晕白浊，余用补中益气加茯苓、半夏。愈而复患肿痛，用山药、山萸、五味、萆薢、远志，顿愈。又因劳心，盗汗白浊，以归脾汤加五味而

---

① 渴：原作“泻”，据《薛氏医案·内科摘要》卷下改。

② 氲：原脱，据《薛氏医案·内科摘要》卷下补。

③ 旺：原作“王”，据《薛氏医案·内科摘要》卷下改。

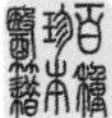

愈。后不时眩运，用八味丸全愈。

南银台许函谷，因劳发热作渴，小便自遗，或时闭涩。余作肝火血虚，阴挺不能约制，午前用补中益气加山药、山萸，午后服地黄丸，月余诸证悉退。

一男子，鳏居数年，素勤苦，劳则吐血，发热烦躁，服犀角地黄汤，气高而喘，前证益甚，更遗精白浊，形体倦怠，饮食少思，脉洪大，举按皆有力，服十全大补加麦冬、五味、山萸、山药而愈。

一童子，年十四，发热吐血，余谓宜补中益气以滋化源，不信，用寒凉降火愈甚。谓余曰：童子未室，何肾虚之有？参芪补气，奚为用之？余述丹溪先生云：肾主闭藏，肝主疏泄，二脏俱有相火，而其系上属于心，心为君火，为物所感则易于动，心动则相火翕然而起，虽不交会，其精亦暗耗矣。又《精血篇》云：男子精未满而御女，以通其精，则五脏有不满之处，异日有难状之疾。遂用补中益气及地黄丸而痊。

星士张东谷，说命时，出中庭吐血一二口，云久有此症，遇劳即发。余意此劳伤肺气，其血必散，视之果然。与补中益气加五味、麦冬、山药、熟地、茯神、远志，服之而愈。曰：每服四物、黄连、山栀之类，血益多而倦益甚，得公一匕，吐血顿止，神思如故，何也？余曰：脾统血，肺主气，此劳伤脾肺，致血妄行，故用健脾肺之气，而嘘血归源耳。

脾肺肾亏损大便秘结等证

一儒者，大便素结，服搜风顺气丸，复胸膈不利，饮食善消，面带阳色，左关尺脉洪而虚。余曰：此足三阴虚也。不信，乃服润肠丸，大便不实，肢体困倦。余与补中益气、六味地黄，月余而验，年许而安。若脾肺气虚，用补中益气。若脾经①郁结者，用加味归脾。若气血虚者，用八珍加肉苁蓉。若脾经津液涸者，用六味。若发热作渴饮冷者，用竹叶黄芪汤。若燥在直肠者，猪胆汁导之。若肝胆邪侮脾者，用小柴胡加山栀、郁李仁、枳壳。若膏粱厚味积热者，用加味清胃散。亦有热燥、风燥、阳结、阴结者，当审其因而治之。若复伤胃气，多成败症。

一男子，五十余，因怒少食，大便不利，服润肠丸，大便闭结，胸膈作痛，欲兼服脾约丸，肝脾肾脉浮而涩。余曰：此足三阴精血亏损之证也。东垣先生云：若人胃强脾弱，约束津液，不得四布，但输膀胱，小便数而大便难者，用脾约丸。若人阴血枯槁，内火燔灼，肺金受邪，土受木伤，脾肺失传，大便秘而小便数者，用润肠丸，令滋其化源，则大便自调矣。

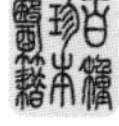

① 经：原作“中”，据《薛氏医案·内科摘要》卷下改。

一儒者，怀抱郁结，复因场屋不遂，发热作渴，胸膈不利，饮食少思，服清热化痰行气等剂，前证益甚，肢体困倦，心脾二脉涩滞。此郁结伤脾之变证也，遂用加味归脾汤治之，饮食渐进，诸证渐退。但大便尚涩，两颧赤色，此肝肾虚火，内伤阴血，用八珍汤加肉苁蓉、麦冬、五味，至三十余剂，大便自润。

脾胃亏损小便不利肚腹膨胀等证

大尹刘天锡，内有湿热，大便滑利，小便涩滞，服淡渗之剂，愈加滴沥，小腹腿膝皆肿，两眼胀痛。此肾虚热在下焦，淡渗导损[1]阳气，阴无以化，遂用地黄、滋肾二丸，小便如故。更以补中益气加麦冬、五味，兼服愈。

州同刘禹功，素不慎起居七情，以致饮食不甘，胸膈不利。用消导顺气，肚腹痞闷，吐痰气逆；遂用化痰降火，食少泄泻，小腹作痛；用分利降火，小便涩滞，气喘痰涌；服清气化痰丸，小便愈滞，大便愈泻，肚腹胀大，肚脐突出，不能寝卧，六脉微细，左寸甚，右寸短促。此命门火衰，脾肾虚寒之危证也。先用金匮加减肾气丸料，内桂、附子[2]各一钱五分，二剂，下淤秽甚多；又以补中益气送二神丸，二剂诸证悉退；五六日，

① 损：原脱，据《薛氏医案·内科摘要》卷下补。

② 子：原脱，据《薛氏医案·内科摘要》卷下补。

又用前药数剂，并附子之类，贴腰脐及涌泉穴，寸脉渐复而安。后因怒腹闷，惑于人言，服沉香化气丸，大便下血，诸证悉至。余曰：此阴络伤也。辞不治，果殁。

一男子，素不善调摄，唾痰口干，饮食不美。服化痰行气之剂，胸腹膨满，痰涎愈甚；服导痰理脾之剂，肚腹膨胀，二便不利；服分气利水之剂，腹大胁痛，睡卧不得；服破血损导之剂，两足皆肿，脉浮大不及于寸口。朝用金匮加减肾气丸，夕用补中益气汤煎送前丸，月余诸证渐退，饮食渐进。再用八味丸、补中益气，月余自能转侧，又两月而能步履。却服大补汤、还少丹，又半载而康。后稍失调理，其腹仍胀，服前药即愈。

一男子，胸膈痞满，专服破气之药。余曰：此血虚病也。血生于脾土，若服前药，脾气弱而血愈虚矣。不信，又用内伤之药，反吐血。余曰：此阳络伤，不治。后果然。

脾肾亏损头眩痰气等证

阁老梁厚斋，气短有痰，小便赤涩。足跟作痛，尺脉浮大，按之则涩。此肾虚而痰饮也，用四物送六味丸，不月而康。仲景先生之气虚有饮，用肾气丸补而逐之，诚开后学之聋瞶也。

都宪孟有涯，气短痰晕，服辛香之剂，痰盛遗尿，两足浮大，按之如无。余以为肾家不能纳气归源，香燥致甚耳。用八味丸料，三剂而愈。

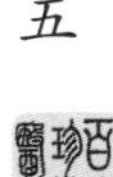

孙都宪，形体丰厚，劳神善怒，面带阳色，口渴吐痰，或头目眩晕，或热从腹起，左三脉洪而有力，右三脉洪而无力。余谓足三阴亏损，用补中益气加麦冬、五味，及而减八味丸而愈。若人少有老态，不耐寒暑，不胜劳役，四时迭病，皆因气血亏损，房劳过伤，故其见证难以悉状。此精气不足，但滋化源，其病自痊。又若饮食劳倦，七情失宜，以致诸证，亦当治以前法。设或六淫所侵，而致诸证，亦因真气内虚，而外邪乘袭，尤当固胃气为主。盖胃为五脏之根本，故黄柏、知母不宜轻用，恐复伤胃气也。大凡杂症属内因，乃形气病气俱不足，当补不当泻。伤寒虽属外因，亦宜分其表里虚实，治当审之。

先兄体貌丰伟，唾痰甚多，脉洪有力，殊不耐劳，遇风头晕欲仆，口舌破裂，或至赤烂，误食姜蒜少许，口痰益甚，服八味丸及补中益气加附子即愈，停药月余，诸证仍作，此命门虚火不得归源也。

脾肾亏损停食泄泻等证

进士刘华甫，停食腹痛，泻黄吐痰，服二陈、山栀、黄连、枳实之类，其证益甚，左关弦紧，右关弦长，乃肝木克脾土，用六君加木香治之而愈。若食已消而泄未已，宜用异功散以补脾胃。如不应，用补中益气汤升发阳气。凡泻痢色黄，脾土亏损，真气下陷，必用前汤加木香、肉蔻温补。如不应，当补其母，宜八味丸。

一男子，清晨或五更吐痰，或有酸味，此是脾气虚弱，用六君送四神丸而愈。若脾气郁滞，用二陈加桔梗、山栀，送香连丸。若郁结伤脾，用归脾送香连丸。若胸膈不舒，归脾加柴胡、山栀送左金丸。若胃气虚，津液不能运化，用补中益气送左金丸。

长洲朱绍，患肝木克脾，面赤生风，大肠燥结，炎火上冲，久之遂致脏毒下血，肠鸣溏泄，腹胀喘急，驯至绝谷，诸医方为枳实、黄连之剂，投之展转增剧。余曰：尔病脾肺两虚，内真寒而外假热，法当温补，遂以参、术为君，山药、黄芪、肉果、姜、附为臣，茱萸、骨脂、五味、归、苓为佐，治十剂，俾以次服之。诸医皆曰此火病也，以火济火可乎？服之浃旬，尽剂而血止。

脾肾虚寒阳气脱陷等证

一男子，食少胸满，手足逆冷，饮食畏寒，发热吐痰，时欲作呕。自用清气化痰及二陈、枳实之类，胸腹膨胀，呕吐痰食，小便淋漓；又用四苓、连、柏、知母、车前，小便不利，诸病益甚。余曰：此脾胃虚寒无火之证，故食入不消而反出，遂用八味丸补火以生土，用补中益气加姜、桂培养中宫，生发阳气，寻愈。

一妇女，饮食无过碗许，非大便不实，必吞酸嗳腐，或用二陈、黄连，更加内热作呕。余谓：东垣先生云，邪热不杀谷，此脾胃虚弱，末传寒中。以六君子汤加炮姜、木香，数剂渐复，饮食渐进。又以补中益气加

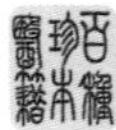

木香、炮姜、茯苓、半夏全愈。后怒，饮食顿少，无气顿怯，更加发热，诚似实火，脉洪大而虚，两尺如无，用益气汤、八味丸，悉愈。

朱介庵，向因失足，划然有声，坐立久[①]则手[②]足麻木，虽夏月足寒如冰，又因醉觉而饮水复睡，遂觉右腹痞结，以手摩之，腹则沥漉有声，热摩则气泄而止，每每加剧，饮食稍多则作痛泄，医令服枳术丸罔效。余曰：此非脾胃病，乃命门火衰，虚寒使之然也，可服八味丸则愈。果验。

工部陈禅亭，发热有[③]痰，服二陈、黄连、枳壳之类，病益甚，请治。其脉左尺微弱，右关浮大，重按微弱。余曰：此命门火衰，不能生土而脾病，当补火以生土，或可愈也。不悟，仍服前药，脾土愈弱。至乙巳，病已革，复邀治，右寸脉平脱，此土不能生金，生气绝于内矣，经云：虚则补其母，实则泻其子。凡病在子，当补其母，况病在母而属不足，反泻其子，不死何俟？

肝肾亏损血燥结核等证

儒者杨泽之，性躁嗜色，缺盆结一核，此肝火血燥筋挛，法当滋肾水生肝血。不信，乃内服降火化痰，外

---

① 久：原脱，据《薛氏医案·内科摘要》卷上补。

② 手：原作“左”，据《薛氏医案·内科摘要》卷上改。

③ 有：原作“即”，据《薛氏医案·内科摘要》卷上改。

敷南星、商陆，转大如碗。余用补中益气及六味地黄，间以芦荟丸，年余，元气渐复而消。

一男子，素善怒，左项微肿，渐大如升，用清痰理气，而大热作渴，小便频浊。余谓肾水亏损，用六味地黄、补中益气而愈。亦有胸腹等处，大如升斗，或破而如菌如榴，不问大小，俱治如前法。

举人江节夫，颈臂胁肋各结一核，误服祛痰降火软坚之剂，益甚。余曰：此肝胆经血少而火作也。彼执前药，至明年六月，各核皆溃，脉浮大而涩。余断以秋金将旺，肝木被克，必不起，果然。

肾虚火不归经发热等证

顾大有父，年七十有九，仲冬将出，少妾入房，致头疼发热，眩运喘急，痰涎壅盛，小便频数，口干引饮，遍舌生刺，缩敛如荔枝然，下唇黑裂，面目俱赤，烦躁不寐，或时喉内如烟火上冲，急饮冷茶少解，已濒于危。脉大而无伦且有力，扪其身烙手。此肾经虚火游行于外，投以十全大补加山萸、泽泻、丹皮、山药、麦冬、五味、附子一种，熟寐良久，脉证各减三四。再与八味丸，服之诸证悉退，后畏冷物而痊。

顾仁成，年六十有一，痢后入房，精滑自遗，二日方止。又房劳、感寒怒气，遂发寒热，右胁痛连心腹，胸痞，自汗盗汗如雨，四肢厥冷，睡中惊悸，或觉上升如浮，或觉下陷如坠，遂致废寝。或用补药二剂益甚。

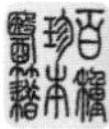

脉大洪数，按之微细。此属无火虚热，急与十全大补加山药、山萸、丹皮、附子，一剂，诸证顿愈。此等元气，百无一二。二[①]顾氏，父子是也。

州同韩用之，年四十有六，时仲夏，色欲过度，烦热作渴，饮水不绝，小便淋沥，大便秘结，唾痰如涌，面目俱赤，满舌生刺，两唇燥裂[②]，遍身发热，或时如芒刺而无定处，两足心如烙，以冰折之作痛，脉洪而无伦，此肾阴虚而阳无所附，而发于外，非火也。盖大热而甚，寒之不寒，是无水也，当峻补其阴，遂以加减八味丸料一斤，内肉桂一两，以水顿煎六碗，冰冷与饮。半饷已用大半，睡觉而食温粥一碗，复睡至晚，乃以前药温饮一碗，乃睡至晓[③]，食热粥二碗，诸证悉退。翌日畏寒，足冷至膝，诸证仍至，或以为伤寒。余曰：非也，大寒而甚，热之不热，是无火也，阳气亦虚矣。急以八味丸一剂，服之稍缓。四剂，诸证悉退。大便至十三日不通，以猪胆导之，诸证复作，急用十全大补，数剂方愈。

元气亏损内伤外感等证

车驾王用之，卒中昏愦鼾，口眼㖞斜，痰气上涌，咽喉有声，六脉沉伏。此真气虚而风邪所乘，以三生饮

① 二：原作“三”，据《薛氏医案·内科摘要》卷上改。
② 裂：原作“烈”，据《薛氏医案·内科摘要》卷上改。
③ 晓：原作“晚”，据《薛氏医案·内科摘要》卷上改。

一两，加人参一两，煎服即苏。若遗尿、手撒、口开、鼾睡，为不治，用前药亦有得生者。夫前饮乃行经络治寒痰之药，有斩关夺门之功，每服必用人参两许，驾驭其邪而补助真气，否则不惟无益，适足以取败矣。观先哲用芪附、参附等汤，其义自见。

州判蒋大用，形体魁伟，中满吐痰，劳则头晕，所服皆清痰理气。余曰：中满者，脾气亏损也。痰盛者，脾气不能运也。头晕者，脾气不能升也。指麻者，脾气不能周也。遂以补中益气加茯苓、半夏以补脾土，用八味丸以补脾母而愈。

一男子，卒中㖞斜，不能言语，遇风寒四肢拘急，脉浮而紧。此手足阳明经虚，风寒所乘。用秦艽升麻治之稍愈，乃以补中益气加山栀而痊。若舌喑不能言，足痿不能行，属肾气虚弱，名曰痱症，宜用地黄饮子治之。

一男子，体肥善饮，舌本强硬，语言不清，口眼㖞斜，痰气涌盛，肢体不遂，余以为脾虚湿热，用六君加煨葛根、山栀、神曲而愈。

佥宪高如斋自大同回，谓余曰：吾成风病矣，两腿逸则痿软而无力，劳则作痛如针刺，脉洪数而有力。余曰：此肝肾[1]阴虚火盛而致，痿软无力，其病之形，作痛如锥，邪火之象也。用壮水益肾之剂而愈。

大尹刘孟春，素有痰，两臂作麻，两目流泪，服祛

① 肝肾：原作“脾胃”，据《薛氏医案·内科摘要》卷上改。

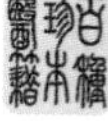

风化痰药，痰愈盛，臂反痛不能伸手，指俱挛。余曰：麻属气虚，因前药而复伤肝，火盛而筋挛耳。况风自火出，当补脾肺、滋肾水，则风自息，火自退、痰自清。遂用六味地黄丸、补中益气汤，不三月而愈。

进士王汝和，因劳役失于调养，忽然昏愦。此元气虚，火妄动，挟痰而作，急令灌童便，神思渐爽。更用参、芪五钱，芎、归各三钱，元参、柴胡、山栀、炙草各一钱，服之销定。察其形倦甚，又以十全大补汤加五味、麦冬，治之而安。此人元气素弱，或因起居失宜，或因饮食劳倦，或因用心太过，致遗精白浊，自汗盗汗；或内热、晡热、潮热发热；或口干作渴，喉痛舌裂；或胸乳膨胀，胁肋作痛；或头颈时痛，眩晕目花；或心神不宁，寤而不寐；或小便赤涩，茎中作痛；或便溺而沥，脐腹阴冷；或形容不充，肢体畏寒；或鼻息急促；或更有一切热证，皆是无根虚火。但服前汤固其根本，诸证自息。若攻其风热，则误矣。

光禄高署丞，脾胃素虚，因饮食劳倦，腹痛胸痞，误用大黄等药下之，谵语烦躁，头痛喘汗，吐泻频频，时或昏愦，脉大而无伦次，用六君加炮姜，四剂而安。但倦怠少食，口干发热，六脉浮数，欲用泻火之药。余曰：不时发热，是无火也；脉浮大，是血虚也；脉浮虚，是气虚也。此因胃虚，五脏亏损，虚证发见。服补脾胃之剂，诸证悉退。

大尹徐克明，因饮食失宜，日晡发热，口干体倦，小便赤涩，两腿酸痛，余用补中益气汤治之。彼知医，自用四物、黄柏、知母之剂，反头眩目赤，耳鸣唇燥，寒热痰涌，大便热痛，小便赤涩；又用四物、芩、连、枳实之类，胸膈痞满，饮食少思，汗出如水；再用二陈、芩连、黄柏、知母、麦冬、五味，言语谵妄，两手举拂。屡治反甚。复求余，用参、芪各五钱，归、术各三钱，远志、茯神、枣仁、炙草各一钱，服之熟睡良久，四剂稍安，又用八珍汤调理而愈。夫阴虚乃脾虚也，脾为至阴，因脾虚而致前证。盖脾禀于胃，故用甘温之剂，以生发胃中元气而除大热，胡乃反用苦寒，复伤脾血耶？若前证果属肾经阴虚，惟因肾经阳虚不能生阴耳，尤不宜用苦寒之药，当用补中益气、六味地黄以补其母。此以脾虚误为肾虚，辄用黄柏、知母之类，反伤胃中生气，害人多矣。大凡足三阴虚，多因饮食劳役，以致肾不能生肝，肝不能生火，而害脾土，不能滋化。但补脾土，则金旺水生，木得平而自相生矣。

一儒者，素勤苦，因饮食失节，大便下血，或赤或黯，半载之后，非便血则盗汗，非恶寒则发热，血汗二药用之无效，六脉浮大，心脾则涩。此思伤心脾，不能摄血归源。然血即汗，汗即血，其色赤黯，便血盗汗，皆火之升降微甚耳；恶寒发热，气血俱虚也。乃午前用补中益气，以补脾肺之原，举下陷之气；午后用归脾加麦冬、五味，以补心脾之血，收耗散之液。不两月而诸证悉愈。

马生者，发热烦渴时或头痛，昨用发散药，反加喘

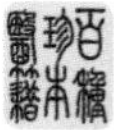

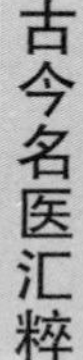

急腹痛，其汗如水，昼夜谵语。余意此劳伤元气，误汗所致，其腹心喜手按，询之果然。遂与十全大补汤加附子一钱，服之熟睡，唤之不醒，及觉诸证悉退。再剂而痊。凡人饮食劳倦，起居失宜，见一切火症，悉属内真寒而外假热，故肚腹喜暖，口畏冷物。此乃形气病气俱不足，法当纯补元气为善。

卷之八　病能集六　妇人治例四篇

新安罗美东逸父选辑

女科一[①]

经病通治

薛新甫曰：经曰：饮食入胃，游溢精气，上输于脾，脾气散精，上归于肺，通调水道，下输膀胱，水精四布，五经并行。东垣先生谓脾为生化之源，心统诸经之血，诚哉是言也。窃谓心脾平和，则经候如常。苟七情内伤，六淫外侵，饮食失节，起居不时，脾胃虚损，心火妄动，则月经不调矣。有先期而至者。盖血生于脾土，故云脾统血。凡血当用苦甘之剂，以助阳气而生阴血也。盖先期而至者，有因脾经血燥，宜加味逍遥散；有因脾经郁滞者，宜归脾汤；有因肝经怒火者，宜加味

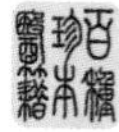

① 一：据目录补。

小柴胡汤；有因血分有热者，宜加味四物汤；有因劳役火动者，宜补中益气汤。过期而至者，有因脾经血虚者，宜人参养荣汤；有因肝经血少者，宜六味地黄丸；有因气虚血弱者，宜八珍汤。

又曰：血者，水谷之精气也，和调五脏，洒陈六腑，在妇人上为乳汁，下为血海，故虽心主血，肝藏血，亦皆统摄于脾胃。补脾和胃，血自生矣。凡经行禁用苦寒、辛散之药。

经　闭

东垣曰：经闭不行有三。妇女肠胃久虚，形体羸弱，气血俱衰，而致经水断绝不行。或病中消胃热，善食渐瘦，津液不生。夫经者，血脉津液所化，津液既竭，为热所烁，肌肉渐瘦，时见燥渴，血海枯竭，名曰血枯经绝，宜泻胃之燥热，补益血气，经自行矣。此病适行而有子，子亦不成，而为胎病者有矣。或心包[①]络脉洪数，躁作时见，大便秘涩，小便虽清[②]不利，而经水闭绝不行，此乃血海干枯，宜调血脉，除包络中火邪，而经自行矣。或因劳心，心火上行，月事不来者，

① 包：原作“胞”，据李杲《兰室秘藏》卷中妇人门·经闭不行有三论改。

② 清：原脱，据李杲《兰室秘藏》卷中妇人门·经闭不行有三论补。

胞脉闭也。胞脉属于心而络于胞中，今气上迫脉，心气不得下通，故月事不来，宜安心补血泻火，经自行矣。

薛立斋曰：经闭者何？夫经水，阴血也，属冲任二脉主，上为乳汁，下为月水。其为患有因脾虚而不能生血者，有因脾郁伤而血耗损者，有因胃火而血销铄者，有因脾胃损而血少者，有因劳伤心而血少者，有因怒伤肝而血少者，有因肾水不能生肝而血少者，有因肺气虚不能行血而闭者。治疗之法，若脾虚而不行者，调而补之；脾郁而不行者，解而补之；胃火而不行者，清而补之；脾胃损而不行者，调而补之；劳伤心血而不行者，静而补之；怒伤肝而不行者，和而补之；肺气虚而不行，补脾胃；肾虚而不行，补脾肺。经云：损其肺益其气，损其心补其荣卫，损其脾补其饮食，适其寒温，损其肝缓其中，损其肾益其精。审而治之，庶无误矣。

王宇泰曰：薛氏治血枯大法，以补养真元为主，盖本易水师弟之旨而广之。

方约之曰：妇人之经病，有月候不调者，有月候不通者。然不调不通之中，有兼疼痛者，有兼发热者，此分而为四也。不调之中，有趱前，有退后者，则趱前为热，退后为虚也。不通之中，有血滞者，有血枯者，则血滞者宜破，血枯者宜补也。疼痛之中，有常时作痛者，有经后经前作痛者，则常时与经前作痛为血积，经后为血虚也。发热之中，有常时发热者，有经行发热者，则常时为血虚有积，经行为血虚有热也。

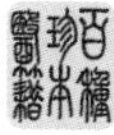

则又分而为八焉，大抵经痛内因忧思愤怒，外因饮冷形寒。愤怒所触，则郁结不行。经前产后，饮冷形寒，则恶露不尽。此经候不调不通，作痛发热之所由也。调气破血，开郁补虚，凉血清热，治之有道也欤！然气行血行，气止血止，故治血病以行气为先，香附之类是也。热则流通，寒则凝结，故治血病以热药为佐，肉桂之类是也。

经　漏

李东垣曰：经水漏不住有二。妇人脾胃虚损，致命门脉沉细而数疾，或沉弦而洪大有力，寸关脉亦然。皆由脾胃有亏，下陷于肾，与相火相合，湿热下迫，经漏不止，其色紫黑，如夏月腐肉之臭。中有白带者，脉必弦细，寒作于中；中[①]有赤带者，其脉洪数，病热明矣，必腰痛或脐下痛。临经欲行，而先发寒热往来，两胁急缩，兼脾胃证出见，或四肢困倦，心烦[②]不得眠卧，心下急，宜大补脾胃而升降气血，可一服而愈。或贵而后

---

① 中：原脱，据李杲《兰室秘藏》卷中妇人门·经漏不止有二论改。

② 心烦：原作“心烦闷”，据李杲《兰室秘藏》卷中妇人门·经漏不止有二论，“闷”系衍字，从删。

贱，富而后贫，病名[①]脱营者，心气不足，其火大炽，旺于血脉之中，又致[②]脾胃饮食失节，火乘其中，形质肌肉颜色似不病者，此心病也，不行[③]于诊[④]，故脾胃饮食不调，其证显矣而经水不时而下，或适来适断，暴下不止。治当以大补气血之剂，补养脾胃，微加镇坠心火之药治其心，补阴泻阳，经自止矣。《痿论》云：悲哀太甚则胞络绝，胞络绝则阳气内动，发则心下崩[⑤]，数溲血也。故经曰：大经空虚，发则肌痹，传为脉痿。此之谓也。治宜升阳益胃汤。血脱益气，古人之法也。先补胃气以助生长，故曰阳生阴长，诸甘药为之先务。

薛立斋曰：血崩，经云：阴虚阳搏，谓之崩。又云：阳络伤则血外溢，阴络伤则血内溢。又云：脾统血，肝藏血，其为患因脾胃虚损，不能摄血归源；或因肝经有火，血得热而下行；或因肝经有风，血得风而妄

① 名：原作“虚”，据王肯堂《女科证治准绳》卷之一血崩·补脾升阳所引李杲《兰室秘藏》改。

② 致：原作“或”，据李杲《兰室秘藏》卷中妇人门·经漏不止有二论改。

③ 不行：原作“下形”，据李杲《兰室秘藏》卷中妇人门·经漏不止有二论改。

④ 诊：原作“脉”，据李杲《兰室秘藏》卷中妇人门·经漏不止有二论改。

⑤ 崩：原作“满”，据《素问·痿论》及李杲《兰室秘藏》卷中妇人门·经漏不止有二论所引改。

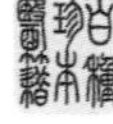

行；或因[①]怒动肝火，血热而沸腾；或因肝经郁结，血伤而不归经；或因悲哀太过，胞络伤而下崩。治疗之法：脾胃虚弱者，六君子汤加芎、归、柴胡；脾胃虚陷者，补中益气加白芍、山栀；肝经血热，四物加柴、栀、苓、术；肝经风热，加味逍遥，或小柴胡加山栀、白芍、丹皮；若怒动肝火，亦用前药；脾经郁火，归脾加山栀、柴胡、丹皮；哀伤胞络，四君加升、柴、山栀。故东垣、丹溪诸先生云：凡下血证，须用四君子以收功。斯言厥有旨哉。若大去血后，毋以脉诊，当急用独参汤救之。其发热潮热[②]、咳嗽脉数，乃是元气虚弱，假热之脉也，尤当用人参之类。此等证候，无不由脾胃先损，故脉洪大，察其有胃气受补可救。误用寒凉之药，复伤脾胃之气，反不能摄血归元，是速其危也。

薛立斋医案

一妇人，内热作渴，饮食少思，腹内近左初如鸡卵，渐大四寸许，经水三月一至，肢体消瘦，齿颊似疮，脉洪数而虚，左关尤甚，此肝脾郁结之证。外贴阿魏膏，午前用补中益气汤，午后以加味归脾汤。两月

① 或因：原本下衍“怒动肝火”四字，据《薛氏医案·女科撮要》卷上·经漏不止删。

② 潮热：原脱，据《薛氏医案·女科撮要》卷上·经漏不止补。

许，肝火少退，脾胃[1]尚健，仍与前汤送六味丸，午后又用逍遥散送归脾丸。又月余，日用芦荟丸二服，空心以逍遥散下，晡时以归脾汤下，喜其调理谨慎，年余而愈。

一妇人，发热口干，月经不调，两腿无力，服祛风渗湿之剂，腿痛体倦，二膝浮肿，经事不通。余作脾、肝、肾三经血虚火燥，证名鹤膝风，用六味丸、八味丸，兼服两月，形体渐健，饮食渐进，膝肿渐消，不半载而痊。前证若脾肾虚寒，腿足软痛，或足膝枯细，用八味丸。若饮食过多，腿足或臀内[2]酸胀[3]，或浮肿作痛[4]，用补中益气加茯苓、半夏主之。

一妇人，性沉静，勤于女工，善怒，小腹内结一块，或作痛，或痞满，月经不调，恪服伐肝之剂，内热寒热，胸膈不利，饮食不甘，形体日瘦，牙龈蚀烂。此脾土不能生肺金，肺金不能生肾水，肾水不能生肝木，当滋化源，用补中益气、六味地黄，至仲春而愈。

松江太守何恭人，性善怒，腹聚一块年余，形体骨

---

① 脾胃："脾胃"下原衍"尚存"，据薛己《女科撮要》卷上·经候不调删。

② 内：原作"后"，据《薛氏医案·女科撮要》卷上·经候不调改。

③ 胀：原作"痛"，据《薛氏医案·女科撮要》卷上·经候不调改。

④ 痛：原作"胀"，据《薛氏医案·女科撮要》卷上·经候不调改。

立，倏然往来，腭蚀透腮，或泥春木旺克土，仍行伐肝。时季冬，肝[①]脉洪数，按之弦紧，余脉微弱。余曰：洪数弦紧，肝经真[②]气发见而邪气实也，自保不及，何能克土？况面色青中隐白，乃肾水不足，肝木亏损，肺金克制，惟虑至春木不能发生耳。勉用壮脾胃、滋肾水，二剂，肝脉悉退。后大怒，耳内出血，肝脉仍大，按之如无，烦躁作渴。此无根之火，以前药加肉桂，二剂，肝脉仍敛，热渴顿退。复因大怒，以致饮食不进，果卒于季辛巳日。此木衰弱而金刑克，信矣。

一妇人，经候过期，发热倦怠，或用四物、黄连之类，反两月一度，且少血成块。又用峻药通之，两目如帛所蔽。余曰：脾为诸阴之首，目为血脉之宗，此脾伤，五脏皆为失所，不能归于目矣。遂用补中益气、济生归脾二汤，专主脾胃，年余而愈。

一妇人，年四十，素性急，先因饮食难化，月经不调，服理气化痰药，反肚腹膨胀，大便泄泻；又加乌药、蓬术，肚腹肿胀，小便不利；加猪苓、泽泻，痰喘气急，手足厥冷，头面肢体肿胀，指按成窟，脉沉细，

---

① 肝：原脱，据《薛氏医案·女科撮要》卷上·经候不调改。

② 真：原作“其”，据《薛氏医案·女科撮要》卷上·经候不调改。

右寸为甚。余曰：此脾肺①之气虚寒，不能通调水道，下输膀胱，渗泄之令不行，生化之气不运。即东垣所云：水饮留积，若土之在雨中，则为泥矣。得和风暖日，水湿去而阳化，自然万物生长。喜其脉相应，遂与金匮加减肾气丸料服之，小便即通。数剂肿胀消半，四肢渐温，自能转侧。又与六君子加木香、肉桂、炮姜治之，全愈。后不戒七情饮食，即为泄泻，仍用前药加附子五分而安。

一妇人，素有头晕，不时而作，月经迟而少。余以为中气虚，不能上升而头晕，不能下化而经少，用补中益气汤而愈。后因劳而作，月经如涌，此劳伤火动，用前汤加五味子一剂，服之即愈。前证虽云亡血过多，气无所附，实因肺气亏损。

西宾钱思曾云：室年三十，尚无嗣，月经淋漓无期，夫妇异处者几年矣，思曾欲为娶妾，以谋诸余。余曰：此郁怒伤肝，脾虚火动，而血不归经，乃肝不能藏，脾不能摄也。当清肝火，补脾气，遂与加味归脾、逍遥二药。送至其家，仍告其姑曰：服此病自愈，而当受胎，妾可无娶也。果病愈，次年生子。

一妇人，多怒，经行或数日或半月后止，三年后淋漓无期，肌体倦瘦，口渴内热，盗汗如洗，日晡热甚。余用参、术、芪、归、茯神、远志、枣仁、麦冬、五

① 脾肺：原作“脾胃肺”，据《薛氏医案·女科撮要》卷上·经候不调，“胃”系衍字，从删。

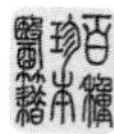

味、丹皮、龙眼肉、炙草、柴胡、升麻，治之获痊。此证先有怒动肝火，血热妄行，后乃脾气下陷，不能摄血归源，故用前药。若胃热亡津液而经不行，宜清胃。若心火亢甚者，宜清心。若服燥药过多者，宜养血。若病久气血衰，宜健脾胃。

一妇人，性善怒，产后唇肿内热，月水不调，食少作呕，大便不实，唇出血水。用理气消导，胸膈痞满，头目不清，唇肿经闭；用清胃行血，肢体倦怠，发热烦躁，涎水涌出。欲用通经之剂。余曰：病本七情，肝脾虚损，数行攻伐，元气益虚者耳。法当补阴益阳，遂[1]以加味归脾汤、加味逍遥散、补中益气汤，如法调治，元气渐复，唇疮亦愈。后因怒，寒热耳痛，胸胁胀闷，唇焮肿甚，此是怒动肝火而血伤，遂用四物合小柴胡加山栀，顿愈。后又怒，胁乳作胀，肚腹作痛，呕吐酸涎，饮食不入，小水不利，此是怒动肝木克脾土，乃用补脾气、养脾血而愈。又因劳役怒气，饮食失节，发热喘渴，体倦不食，去血如崩，唇肿炽甚，肝经有火，脾经气虚，遂用补中益气加黑栀、丹皮、芍药而愈。此证每见，但治其疮，不固其本，而死者多矣。

一妇人，年六十有四，久郁怒，头痛寒热，春间乳内时痛，服流气饮之类益甚，不时有血如经行。又大惊恐，饮食不进，夜寐不宁，乳肿及两胁，焮痛如炙，午

---

① 遂：原作“加”，据《薛氏医案·女科撮要》卷上·经候不调改。

前后色赤。余以为肝脾郁火血燥，先以逍遥散加酒炒黑龙胆一钱，山栀一钱五分①，两剂顿退，又二剂而全消。再用归脾加炒栀、贝母，诸证悉退。

一妇人，因怒血崩，久不已，面青黄而或赤。此肝木制脾土而血虚也，用小柴胡合四物，以清肝火、生肝血；又用归脾、补中二汤，益脾气以生肝血而痊。若因肝经有风热而血不宁者，用防风一味为丸，以兼证之药煎送。或肝经火动而不宁者，用条芩炒为丸，以兼证之药煎送，无有不效。

一妇人，性急，每怒非太阳、耳、项、喉、齿、胸、乳作痛，则胸满吞酸，吐泻少食，经行不止。此皆肝火之证，肝自病则外证见，土受克则内症作。若自病见，用四物加白术、茯苓、炒山栀、炒龙胆；若内症作，用四君加柴胡、白芍、神曲、吴萸炒连，诸症渐愈。惟月经不止，是血分有热，脾气尚虚，以逍遥散倍用白术、茯苓、陈皮，又以补中益气加酒炒芍药，兼服而调。

归大化内人，患月事不期，崩血昏愦，发热不寐。或谓血热妄行，投以寒剂益甚；或以胎成受伤，投以止血，亦不效。余曰：此脾气虚弱，无以统摄故耳。法当补脾而血自止，用补中益气汤加炮姜，不数剂而效。惟终夜少睡惊悸，其家另服八珍汤，更不效。余曰：杂

① 一钱五分：原作“半钱”，据《薛氏医案·女科撮要》卷上·经候不调改。

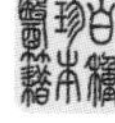

矣！乃与归脾汤加炮姜，以补心肾，遂如初。

一妇人，素患胃火，服清胃散而安，后因劳役，燥渴内热，肌肉消瘦，月经不行。此胃火消烁阴血，用逍遥散加丹皮、炒山栀以清胃热，用八珍汤加茯苓、远志以养脾血，而经自行。

一妇人，因劳耳鸣头痛体倦，此元气不足，用补中益气加麦冬、五味而痊。三年后，因饮食劳倦，前症益甚，月经不行，晡热内热，自汗盗汗，用六味地黄丸、补中益气汤，顿愈。前症若因血虚有火，用四物加山栀、柴胡；不应，八珍加前药。若气虚弱，用四君子。若怒便耳聋或鸣者，实也，小柴胡加芎、归、山栀；虚用补中益气加山栀。若午前甚作火治，用小柴胡加炒连、炒栀，气虚用补中益气。午后甚作血虚，用四物加白术、茯苓。若阴虚火动，或兼痰甚作渴，必用地黄丸以壮水之主。经云：头痛耳鸣，九窍不利，肠胃之所生也。脾胃一虚，耳目九窍皆为之病。

《治法纲》曰：《内经》方，血枯一证，与血膈相似，皆经闭不通之候。然而枯与膈则相反，有如冰炭。夫枯者，枯竭之谓；膈者，阻隔之谓。血本不虚，而或气或寒或积，有所逆，病发于暂，其症则或痛或实，必通之，以血行而愈，此可攻者。枯者，其来有渐，脾胃气乏，冲任内竭，其症无形，此必不可通者也。夫血既枯矣，只当补养阴气，使其血充。若勉强通之，则枯愈枯，不危何待耶。

《良方》药禁

一、通经丸：若脾胃无亏，暴怒气逆，或生冷所伤，阴血凝滞，月经不通者，宜暂用之。若脾胃虚弱，不能生血者，宜用六君、当归。若因脾胃郁火，内耗其血者，宜用归脾汤。若因肝脾郁怒而月经不通者，宜用加味归脾汤。若因肝脾虚热，血伤而月经不通者，宜用加味逍遥散。

一、艾附丸：若脾胃虚寒，阴血不足，气逆发热，月经不调，或胎气不安者，暂宜用之。若肝肾亏损，阴虚发热，月经不调；或崩漏带下，或便血吐衄，小便淋涩；或晡热内热，寒热往来；或盗汗自汗，不时倏热，宜用六味丸。若兼脾气不足，饮食少思者，佐以六君子。

一、四物汤：若脾经血燥发热，或月经不调，宜暂用之。若因脾经虚热，肝经怒火所致，宜用四君子，佐以加味逍遥散。若因脾经气虚血弱，兼晡热内热，宜用八珍汤加柴胡、丹皮。若因元气下陷而致诸症，宜用补中益气汤。

一、人参橘皮汤：若胎前气痞痰滞，作呕不食者，宜暂用之。若脾胃气虚，胸膈痞胀，痰停作呕，饮食少思者，宜用半夏茯苓汤。若因怒动肝火，克制脾土而致前症，宜用六君子加柴胡、山栀、枳壳。脾胃虚寒者，用六君子加木香、砂仁。内半夏治脾胃虚寒诸证，尤当

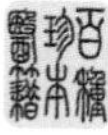

用之。

一、紫苏顺气饮：若胎动不安，元气无亏者，宜暂用之。若因脾气虚弱者，宜用六君子加紫苏、枳壳。郁结伤脾者，宜用四君子加柴胡、山栀、苏梗。郁怒伤肝脾者，用六君子加柴胡、黄芩、枳壳。

一、四物胶艾汤：若内热胎痛，下血不止，宜暂用之。若因肝经风热而下血者，宜用防风黄芩丸。若因肝火血热，宜用加味逍遥散。若因脾经郁火，宜因加味归脾汤。若因脾气虚陷，宜用补中益气，倍加升麻、柴胡。若因事下血，宜用八珍汤加胶、艾。

一、黄芩、白术二味，为安胎之药，若脾胃蕴热，中气无亏者，宜暂用之。凡属脾胃虚痞，饮食少思，或泄泻呕吐，面色萎黄，肢体倦怠者，宜用六君子汤。

一、达生散：若厚味安逸者宜用，若刍荛劳役者不宜用。

一、小续命汤：若外中风邪，腰背反张，筋脉瘈疭者，宜暂用之。若产后失血过多，阳火炽盛，虚热生风者，宜用八珍汤加钩藤、丹皮；如不应，当用四君子汤加当归、丹皮、钩藤。若阳气脱陷者，宜用补中益气汤；如不应，加附子。气血败者，宜用十全大补汤；如不应，急加附子，亦有生者。

一、泽兰汤：若产后恶露腹痛，胸满少气，宜用之。若体倦面黄，食少少寐，而恶露不止，宜用加味归脾汤。若气血虚损，而恶露上攻，先用失笑散，后用八珍汤，禁用黑神散、夺命丹之类。

一、产后口鼻起黑气，鼻衄者，是胃气虚败而血滞也，急用二味参苏饮，多有生者。

女科二

赤白带证

张子和曰：带脉起少腹侧，季胁之端，环身一周，如束带之于身。与冲、督、任三脉，同起而异行，一原而三歧，皆络带脉。冲、督、任三脉，皆统于篡户，循阴器。冲、督、任三脉以带脉束之，因余经上下往来，遗热于带脉之间。热者血也，血积多日不流，火则从金之化，金则从革而为白，乘少腹间冤热，白物滑[1]溢，随溲而下，绵绵不绝，多不痛也。或有痛者，则壅碍，因壅而成痛也。《内经》：少腹冤热，溲[2]出白液。冤者，屈滞也。病非本经，为他经冤仰而成此疾也。

朱丹溪曰：带下，赤属血，白属气。主治湿痰为

① 滑：原作“满”，据张子和《儒门事亲》卷一·证妇人带下赤白错分寒热解六改。

② 溲：原作“波”，据张子和《儒门事亲》卷一·证妇人带下赤白错分寒热解六改。

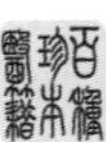

先。漏与带俱是胃中痰积流下，渗入膀胱，无人知此。只宜升提。甚者上必用吐法，以提其气。下用二陈汤加苍白术，仍用丸子。又云：赤白带下皆属血，出于大肠小肠之分，肥人多是湿痰，海石、半、星、苍术、柏、川芎、椿皮、青黛。瘦人白带少，多是热，以炒柏、滑石、椿皮、川芎、海石、蛤粉。罗先生法：或十枣汤，或神佑丸，或玉烛散，皆可服。但实者可行，虚者不可峻攻。血者加减四物。气虚者，参、术、陈皮，间服之。湿胜者，用固肠丸。相火动者，于诸药中少加黄柏、滑石。滑者[①]加龙骨、赤石脂。滞者[②]加葵花。性躁者加黄连。痰气带下者，苍术、香附、滑石、蛤[③]粉、半夏、茯苓，丸服。寒月少加干姜。临机应[④]变。必须断厚味。

薛立斋曰：赤白带下，徐用诚先生云：前证白属气而赤属血，东垣先生云：血崩久则亡阳。故白滑之物下流，未必全拘于带脉，亦有湿痰流注下焦，或肾肝阴淫之湿胜，或因惊恐而木乘土位，浊液下流，或思慕为筋痿。戴人以六脉滑大有力，用[⑤]宣导之法，此泻其实也。东垣以脉微细沉紧，或洪大而虚，用补阳调经，乃兼责

---

① 滑者：原脱，据《丹溪心法》卷五带下九十补。

② 者：原作“赤”，据《丹溪心法》卷五带下九十改。

③ 蛤：原作“珍”，据《丹溪心法》卷五带下九十改。

④ 应：原作“虚，”据《丹溪心法》卷五带下九十改。

⑤ 用：原作“因”，据《妇人良方》卷一·带下薛己按语改。

其虚也。丹溪用海石、南星、椿根皮之类，乃治其湿痰也。窃谓前证皆当壮脾胃、升阳气为主，佐以各经见证之药。色青者属肝，小柴胡加山栀、防风。湿热[①]壅滞，小便赤涩，用龙胆泻肝汤。肝血不足，或燥热风热，用六味丸。色赤者属心，用小柴胡加黄连、山栀、当归。思虑过伤，用妙香散等药。色白者属肺，用补中益气加山栀。色黄者属脾，用六君子加山栀、柴胡；不应，用归脾汤。色黑者属肾，用六味丸。气血俱虚，八珍汤。阳气下陷，补中益气汤。湿痰下注，前汤加茯苓、半夏、苍术、黄柏。气虚痰饮下注，四七汤送六味丸。不可拘肥人多痰，瘦人多火，而以燥湿泻火之药轻治之也。

薛立斋医案

一孀妇，腹胀胁痛，内热晡热，月经不调，肢体酸麻，不时吐痰。或用[②]清气化痰，喉间不利，带下青黄，腹胁膨胀；用行气之剂，胸膈不利，肢体时麻。此郁怒伤损肝脾，前药益甚也。朝用归脾汤，以解脾郁、生脾气；夕用加味逍遥散，以生肝血、清肝火，兼服百剂而安。

一妇人，疟久，兼之带下，发后口干倦甚。余用七味白术散加麦冬、五味，作大剂，煎与恣饮，再发稍

① 热：原作“痰”，据《妇人良方》卷一·带下薛己按语改。

② 用：原作“因用”，据薛己《女科撮要》卷上·带下，“因”为衍字，从删。

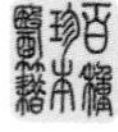

可，乃用补中益气加茯苓、半夏，十[①]余剂[②]而愈。

一妇人，吞酸胸满，食少便泄，月经不调，服法制清气化痰丸，两膝渐肿，寒热往来，带下黄白，面青体倦。余以为脾胃虚，湿热不注，用补中益气，倍用参、术，加茯苓、半夏、炮姜而愈。若因怒，发热少食，或两腿赤肿，或指缝常湿，用六君加柴胡、升麻，及补中益气汤。

一妇人，年逾六十，带下青白，因怒胸膈不利，饮食少思，服消导利气之药，反[③]痰喘胸满，大便下血。余曰：此脾虚亏损，不能摄血归原也。用补中益气汤加茯苓、半夏、炮姜四剂，诸症顿愈。又用八珍汤加柴胡、山栀而安。

血分水分肿满证

薛立斋曰：血分水分肿满二症，或因饮食起居失养，或因六淫七情失宜，以致脾胃亏损，不能生发统摄，气血乖违，行失常道。若先因经水断绝，后至四肢浮肿，小便不通，血化为水，名曰血分，宜用椒目丸治之。若因小水不利，后至身面浮肿，经水不通，水化为

① 十：原作“一”，据薛己《女科撮要》卷上·带下改。
② 剂：原作“为”，据薛己《女科撮要》卷上·带下改。
③ 反：原作“及”，据薛己《女科撮要》卷上·带下改。

血，名曰水分，宜用葶苈丸治之。此属形气不足，邪淫隧[①]道，必用此药以宣导其邪，而佐以辅补元气，庶使药力有所仗[②]而行，则邪自不能容，而真气亦不至于复伤矣。

一妇人，月经不调，晡热内热，饮食少思，肌体消瘦，小便频数，服济阴丸，月经不行，四肢浮肿，小便不通。余曰：此血分也。朝用椒仁丸，夕用归脾汤渐愈。后专用归脾汤五十余剂而全。

一妇人，月经不调，小便短少，或用清热分利之剂，小便不利，三月余身面浮肿，月经不通。余曰：此水分也。遂朝用葶苈丸，夕用归脾汤渐愈。乃用人参丸间服而愈。已上二症，作脾虚水气，用分利等药而殁者多矣。

一妇人，素性急，先因饮食难化，月水不调，或用理气化痰药，反肚腹膨胀，大便泄泻又加乌药、蓬术，肚皮肿胀，小便不利；加猪苓、泽泻，痰喘气急，手足厥冷，头面肢体肿胀，指按成窟，脉沉细，右寸尤甚。余曰：此脾肺虚冷，不能通调水道，下输膀胱，渗泄之令不行，生化之气不运。东垣云：水饮留积，若土在雨中，则为泥矣。得和气暖日，水[③]湿去而阳

① 隧：原作“坠”，据薛己《女科撮要》卷上·血分水分改。

② 仗：原作“伏”，据薛己《女科撮要》卷上·血分水分改。

③ 水：原脱，据陈自明《妇人良方》卷一·妇人血分水分肿满补。

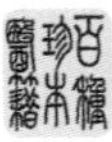

化，自然万物生长。喜其脉相应，遂与金匮加减肾气丸[①]丸料[②]服之，小便即通。数剂肿胀消半，四肢渐温，自能转侧。又与六君子加木香、肉桂、炮姜治之，全愈。后不戒七情，不调饮食，顿作泄泻，仍用前药加附子五分而安。

食症血症心腹疼痛等证

《良方》曰：妇人食症，由脏腑虚弱，经行不忌生冷饮食，或劳伤元气所致。若形气虚弱，须先调补脾胃为主，而佐以消导。若形气充实，当先疏导为主，而佐以补脾胃。若气壅血滞而不行者，宜用乌药散，散而行之。若脾气郁而血不行者，宜用归脾汤，解而行之。若肝脾血燥而不行者，宜用加味逍遥散，清而行之。大抵食积痞块之类，为有形。盖邪气胜则实，真气夺则虚，当养正辟邪，而积自除矣。虽然，坚者削之，客者除之，胃气未虚，或可少用；若病人虚乏者，不宜轻用。

妇人积年血症，由寒温失节，脾胃虚弱，月经不

---

① 加减肾气丸：原作“肾气丸加减”，据陈自明《妇人良方》卷一・妇人血分水分肿满改。

② 料：原作“散”，据陈自明《妇人良方》卷一・妇人血分水分肿满改。

通，相结盘牢①，久则腹胁苦痛。盖其症多兼七情亏损，五脏气血乖违而致。气主煦之，血主濡之，脾统血，肝藏血。故郁结伤脾，恚怒伤肝者多患之。腹胁作痛，正属肝脾二经症也。治法宜固元气为主，而佐以攻伐之剂。当以岁月求之。若欲速效，投以峻剂，反致有误。

血气心痛，主心络伤。若寒邪所伤，温散之。饮食停滞，消导之。肝火妄动，辛平之。脾气郁结，和解之。

医案

一妇人，患心痛，饮食少思，诸药到口即吐。予以为脾土虚弱，用白术一味，同黄土炒，每服一两，以米泔煎浓，徐服少许，数日后自能大饮用食，三余斤而安。

上舍陈履学长子室，素怯弱，产后患疥疮，年余不愈，因执丧旬月，每欲眩仆，一日感气，忽患心脾高肿作疼，手不可按，而呕吐不止，六脉微细。或见其形实，误认诸痛不可补气，乃用青皮、木香、五味、吴茱萸等药而愈。继复患疟且堕胎，又投理气行血之药，病虽去，元气转脱。再投参芪补剂，不应矣，六脉如丝欲绝，迎余诊之。曰：形虽实而脉虚极，反用理气之剂，损其真气故也。连投参、芪、归、术、附、干姜、桂二剂，间用八味丸，五日寝食渐甘，六脉全复。若心脾疼

---

① 盘牢：原作“牢盘”，据陈自明《妇人良方》卷七·妇人积年血症改。

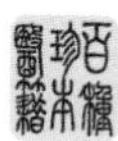

时，即服此等药，疟亦不作矣。

心腹疼痛，若气滞血淤，用没药散。劳伤元气，用益气汤。肝脾郁结，用四七汤。怒动肝火，用小柴胡汤。肝脾血虚，用四物汤。脾肺气虚，用四君子汤。中气虚弱，用补中益气汤。气血俱虚，用八珍汤。

医案

一妇人，每怒心腹作痛，久而不愈。此肝火伤脾气也，用炒山栀一两，生姜五片，煎服而痛止。更以二陈加山栀、桔梗，乃不发。

陆小村母，久[①]患心腹疼痛，每作必胸满[②]呕吐，手足俱冷，面赤唇麻，咽干舌燥，寒热不时，月余竟夕不安，其脉洪大。众以痰火治之，屡止屡作。迨乙巳春，发频而甚，仍用前药反剧。此寒凉损真之故，内真寒而外假热也。且脉洪弦而有怪状，乃脾气亏损，肝木乘之而然。当温补胃气，遂用补中益气汤加半夏、茯苓、吴茱萸、木香。一服，熟寐彻晓，洪脉顿敛，怪脉顿除，诸证释然。

妇人小腹疼痛，因气寒血结，用威灵仙散。气滞血凝，用当归散。肝经血虚，用四物汤加参、术、柴胡、芍药。肝脾虚寒，用六君子汤加柴胡、肉桂。若兼呕

① 久：原作“所”，据陈自明《妇人良方》卷七·妇人血气心腹疼痛薛己附治验改。

② 胸满：原作“胸膈满”，据陈自明《妇人良方》卷七·妇人血气心腹疼痛薛己附治验改。

吐，加木香。四肢逆冷，再加炮姜。

妇人两胁胀痛，按东垣先生云：胸胁作痛，口苦舌干，寒热往来，发呕发吐，四肢满闷，淋溲便难，腹中急痛，此肝木之妄行也。窃①谓前证，若暴怒伤血，用小柴胡、芎、归、山栀。气虚，用四物、参、术、柴胡、山栀。若久怒伤气，用六君子、芎、归、山栀。若气血俱伤，用六味地黄丸。若经行腹痛，寒热晡热，或月经不调，发热痰咳，少食嗜卧，体痛，用八珍、柴胡、丹皮。若胁胀发热，口渴唾痰，或小便淋沥，颈项结核，或盗汗便血，诸血失音，用六味丸。若两胁作胀，视物不明，筋急面色青，小腹痛，或小便不调，用补肝散。若概用香燥之剂，反伤②清和之气，则血无所生，诸证作焉。

医案

一妇人，性急，吐血发热，两胁胀痛，日晡益甚。此怒气伤肝，气血俱虚也。朝用逍遥散倍加山栀、黄柏、贝母、桔梗、麦冬，夕以归脾汤送地黄丸而愈。

一孀妇，内热晡热，肢体酸麻，不时吐痰，或用清

---

① 窃：原作“切”，据陈自明《妇人良方》卷七·妇人两胁胀痛薛己按语改。

② 反伤：原脱，据陈自明《妇人良方》卷七·妇人两胁胀痛薛己按语补。

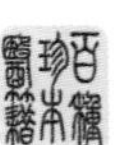

气化痰药。喉间不利，白带腹胀，用行气散[①]血药。胸膈不利，肢体时麻，此郁怒伤肝脾而药益甚也。余则朝用归脾汤，以解脾郁、生脾气；夕用加味逍遥散，以清肝火、生肝血。百余剂而愈。后因怒饮食日少，肢体时麻，此乃肝木侮土，用补中益气加山栀、白茯苓、半夏而愈。又饮食失调，兼有怒气，肢体麻甚，月经如注，脉浮洪而数，此脾受肝伤，不能统血而致崩，肝气亏损阴血而脉大，继用六君子加芎、归、炮姜而血崩止。又用补中益气加炮姜、茯苓、半夏而元气复，更[②]用归脾汤、逍遥散调理而安。

妇人心腹胀满，由心脾虚损，邪气乘之。若脾胃虚痞，用六君子汤。脾胃虚寒者，用人参理中汤。郁结气滞者，用归脾汤。肝侮脾土，用六君子、柴胡、芍药。脾气壅滞，用平胃散。肺气壅滞，用紫[③]苏饮。宿食壅滞，用养胃汤。脾血虚痞，用四物、参、术。

以上六证互相参用。

医案

一妇人，胸膈不利，饮食少思，腹胀吞酸。或用疏

---

① 散：原作“药”，据陈自明《妇人良方》卷七·妇人两胁胀痛附治验改。

② 更：原作“火”，据陈自明《妇人良方》卷七·妇人两胁胀痛附治验改。

③ 紫：原作“柴”，据陈自明《妇人良方》卷七·妇人心腹胀满薛己按语改。

利之药，反致中满不食。余以为脾土虚而肝木胜，用补中益气加砂仁、香附、煨姜，又以六君子加芎、归、桔梗而愈。

吴江史元年母，久病之后，遇事拂意，忽胸腹胀满，面目微肿，两腿重滞，气逆上升，言语喘促，所服皆清气之剂，不效。余曰：此脾肺虚寒也。先用六君子一剂。病势顿减。后用补中益气加茯苓、半夏、干姜，二剂，形体顿安。后以七情失调，夜间腹胀，乃以十全大补加木香治之而痊。

治心腹胀满，余尝独用厚朴，姜汁炒，每服五钱，姜七片，水煎温服，间服沉香降气汤得效。此病气①元气壅实之治法也。

小便出血热入血室证

薛立斋曰：妇人小便尿血，或因膏粱炙煿，或因醉饱入房，或因饮食劳役，或因六淫七情，以致元气亏损，不能统摄归原。若因怒动肝火者，用加味逍遥散调送发灰。若膏粱积热②者，用清胃散加槐花、甘草。房劳所伤者，用六君子加柴胡、升麻。凡久而亏损元气者，用补中益气为主。郁结伤脾者，用归脾为主。

① 病气：原脱，据《妇人良方》卷七·妇人心腹胀满补遗补。

② 热：原作“食”，据薛己《女科撮要》卷上·小便出血改。

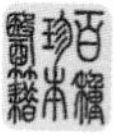

医案

一妇人，尿血，因怒气寒热，或头痛，或胁胀，用加味逍遥，诸证稍愈，惟头痛，此阳气虚，用补中益气加蔓荆子而痊。后郁怒，小腹疠痛，次日尿血热甚，仍用前药加龙胆草并归脾汤，将愈，因饮食所伤，血仍作，彻夜不寐，心忡①不宁，此脾血尚虚，用前汤而安。

一妇人，尿血，久用寒凉止血药，面色②萎黄，肢体倦怠，饮食不甘，晡热作渴三年矣。此前药复伤脾胃，元气下陷不能摄血也。盖病久郁结伤脾，用补中益气汤以补元气，用归脾汤以解脾郁，使血归经。更用加味逍遥散以调养肝血，一月诸证渐愈，三月而痊。

妇人伤寒，或劳役，或怒气发热，适遇经行，以致热入血室；或血不行，或血不止，令人昼则明了安静，夜则谵语如见鬼③状，用小柴胡加生地。血虚者，用四物加生地、柴胡。切不可犯胃气。若病既愈而血未止，或热未已，元气素弱，用补中益气。脾气素郁，用归脾。血气素弱，用十全大补。

医案

一妇人，经行感冒，日间安静，至夜谵语，用小柴胡加生地治之顿安。但内热头晕，用补中益气加蔓荆子而愈。后因恼怒，寒热谵语，胸胁胀痛，小便频数，月

---

① 忡：原作“冲”，据薛己《女科撮要》卷上·小便出血改。
② 色：原脱，据薛己《女科撮要》卷上·小便出血补。
③ 鬼：原作“元”，据薛己《女科撮要》卷上·热入血室改。

经先期，此是肝火血热妄行，用加味逍遥散加生地而愈。

一妇人，因怒寒热、头痛、谵语，日晡至夜益甚，而经暴至。盖肝藏血，此因怒动肝火，而血妄行。用加味逍遥散加生地治之，神思顿清，但食少体倦，月经未已。盖脾统血，此脾气虚不能摄，用补中益气治之，月经渐止。

一妇人，怀抱素郁，感冒经行谵语，服发散之剂不应，用寒凉降火，前症益甚，更加月经不止，肚腹作痛，呕吐不食，痰涎自出。此脾胃虚寒，用香砂六君子，脾胃渐健，诸症渐退。又用归脾汤而痊愈。

师尼[①]寡妇室女寒热医案

一妇人，因夫经商久不归，发寒热，月经旬日方止。服降火凉血，反潮热内热，自汗盗汗，月经频数。余曰：热汗，气血虚也；经频，肝脾虚也，用归脾汤、六味丸而愈。

一放出宫人，年逾三十，两胯作痛，肉色不变，大小便中作痛如淋，登厕尤痛。此淤血渍入隧道为患，乃男女失合之症也，难治。后溃不敛，又患瘰疬而殁。此妇为吾乡汤氏妾，汤为商常在外，可见此妇在内久怀忧

① 尼：原作“女”据清抄本、合刊本改。

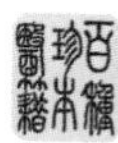

郁，及出外又不能如愿，是以致生此症。愈见瘰疬流注，乃七情气血损伤，不可用攻伐皎然矣。按《精血篇》云：女人天癸既至，逾十年无男子合，则不调。未逾十年，思男子合，亦不调。不调则旧血不出，新血误行，或渍而入骨，或变而为肿，或虽合而难子，合多则沥枯虚人，产乳众则血枯杀人。观其精血，思过半矣。

一室女，年十七，疬久不愈，天癸未通，发热咳嗽，饮食少思，或欲用通经丸。余曰：此症潮热经候不调者，不治。所喜脉不涩，且不潮热，尚可治。但养气血，益津液，其经自行。惑于速效，仍用之。余曰：非其治也，此乃慓悍之剂，大助阳火，阴血得之则妄行，脾胃得之则愈虚。经果通而不止，饮食愈少，更加潮热，遂致不救。

历节痛风证

薛立斋曰：历节痛，或因饮食起居失节，或因七情六淫失宜，以致脾胃亏损，腠理不密，外邪所侵，或为肝火内动，肝血耗损；或为肢体疼痛；或为肢节难伸；或为卒然掣痛；或为走痛无常；或内热晡热，自汗盗汗；或经候不调，饮食不甘。其治法，属风邪者，小续命汤。走注疼痛者，漏芦散。骨节疼痛者，四生丸。湿热痛者，清燥汤。兼痰，佐以二陈。肝火者，加味逍遥加羌活、川芎。脾郁者，加味归脾加羌活、川芎。血虚者，四物加羌活、川芎。气虚者，四君加羌活、川芎。

气血俱虚者，八珍加羌活、川芎。月经先期而痛者，加味逍遥散为主。月经过期而痛者，补中益气为主，大抵痛而不敢按者，属病气元气俱实也；手按而痛缓者，病气元气俱虚也。若劳役而作痛者，元气虚也；饮食失宜而作痛者，脾胃虚也；恼怒而作痛者，肝火也；经行而作痛者，血虚也。凡此皆固元气为主，而佐以治病之药。

医案

一妇人，自汗盗汗，发热晡热，体倦少食，月经不调，吐痰甚多，二年矣。遍身作痛，天阴风雨益甚。用小续命汤而痛止，用补中益气、加味归脾二汤，三十余剂而愈。自汗等症，皆郁结伤损脾气，不能输养诸脏所致。故用前二汤，专主脾胃。若用寒凉降火，理气化痰，复伤生①气，多致不起。

一妇人，因怒月经去多，发热作渴，左目紧小，头项动摇，四肢抽搐，遍身疼痛。此怒受肝火，肝血虚而内生风，用加味逍遥散加钩藤，数剂诸证渐愈，又用八珍汤调理而安。

一妇人，历节作痛，发热作渴，饮食少思，月经过期，诸药不应，脉洪大，按之微细。用附子八物，四剂而痛止，用加味逍遥散而元气复，六味丸而月经调。

一妇人，体肥胖，素内热，月经先期，患痛风，下

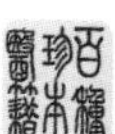

① 生：原作“主”，据薛己《女科撮要》卷上·历节痛风改。

身微肿痛甚，小便频数，身重脉缓，症属风湿而血虚有热。先用羌活胜湿汤四剂，肿痛渐愈。用清燥汤数剂，小便渐清。用加味逍遥十余剂，内热渐愈。为饮食停滞，发热仍痛，面目浮肿，用六君子加升柴而愈。又因怒气小腹痞闷，寒热呕吐，此木侮脾上，用前药加山栀、木香而安。惟小腹下坠，似欲去后，此脾气下陷，用补中益气而愈。后因劳役怒气，作呕吐痰，遍身肿痛，月经忽来寒热，用六君加柴胡、山栀，以扶元气、清肝火，肿痛呕吐悉退。用补中益气以升阳气、健营气，月经寒热悉瘥。

流注证

薛立斋曰：妇人流注，或因忧思郁怒，亏损肝脾；或因产后劳役，复伤气血，以致营气不从，逆于肉内；或因腠理不密，外邪乘之；或湿痰流注；或扑跌血滞；或产后恶露。盖气流而注，血注而凝。或生于四肢关节，或流于胸腹腰臀，或结块，或漫肿，皆属虚损。急用葱熨及益气养营汤，则未成自消，已成自溃。若久而肿起作痛，肢体倦怠，病气有余，形气不足，尚可治。若漫肿微痛，属形气病气俱不足，最难治。不作脓，或不溃，气血虚也，用八珍汤。憎寒畏寒，阳气虚也，十全大补汤。晡热内热，阴血虚也，四物加参、术。作呕欲呕，胃气虚也，六君加炮姜。食少体倦，脾气虚也，补中益气加茯苓、半夏。四肢逆冷，小便频数，命门火衰也，八味丸。小便频数，痰盛作渴，肾水亏也，六味丸。月经过期，多日不止，肝脾虚也，八珍汤加柴胡、牡丹皮。凡溃而气血虚弱不敛者，更用十全大补汤，煎膏外补之。久溃而寒邪凝滞不敛者，用豆豉饼祛散之。其溃而内有脓管不敛者，用针头散腐化之，自愈。若不补气血，不节饮食，不慎起居，不戒七情，或用寒凉克伐，俱不治。

医案

一妇人，左臂患之，年许不溃，坚硬不痛，肉色不变，脉弱少食，月经过期，日晡发热，劳怒则痛，遂与参、芪、归、术、芎、芍、熟地、贝母、远志、香附、桔梗、丹皮、甘草，百余贴而消。

一妇人，因怒胁下肿痛，胸膈不利，脉沉滞，以方脉流气饮数剂少愈。以小柴胡对二陈，加青皮、桔梗、贝母，数剂顿退。更以小柴胡汤对四物，二十余剂而痊。

一妇人，溃后发热，予以为虚，彼不信，乃服败毒药，果发大热，竟致不救。夫溃疡虽有表证发热，宜以托里为主，佐以表散之剂，何况瘰疬流注乎？若气血充实，经络通畅，决无患者。此证之因，皆由气血素亏，或七情所伤，经络郁结；或腠理不密，六淫外侵，隧道壅塞。若不察其所因，辨其虚实，鲜不误人。

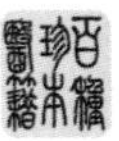

瘰疬证

薛立斋曰：妇人瘰疬，或因胎产血崩，亏损肾肝；或因忧思郁怒，伤损肝脾；或因恚怒风热，肝胆血燥；或因水涸血虚。筋挛则累累然如贯珠，多生于耳前后、项侧、胸胁间。若寒热肿痛，乃肝经气动而为病，用柴胡栀子散以清肝火为主，而佐以逍遥以养肝血。若寒热既止而核不消，是乃肝经之血亦病，用加味四物汤以养肝血为主，而佐为柴胡栀子散以清肝火。若初生如豆粒，附著于筋，肉色不变，内热口干，精神倦怠，久不消溃，乃肝脾亏损，用逍遥散[①]、归脾汤、六味丸，健脾土培肝木，切不可轻用散坚追毒之剂。《外台秘要》云：肝肾虚热，则生疬矣。《病机》云：瘰疬不系膏梁丹毒，因虚劳气郁所致。补形气，调经脉，其疮当自消散。误下之，先犯病禁经禁。若久溃脉浮大，邪火盛也；面色皖白，金克木也，皆不治。

医案

一妇人，久病而不愈，或以为木旺之症，用散肿溃坚汤伐之，肿硬益甚。余以为肝经气血亏损，当滋化源，用六味地黄丸、补中益气汤，至春而愈。此证若肝经风火暴病，元气无亏，宜用前汤。若风木旺而自病，

① 散：原脱，据薛己《女科撮要》卷上·瘰疬补。

宜用泻青丸，虚者用地黄丸。若水不能生木，亦用此丸。若金来克木，宜补脾土、生肾水。大凡风木之病，但壮脾土，则木自不能克矣。若行伐木，则脾胃先伤，而木反来克土矣。

一妇人，溃后发热，烦躁作渴，脉大而虚，以当归补血汤，六剂而寒热退。又以圣愈汤，数剂而痊愈。更以八珍加贝母、远志，三十余剂而敛。

一妇人，项结核，寒热头痛，胁乳胀痛，内热口苦，小便频数，证属肝火血虚，用四物加柴胡、山栀、胆草而愈，又用加味逍遥而安。

一妇人，瘰疬后遍身而痒，脉大按而虚，以十全大补汤加香附治之而愈。大凡溃后，午前痒作气虚，午后痒作血虚。若作风治之，必死。

一妇人，项核肿痛，察其气血俱实，先以必效散一服下之，更以益气养营汤补之，三十余剂而消。常治此症，若必欲出脓，但虚弱者，先用前汤，待其气血稍充，乃用必效散去其毒，仍用补药，无不效。未成脓者，灸肘尖，调经解郁及膈蒜灸，多自消。有脓即针之。若气血复而核不消，却服散坚之剂。月许不应，气血不损，须用必效散。其毒一下，即多服益气养营汤。如不效，亦灸肘尖。如疮口不敛者，更用豆豉饼、琥珀膏。若气血俱虚，或不慎饮食、七情者，不治。

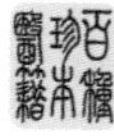

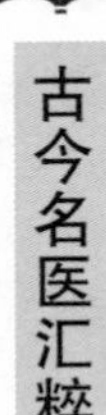

女科三

胎前诸证

薛立斋曰：妊娠若元气不实，发热倦怠，或胎动不安，用当归散。因气恼，加枳壳。胸膈痞闷，再加苏梗。或作痛，加柴胡。

若饮食不甘，或欲呕吐，用六君加紫苏、枳壳。

若恶阻呕逆，头晕体倦，用参橘散。未应，用六君子汤。若恶阻呕吐，不食烦闷，亦用参橘散之类。

若顿仆胎动，腹痛下血，用胶艾汤。未应，用八珍汤加胶、艾。

若顿仆毒药，腰痛短气，用阿胶散。未应，煎送知母丸。

若顿仆胎伤，下血腹疼，用佛手散。未应，用八珍送知母丸。

若心惊胆怯，烦闷不安，名子烦，用竹叶汤。未应，血虚佐以四物，气虚佐以四君。

若下血不止，名胎漏，血虚用二黄散，血去多用八珍汤。未应，用补中益气汤。

若因事而动下血，用枳壳汤加生熟地黄。未应，或作痛，更加当归。血不止，八珍汤加胶、艾。

若不时作痛，小腹重坠，名胎痛，用地黄当归汤。未应，加参、术、陈皮。或因脾气虚，用四君加归、地；中气虚，用补中益气汤。

若面目虚浮，肢体如水气，名子肿，用全生白术散。未应，用六君子汤。下部肿甚，用补中益气倍加茯苓。

或因饮食失宜，呕吐[①]泄泻，此是脾胃亏损，用六君子汤。

若足指发肿，渐至腿膝，喘闷不安，或足指缝出水，名水气，用天仙藤散，脾胃虚弱，兼以四君子。未应，用补中益气汤，兼逍遥散。

若胎气上攻心腹，胀满作痛，名子悬，用紫苏饮。饮食不甘，兼以四君子汤。内热晡热，兼逍遥散。

若小便涩少，或成淋沥，名子淋，用安营散，不应，兼八珍汤。腿足转筋而小便不利，急用八味丸，缓则不救。

若项强筋挛，语涩痰盛，名子痫，用羚羊角散。

或饮食停滞，腹胀呕吐，此是脾胃虚弱而不能消化，用六君子汤。不应，用平胃散加参[②]苓。

或胎作胀，或腹作痛，此是脾气虚而不能承载，用安胎饮加升麻、白术。不应，用补中益气。

或脐腹作胀，或小便淋闭，此是脾胃气虚，胎压尿胞，用四物加二陈、参、术，空心服后探吐，药出气

① 呕吐：原作“吐呕”，据薛己《女科撮要》卷下·保胎改。

② 参：原作“茯”，据薛己《女科撮要》卷下·保胎改。

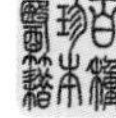

定，又吐数次必安。

或因劳役所伤，或食煎炒，小便带血，此是血得热而流于脬中，宜清膀胱，用逍遥散。

或遗尿不禁，或为频数，此是肝火血热，用加味逍遥散。

若胸满腹胀，小便不通，遍身浮肿，名胎水不利，用鲤鱼汤。脾胃虚，佐以四君子。病名同而形症异，形症异而病名同，聊见本方。

医案

一妊娠六月，每怒气便见血，甚至寒热头痛，胁胀腹痛，作呕少食。余谓：寒热头痛，肝火上冲也；胁胀腹痛，肝气不行也；作呕少食，肝侮脾胃也；小便见血，肝火血热也。用小柴胡加芍药，炒黑山栀、茯苓、白术而愈。

一妊娠六月，体倦食少，劳役见血，用六君子加当归、熟地、升麻、柴胡而愈。

一妊娠三月，饮食后因怒患疟，连吐三次，用藿香正气散二剂，随用安胎饮一剂而愈。后因怒气，痰盛狂言，发热胸胀，手揉少得，此肝脾气滞，用加味逍遥散加川芎，二剂顿退，四剂而安。

一妊娠饮食后恼怒，寒热呕吐，头痛恶寒，胸胁胀痛，大便不实而色青，小便频数而有血。余曰：当清肝健脾为主。不信，乃主安胎止血，益甚。问余曰：何也？曰：大便不实而色青，此是饮食所伤而兼木侮；小便频数而有血，是肝火血流于胞而兼挺痿。遂用六君子加枳壳、紫苏、山栀，二剂脾胃顿醒。又用加味逍遥散加紫苏、枳壳，二剂小便顿清。更节饮食，调理而安。

一妊娠每至五月，肢体困倦，饮食无味，先两足肿，渐致遍身，后又头面。此是脾肺气虚，朝用补中益气，夕用六君子加苏梗而安。

一妊娠因怒吐血块，四月不止，两胁长痛，小便淋涩。此怒而血蓄于上部，火炎而随出也。胁胀腹痛，小便淋涩，肝经本病也。用小柴胡加四物，四剂而止。却用六君子、安胎饮，调理而安。

恶阻

若中脘停痰，用二陈加枳壳。若饮食停滞，用六君子加枳壳。若脾胃虚弱，用异功[①]散。若胃气不足，用人参橘皮汤；兼气恼，加枳壳；胸胁胀闷，再加苏梗；胁痛，再加柴胡。若饮食少思，用六君子加紫苏、枳壳。头晕体倦，用六君子汤。若脾胃虚弱，呕吐不食，用半夏茯苓汤。盖半夏乃健脾气、化痰滞[②]之主药也。脾胃虚弱呕吐，或痰涎壅滞，饮食少思，胎不安，必用茯苓、半夏汤[③]倍加白术。然半夏、白术、茯苓[④]、陈

---

① 功：原作“攻”，据陈自明《妇人良方》卷十二·妊娠恶阻薛己按语改。

② 滞：原作“治”，据《妇人良方》卷十二·恶阻薛己按语改。

③ 汤：原脱，据《妇人良方》卷十二·恶阻薛己按语补。

④ 然半夏、白术、茯苓：原脱，据《妇人良方》卷十二恶阻薛己按语补。

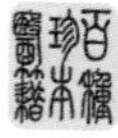

皮、砂仁善[①]能安胎气、健脾胃，予常用之，验矣。

胎动不安

胎气郁滞者，用紫苏饮。脾气虚弱者，用六君子汤加苏、壳。郁结伤脾，归脾汤加柴、栀。郁怒伤肝脾者，四七汤加芎、归。怒动肝火者，加味小柴胡汤。若胎已死，急用平胃散加朴硝腐化之。

漏胎下血

若因风热，用防风黄芩丸。若因血热，用加味逍遥散。若因血虚，用二黄散。若因血去太多，用八珍汤；未应，补中益气汤。若因肝火，用柴胡山栀散。若因脾火，用加味归脾汤。若因事下血作痛，用八珍汤加阿胶、熟艾。若因脾胃虚弱，用补中益气汤加五味子。若因脾胃虚陷，用前汤倍用升麻、柴胡。若[②]潮热内热，用逍遥散。

咳嗽

若秋间风邪伤肺，用人参败毒散。春间风邪伤肺，用参苏饮。若脾肺气虚，用六君子、芎、归、桔梗。若血虚，四物、桑皮、杏仁、桔梗。肾火上炎，用六味丸加五味子煎[③]服。脾胃气虚，风寒所伤，用补中益气加桑皮、杏仁、桔梗。盖肺属辛金，生于己土，嗽久不愈

---

① 善：原脱，据《妇人良方》卷十二·恶阻薛己按语补。

② 若："若"字下原衍"潮"字，据《妇人良方》卷十二·胎漏下血薛己按语删。

③ 煎：原脱，据《妇人良方》卷十三·妊娠咳嗽薛己按语补。

者，多因脾土不能生肺气，腠理不密，以致①外邪复感；或以肺气虚不能生水，以致阴火上炎而然。治法当壮土金、生肾水为善。

疟

因脾胃虚弱，饮食停滞；或外邪所感，郁怒伤脾；或暑邪所伏。审系饮食停滞，用六君子加桔梗、苍术、藿香。外邪多而饮食少，用藿香正气散。外邪少而饮食多，用人参养胃汤。劳伤元气，用补中益气汤。若郁怒所伤，用小柴胡兼归脾汤。若木侮土而不愈，用六君子为主，佐以安胎药。仍参三阴三阳而治之。

小产

重于大产。盖大产如栗熟自脱，小产如生采，破其皮壳，断其根蒂，岂不重于大产？治法宜补形气，生新血，去淤血。若未足月，痛而欲产，芎归补中汤倍知母止之。若产而血不止，人参黄芪汤补之。若产而心腹痛，当归川芎汤主之。胎气弱而小产者，八珍汤固之。若出血过多而发热，圣愈汤。汗不止，急用独参汤。发热烦躁，肉瞤筋惕，八珍汤。大渴面赤，脉洪而虚，当归补血汤。身热面赤，脉沉而微，四君、姜、附。若阳气自旺者，补中益气汤。阳气陷于阴中者，四物二连汤。重阳无阴者，四物汤。无火者，八味丸。无水者，六味丸。

---

① 致：原脱，据《妇人良方》卷十三·妊娠咳嗽薛己按语补。

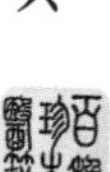

一妊妇[1]，停食腹满，呕吐吞酸，作泻不食。余以为饮食停滞，兼肝木伤脾土，用六君子汤以健脾胃，加苍术、厚朴以消饮食，吴茱萸、黄连以清肝火，诸症悉愈。又以六君子加砂仁调理[2]，而脾土乃安。

一妊妇，胸腹膨胀，吐痰不食。此脾胃虚而饮食为痰，用半夏茯苓汤渐愈。又用六君子加枳壳、苏梗，而饮食如常。后因恚怒，胁胀不食，吐痰恶心，用半夏茯苓汤加柴胡、山栀而愈。

一妊妇，内热晡热，或兼寒热，饮食少思，其胎或下坠，或上攻。此肝经血虚而火动耳，先用加味逍遥散数剂，次用六君子加柴胡、枳壳，各数剂而安。

一妊妇下血，服凉血之剂，下血益甚，食少体倦。此脾气虚而不能摄血，余用补中益气汤而愈。后因怒而寒热，其血仍下，此肝火旺而血沸腾，用加味逍遥散血止，用补中益气汤而安。

一妊妇，每因恚怒，其胎上逼，左关脉弦洪，乃肝火内动，用小柴胡加茯苓、枳壳、山栀而愈。但体倦不食，用六君子调养脾土，加柴胡、枳壳调和肝气而瘥。

一妊妇下血，发热作渴，食少体倦，属脾气虚而肝火所侮，用四君子加柴胡、山栀血止。因怒复作，用六

---

① 妇原作“娠”，据《妇人良方》卷十二·妊娠恶阻薛己附治验改。

② 理：原脱，据《妇人良方》卷十二·妊娠恶阻薛己附治验补。

君加柴胡、山栀、升麻而安。

一妊妇，胎上逼，胸满嗳气，饮食少思。此脾气郁滞，用紫苏饮顿安，又用四君子加枳壳、柴胡、山栀而瘥。

一妊妇，因怒胸膈不利，饮食少思，服消导顺气之剂，脾胃愈弱，饮食愈少，大便不实且无度，久而便黄水，或带白，视其面色，黄中隐白。余曰：黄色脾虚也，白色肺虚也，朝以补中益气汤升补胃气，夕以六君子培补脾气而愈。

一妊妇，心腹作痛，胸胁作胀，吞酸不食。此肝脾气滞，用二陈、山楂、山栀、青皮、木香而愈。又因怒仍痛，胎动不食，面色青黄、肝脉弦紧，脾脉弦长，此肝乘其土，用六君子汤加升麻、柴胡、木香而安。

一妊妇，心痛，烦热作渴，用白术散即愈，后因停食，其痛仍作，胸腹膨胀，按之则痛。此因饮食停滞，用人参养胃汤。按之不痛，乃脾胃受伤，以六君子补之而愈。

一妊妇，小腹作痛，其胎不安，气攻左右，或时逆上，小便不利，用小柴胡加青皮、山栀清肝火而愈。后因怒小腹胀满，小便不利，水道重坠，胎仍不安，此亦肝火炽盛所致，用龙胆泻肝汤，一剂诸证顿愈，乃以四君子加升、柴以培土而安。

一妊妇，饮食停滞，心腹胀满，或用人参养胃汤加青皮、山楂、枳壳，其胀益甚，其胎上攻，恶心不食，右关脉浮大，按之则弦。此脾土不足，肝木所侮，余用六君子加柴胡、升麻而愈。后小腹痞闷，用补中益气升

举脾气乃瘥。

吴江庠史万湖子室，年二十余，疫疾堕胎时咳，服清肺解表之药，喘急不寐。予以为脾土虚，不能生肺金，药复损而益甚也。先与补中益气汤加茯苓、半夏、五味、炮姜，四剂渐愈。后往视之，用八珍加五味，及十全大补而愈。

一妊妇，胎六月，体倦懒食，面黄晡热，而胎不长，因劳欲坠，此脾气不足也，用八珍汤倍加参、术、茯苓，三十余剂，脾胃渐健，而胎安且长矣。

一妊妇，因怒寒热往来，内热晡热，胁痛呕吐，胎至八月而不长。此因肝脾郁怒所致，用六君子加柴胡、山栀、枳壳、紫苏、桔梗，痛愈而胎亦长矣。

一妊妇，堕胎昏愦，不时吐痰，自用养血化痰之剂，昏愦不省，自汗发搐，痰涎涌出。彼以为中风，欲用祛风化痰。余曰：此属脾气虚寒所致。用十全大补加炮姜，二十余剂而愈。

一妊妇，八月胎欲堕如产，卧久少安，日晡益甚。此气血虚弱，朝用补中益气加茯苓、半夏，随愈。更以八珍汤调理而安。

一妊妇，嗽则便自出。此肺气不足，肾气亏损，不能司摄，用补中益气以培土金，六味丸加五味以生肾气而愈。

一妊妇，咳嗽，其痰上涌，日五六碗许，诸药不应。余以为，此水泛为痰，用六味丸及四君子汤，各一剂，稍愈，数剂而安。

一妊妇，因怒吐血，两胁胀痛，小便淋涩[①]。此怒而血蓄于上，随火出也，用小柴胡合四物，四剂而血止；用六君子，安胎饮，调理而安。

一妊妇，烦热吐痰，恶心头晕，恶食。此脾虚风痰为患，用半夏白术天麻汤，以补元气、祛风邪，渐愈。惟头晕未痊，乃用补中益气汤加蔓荆子，以升补阳气而愈。

一妊妇，出汗口噤，腰背反张，时作时止。此怒动肝火也，用加味逍遥散渐愈，又用钩藤散而止，更以四君加钩藤、山栀、柴胡而安。

一妊妇，四肢不能伸，服祛风燥血之剂，遗尿痰甚，四肢抽搐。余谓肝火血燥，用八珍汤加炒黑黄芩为主，佐以钩藤汤而安。后因怒，前证复作，小便下血，寒热少寐，饮食少思，用钩藤散加山栀、柴胡而血止。用加味逍遥散，寒热退而得寐；用六君子汤加芍药、钩藤，饮食进而渐愈。

一妇人，经闭八月，肚腹渐大，面色或青或黄，用治胎之药不应。余曰：面青脉涩，寒热往来，肝经血病也。面黄腹大，少食体倦，脾经血病。此郁怒伤脾肝之证，非胎也。不信，仍用治胎之类，不验。余用加味归脾、逍遥二药，各二十余剂，诸证稍愈。彼欲速效，别服通经丸一服，下血昏愦，自汗恶寒，手足俱冷，呕吐不食。余用人参、炮姜二剂，渐愈。又用十全大补汤，

---

① 涩：原作“漓”，据《妇人良方》卷十三·妊娠吐血衄血薛己附治验改。

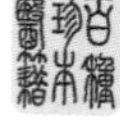

五十余剂而安。

一妊妇，患疟已愈，但寒热少食，头痛，晡热内热。此脾虚血弱也，用补中益气加蔓荆子，头痛顿止。又用六君子加芎、归，饮食顿进。再用逍遥加参、术，而寒热愈。

一妊妇，霍乱已止，但不进饮食，口内味酸，泛行消导宽中。余曰：此胃气伤而虚热也，当用四君子汤。彼不信，乃服人参养胃汤，呕吐酸水，其胎不安。是药[①]复伤也，仍与四君子汤，俾煎熟，令患者先嗅药气，不作呕，则呷少许，恐复呕则胎为钩动也。如是旬余而愈。

边太常侧室，妊娠泄泻，自用枳实、黄连之类，腹闷吐痰，发热恶寒，饮食到口即欲作呕，强匙许即吞酸不快，欲用祛痰理气。余曰：此因脾胃伤，而痰滞中脘，若治痰气，复伤脾胃矣。遂以参、术、炮姜为末，丸如黍粒，不时含咽三五丸，渐加二三十丸，三日后进六君子，而寻愈。

地官胡成之内，妊娠久痢，自用消导理气之剂，腹内重坠，胎气不安，又用阿胶、艾叶之类，不应。余曰：腹重坠下，元气虚也；胎动不安，内热盛也。遂用补中益气而安，又用六君子汤痊愈。

司徒李杏岗仲子室，孕五月，小便不利，诸药不应。余曰：非八味不能救，不信，别用分利之药，肚腹

---

① 药：原作“胎”，据《妇人良方》卷十四·霍乱薛已附治验改。

肿胀，以致不起。

一妊妇，饮食后因恼怒寒热呕吐，头痛恶寒，胸腹胀痛，大便不实，其面青色，小便频[①]数，时或有血，服安胎止血之剂益甚。余曰：寒热呕吐而腹胀，此肝木克脾土而元气伤也；大便不实而面青，此饮食伤脾兼肝侮土也；小便频数而有血，此肝热传胞而兼挺痿也。用六君子加枳壳、紫苏、山栀，二剂脾胃顿醒。又用加味逍遥散加紫苏、枳壳，二剂小便顿[②]清。后节饮食，调理而安。

一妊妇，因怒尿血，内热作渴，寒热往来，胸乳间作胀，饮食少思，肝脉弦弱。此肝经血虚而热也，用加味逍遥散、八味地黄丸兼服，渐愈。又用八珍汤加柴胡、山栀、丹皮而愈。

一妊娠，每胎至五月，肢体倦怠，饮食无味，先每足肿，渐至遍身，后及头面。此是脾肺气虚，朝用补中益气，夕用六君子加苏梗而愈。

地官李孟[③]卿，娶三十五岁女为继室，妊娠虑其难产，索加味归芎汤四剂备用。果产门不开，止服一剂，顿然分娩。

---

① 频：原作“顿”，据陈自明《妇人良方》卷十五·妊娠子淋薛己附治验改。

② 顿：原作“频”，据陈自明《妇人良方》卷十五·妊娠子淋薛己附治验改。

③ 孟：原作“益”，据陈自明《妇人良方》卷十七·交骨不开产门不闭薛己附治验改。

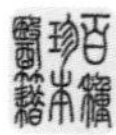

女科四

产后诸证

妊娠欲产之时，但觉腹内转动，即当正身仰卧，待儿转身向下时作痛，试捏产母手中指中节，或本节跳动，方与归盆，即产矣。

若初觉不仰卧以待转胞，或未产而水频下，此胞衣已破，血水先干，必有逆生难产之患。

若横生者，儿先露手臂，令母正卧，以手徐推儿臂下体，令其正直，复以中指摩其肩，勿令脐带攀系即生。

逆生者，儿先露足，令母正卧，以手按推其足[①]，仍推儿转正即生。

偏生者[②]，儿头偏在一边，亦照前法，徐正其头即生。或儿后头骨偏在谷道边，徐推近上即生。

碍产者，儿头虽正，但不能下。盖因胎转脐带攀肩所致，用中指按儿两肩，理脱脐带即生。

坐产者，儿将欲生，其母疲倦，久坐椅褥，抵其生

---

① 勿令脐带攀系即生。逆生者，儿先露足，令母正卧，以手按推其足：此句原脱，据薛己《女科撮要》卷下·保产补。

② 者：原作“其”，据薛己《女科撮要》卷下·保产改。

路，急用巾带高悬，令母以手攀之，轻轻屈足，良久儿顺即生。

盘肠生者，临产母肠先出，此难以收上，以蓖麻子四十九粒，研烂涂产母头项，待肠收上，急洗去。设为风吹干不能收者，以磨刀水少许，温热拭润其肠，再用磁石煎汤服之，即收上。磁石须阴阳家用有验者。俗以水噀母面使惊，而肠亦收之。盖惊则气散，恐反致他证，戒之。

若胞衣破而不得分娩者，用保生无忧散以固其血，自然息。如血已耗损，用八珍汤料一斤，益母草半斤，水数碗，煎熟不时饮之，亦有得生者。

大抵难产多患于安逸富贵之家。治法虽云胎前清气，产后补血，不可专执。若脾胃不实，气血不充，宜预调补。如因难产，或大寒时，急以大油纸捻，徐徐烧断其脐带，虽儿已死，令暖气入腹，多得复生，切不宜用刀断之。

子死腹中

多因惊动太早，或触犯禁忌，或抱腰太重，或胞衣先破，血水先尽而胎干涸故耳。其候产母唇舌皆黑者，子母俱死；若舌黑或胀闷甚者，其子已死矣。先以平胃散一两，酒水各半煎，却投朴硝半两服。或用硝一两，以童便调下，亦妙。

胎衣不出

有因恶露入衣，胀而不能出；有因元气亏损，而不能送出。其恶露流入衣中者，胀痛，用夺命丹或失笑散，以消淤血，缓则不救。其元气不能送者，腹中不胀

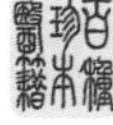

痛，用保生无忧散一剂，即时而产。

一妇人，分娩最易，至四十妊娠，下血甚多，产门不开，亦与前汤一剂，又用无忧散斤许一剂，煎，热饮之，以助其血而产。

一产妇，阴门不闭，发热恶寒，用十全大补加五味子数剂，而寒热悉退。又用补中益气加五味子，数剂而敛。若初产肿胀，或焮痛而不闭者，当用加味逍遥散。若肿既消而不闭者，当用补中益气汤。切忌寒凉之剂。

一产妇，失治肿溃不已，形体消瘦，饮食少思，朝寒暮热，自汗盗汗半年矣。用补中益气加茯苓、半夏以健脾胃，脓水渐少，饮食渐进。用归脾汤以解脾郁，共五十余剂，元气渐复，而疮亦愈矣。

产后腹痛

产后小腹作痛，俗名儿枕，用失笑散行散之。若恶露已去而仍痛，用四神散调补之；若不应，用八珍汤。若痛而恶心，或欲作呕，用六君子汤。若痛而泄泻，用六君子送四神丸。若泄泻痛而或后重，用补中益气送四神丸。若胸膈饱胀，或恶食吐酸，或腹痛手不可按，此是饮食所致，当用二陈加白术、山楂以消导。若食既消而仍痛，或按之不痛，或更加头疼，烦热作渴，恶[①]寒欲呕等证，此是中气被伤，宜补脾胃之主。若发热腹痛，按之痛甚，不恶食，不吞酸，此是淤血停滞，用失

---

① 恶：原作“虚”，据薛己《女科撮要》卷下·产后腹痛改。

笑散以消之。若止是发热头痛，或兼腹痛，按之却不痛，此是血虚，用四物加炮姜、参、术以补之。《病机要》云：胎产之病，从厥阴经论之，无犯胃气及上二焦。为之三禁：不可汗，不可下，不可利小便。发汗者同伤寒下早之症，利大便则脉数而已动于脾，利小便则内亡津液，胃中枯燥。制药之法，能不犯三禁，则营卫自和，而寒热止[①]矣。如发渴用白虎，气弱用黄芪，血刺痛则用当归，腹中痛则用芍药，宜详察脉证而用之。丹溪先生云：产后当大补气血为先，虽有杂证，从末治之。一切病多是血虚，皆不可发表。

医案

一产妇，腹痛发热，气口脉大。余以为饮食停滞，不信，乃破血补虚，反寒热头痛，呕吐涎沫。又用降火化痰理气，四肢逆冷，泄泻下坠，始信。谓余曰：何也？余曰：此脾胃虚之变证也，法当温补。遂用六君加炮姜二钱，肉桂、木香一钱，四剂诸证悉退。再用补中益气之剂，元气悉复。

一妇人，产后腹痛后重，去痢无度，形体倦怠，饮食不甘，怀抱久郁，患茧唇，寐而盗汗如雨，竟夜不寐，神思消烁。余曰：气血虚而有热。用当归六黄汤，内黄芩、连、柏炒黑，一剂汗顿止，再剂全止。乃用归脾汤、八珍散兼服，元气渐复而愈。

① 止：原作“正”，据薛己《女科撮要》卷下·产后腹痛改。

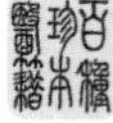

一产妇，小腹疼痛，小便不利，用薏苡仁汤，二剂痛止，更以四物加桃仁、红花，下淤血而愈。大抵此证皆因营卫不调，或淤血停滞所致。若脉洪数已有脓，但数微有脓，脉迟紧乃淤血，下之即愈。若腹胀大，转侧作水声，或脓从脐出，或从大便出，宜用蜡矾丸、太乙膏及托里药。凡淤血停滞，宜急治之，缓则腐化为脓，最难治疗。若流注关节，即患骨疽，失治多为败证。

产后血晕并失血

产后元气亏损，恶露乘虚上攻，眼花头晕，或心下满闷，神昏口噤，或痰壅[①]盛者，急用失笑散主之。若血下多而晕，或神昏烦乱者，大剂芎归汤补之，或芸台子散，或童子小便，有痰加二陈汤。若因劳心力而致者，宜补中益气加香附。若因气血虚极，不省人事，用清魂散，继[②]以芎归汤及大补气血之剂。凡产后口眼㖞斜等证，当大补气血为主，而兼以治痰。若脾胃虚而不能固者，用六君子汤。

医案

一产妇月余矣，因怒两胁胀[③]痛，忽吐血甚多，发

---

① 壅：原作“重”，据薛己《女科撮要》卷下·产后血晕并失血改。

② 继：原脱，据薛己《女科撮要》卷下·产后血晕并失血补。

③ 胀：原作“肫”，据薛己《女科撮要》卷下·产后血晕并失血改。

热恶寒，胸腹胀满，用八珍加柴胡、丹皮、炮姜而安，却用十全大补，仍加炮姜而愈。前症因脾肺气血亏损，而胸腹虚痞，虽投大补，若非姜、桂辛温助其脾肺，以行药势，亦无以施其功，而反助其胀耳。

一产妇，两手麻木，服愈风丹、天麻丸，遍身皆麻，神思倦怠，晡热作渴，自汗盗汗。此气血俱虚也，用十全大补加炮姜，数剂诸证悉退。却去炮姜，又数剂而愈。但内热，此血虚也，用逍遥散而痊。

产后发痉

因去血过多，元气亏极；或外邪相搏，其形牙关紧急，四肢劲强；或腰背反张，肢体抽搐。若有汗而不恶寒者，曰柔痉；无汗而恶寒者，曰刚痉。然产后患之，实由亡血过多，筋无所养而致。故伤寒汗下过多①，溃疡脓血大泄，多患之，乃败证也。若大补气血，多②保无虞。若攻风邪，必死。

医案

一产妇，牙关紧急，腰背反张，四肢抽搐，两目连札。余以为去血过多，元气亏损，阴火炽盛，用十全大补加炮姜，一剂而苏，又数剂而安。

余在吴江时，定更后，闻喧嚷云：某家妇忽仆，牙

①② 多：原均作“与”，据薛己《女科撮要》卷下·产后发痉改。

② 痉：原作“痉瘇”，据薛己《女科撮要》卷下·产后发痉“瘇”系衍字，从删。

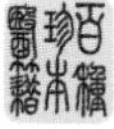

关紧急，已死矣。询云新产妇，余意其劳伤气血而发痉[2]也，急用十全大补加附子煎滚，令人抬正其身，一人以手夹正其面，却挖开其口，将药灌之，不咽，药已冷，令[1]侧其面出之，仍正其面，复灌以热药，又冷又灌，如此五次，方咽下，随灌以热药，遂苏。

大凡产后，或病久元气虚弱，见病百端，皆因脾胃亏损，内真寒而外假热，但用六君子或补中益气加炮姜，温补脾气，诸症悉退。若四肢畏冷，属阳气虚寒，急加附子。病因多端，当临证制宜，庶无误矣。

医案

一产妇，粪后下血，诸药不应，饮食少思，肢体倦怠。此中气虚弱，用补中益气加茱萸炒黄连五分，四剂顿止。但怔忡少寐，寝汗未止，用归脾汤治之而愈。

一妇人，但怒便血，寒热口苦，或胸胁胀痛，或小腹痞闷。此木乘土，用[2]六君子加柴胡、山栀而愈，用补中益气、加味逍遥二药，而不复作。

一妇人，久下血在粪前，属脾胃虚寒，中气下陷，用补中益气加连炒茱萸一钱，数剂稍缓，乃加生茱萸五分，数剂而愈。

一妇人，产后便血，口干饮汤，胸胁膨满，小腹闷

---

① 令：原作“反”，据薛己《女科撮要》卷下·产后发痉改。

② 用：原作“倍用”，据薛己《女科撮要》卷下·产后便血改。

坠，内热晡热，饮食不甘，体倦面黄，日晡则赤，洒淅悲寒。此脾肺气虚，先用六君加炮姜、木香，诸证渐愈，用补中益气将愈，用归脾汤全愈。后饮食失节，劳役兼怒气，发热血崩，夜间热甚，谵语不绝，此热入血室，用加味柴胡，二剂而热退，用补中益气而血止，用逍遥、归脾二方，调理而安。

大便不通案

一产妇，大便八日不通，用通利之药，中脘作痛，饮食甚少。或云通则不痛，痛则不通，乃用蜜导之，大便不禁，呃逆不食。余曰：此脾肾复伤，用六君子加吴茱萸、肉果、骨脂、五味数剂，喜其年壮，不然多致不起。

产后寒热

因气血虚弱，或脾胃亏损，乃不足之证。经云：阴虚则发热，阳虚则恶寒。若大便不通，尤属气血虚弱，切不可用发表降火药。若寸口脉微，名阳气不足，阴气上入于阳中则恶寒，用补中益气汤。尺部脉弱，名阴气不足，阳气下陷于阴中则发热，用六味地黄丸。大抵阴不足，阳往从之，则阳内陷而发热；阳不足，阴往从之，则阴上入而恶寒。此阴阳不归其分，以致寒热交争，故恶寒而发热也，当用八珍汤。若病后四肢发热，或形体倦怠，此元气未复，湿热乘之故耳，宜补中益气汤。若肌热大渴引饮，目赤面红，此血虚发热，用当归补血汤。若认为热，则误矣。

医案

一妇人，产后恶寒发热，用十全大补加炮姜治之而

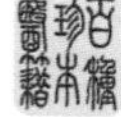

愈。但饮食不甘，肢体倦怠，用补中益气而安。又饮食后犯怒，恶寒发热，抽搐咬牙，难候其脉，视其面色，青中隐黄，欲按其腹，以手护之，此肝木侮脾土，饮食停滞而作，用六君加木香，一剂而安。

一产妇，恶寒发热，余欲用八珍加炮姜治之，其家知医，以为风寒，用①小柴胡汤。余曰：寒热不时，乃气血虚。不信，仍服一剂，汗出不止，谵语不绝，烦热作渴，肢体抽搐。余用十全大补，二剂益甚，脉洪大，重按如无，仍以前汤加附子，四剂稍缓，数剂而安。

产后咳嗽

或因阴血耗损，或因肺气亏损，或阴火上炎，或风寒所感。主治之法：若阴血虚者，用芎、归、熟地、参、术。肺气伤者，用四君、芎、归、桔梗。阴火上炎者，六味加参、术。风寒所感者，补中益气加桔梗、紫苏。若淤血入肺发喘，急用二味参苏饮，多有得生者。若兼口鼻起黑，或鼻出血，急用前散，亦有得生者。然而所患悉因胃气不足，盖胃为五脏之根本，人身之根蒂，胃气一虚，五脏失所，百病生焉。但患者多谓腠理不密所致，殊不知肺属辛金，生于己土，亦因土虚不能生金，而腠理不密，外邪所感。其阴火上炎，亦壮土金、生肾水以制火为善，若径治其病，则误矣。

---

① 用：原脱，据薛己《女科撮要》下卷·产后寒热补。

医案

一产妇，咳嗽声重，鼻塞流涕。此风寒所感，用参苏饮一钟，顿愈六七。乃与补中益气加桔梗、茯苓、半夏，一剂而愈。又与六君加黄芪，以实其腠理而安。

一产妇，朝吐痰，夜发热，兼之无寐，用清痰降火药，肌体日瘦，饮食日少，前证愈甚。余曰：早间吐痰，脾气虚也。夜间发热，肝血虚也。昼夜无寐，脾血耗也。遂用六君子汤、加味逍遥散、加味归脾汤，以次补调，不月而痊。

一产妇，咳嗽痰盛，面赤口干，内热晡热，彻作无时。此阴火上炎，当补脾肾，遂用补中益气、六味地黄丸而愈。

一产妇，咳而腹满，不食涕唾，面肿气逆。此病在胃，关于肺，用异功散而愈。

产后疟

一产妇，患疟久不愈，百病蜂起，其脉或洪大，或微细，或弦紧，或沉伏，难以名状。用六君加炮姜二十余剂，脉证稍得。又用参、术煎膏，佐以归脾汤百余剂而瘥。

产后痢

一产妇，泻痢年余，形体骨立，内热晡热，自汗盗汗，口舌糜烂，日吐痰三碗许，脉洪大，重按全无。此命门火衰，脾土虚寒而假热，然痰者乃脾虚不能统摄归

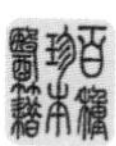

原也，用八味丸补火以生土，用补中益[1]气汤兼补肺金而脾胃健。

一妇人，五月患痢，日夜无度，小腹坠痛，发热恶寒。用六君子汤送香连丸，二服渐愈。仍以前汤送四神丸，四服痊愈。至七月终，怠惰嗜卧，四肢不收，体重节痛，口舌干燥，饮食无味，大便不实，小便频数，洒淅恶寒，凄惨[2]不乐，此肺与脾胃虚寒而阳气不伸也，用升阳益胃汤而痊。

---

① 益：原作“血”，据薛己《女科撮要》卷下·产后泻痢改。

② 凄惨：原作“惨凄”，据薛己《女科撮要》卷下·产后泻痢改。

跋[1]

澹生先生姓罗名美，新安人，乔居虞山，以名儒而兼习岐黄术。生平制述甚富，惟《名医方论》一书，已刊布人间。是书皆汇集前贤精蕴，纯一而不流于诡异，非手眼俱到者，采取何能尽善焉。庚长春，得之友人斋头，故喜欲缮写。无如何疏惰之至，迨辛巳之秋七月告成。特是舛错颇多，虽略为较正，终不免鲁鱼亥豕之讥。善读书者，领略其意味，而寻绎之则可矣。

---

① 按此跋诸本皆无，今据日人丹波元胤所撰《医籍考》补收。从内容看，当系节录。丹波氏所见《古今名医汇粹》为八卷抄本，乃丹波元简得之于日本长崎镇台平贺氏。元简并谓该抄本“是当乾隆中人所录”。跋文作者佚名无考。

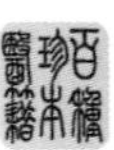

出版说明

中医古籍文献是中医药学继承、发展、创新的源泉，然而，中医古籍文献的整理研究工作，特别是对珍本古医籍全面系统的挖掘、整理研究工作一直较为薄弱。所以，《中医药事业发展“十一五”规划》明确提出：“系统开展文献整理研究，重点对500种中医药古籍文献进行整理与研究。”基于此，我社策划了“100种珍本古医籍校注集成”项目，重点筛选出学术价值、文献价值、版本价值较高的100种亟待抢救的濒危版本，珍稀版本以及中医古籍中未经整理排印的有价值的，或者有过流传但未经整理或现在已难买到的版本，进行点、校、注的工作，进而集成出版。

珍本古医籍整理出版是中医药继承创新的基础，是行业发展的必需。对中医古籍文献的整理出版工作既可以保存珍贵的中医典籍，又可以使前人丰富的知识财富得以充分的研究与利用，广泛流传，服务于现代临床、科研及教学工作。为了给读者呈献最优秀的中医古籍整理作品，我社组织权威的中医文献专家组成专家委员会，选编拟定出版书目；遴选文献整理者对所选古籍进行精心校勘注释；成立编辑委员会对书稿认真编辑加工、校对。希望我们辛勤的工作能够给您带来满意的古籍整理作品。

“100种珍本古医籍校注集成”项目得到了国家中医药管理局、中国中医科学院有关领导和全国各地的古籍文献整理者的大力支持，并被列入“十二五”国家重点图书出版规划项目。该项目历时两年，所整理古医籍即将陆续与读者见面。在这套集成付梓之际，我社全体工作人员对给予项目关心、支持和帮助的所有领导、专家、学者表示最真诚的谢意。

中医古籍出版社

2012年3月

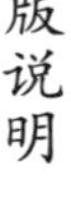